女性恶性肿瘤
围术期管理与快速康复

主 编 唐丽萍 王立萍 孙立春

科学出版社

北 京

内 容 简 介

女性恶性肿瘤围术期管理是多学科综合治疗的一种模式。本书共分13章，第1章介绍围术期医学及快速康复外科理论，第2章至第13章分别从女性恶性肿瘤的特点、术前评估及术前准备、手术方式、麻醉管理、液体管理和输血、营养支持、术后并发症的防治、合并疾病的处理等方面对术前、术中、术后各阶段女性恶性肿瘤与术后快速康复的管理策略进行了详细阐述。

本书涵盖女性恶性肿瘤围术期医学最新进展，同时密切结合临床实践，层次清晰、内容丰富，适合妇产科、肿瘤科、外科医师及研究人员参考。

图书在版编目（CIP）数据

女性恶性肿瘤围术期管理与快速康复 / 唐丽萍，王立萍，孙立春主编.
—北京：科学出版社，2020.6
ISBN 978-7-03-065238-6

Ⅰ.①女⋯ Ⅱ.①唐⋯ ②王⋯ ③孙⋯ Ⅲ.①妇科病－肿瘤－围手术期－卫生管理 ②妇科病－肿瘤－围手术期－康复 Ⅳ.①R737.3

中国版本图书馆CIP数据核字（2020）第088878号

责任编辑：于 哲 / 责任校对：郭瑞芝
责任印制：赵 博 / 封面设计：龙 岩

科 学 出 版 社 出版
北京东黄城根北街 16 号
邮政编码：100717
http://www.sciencep.com

三河市春园印刷有限公司 印刷
科学出版社发行 各地新华书店经销

*

2020 年 6 月第 一 版 开本：787×1092 1/16
2020 年 6 月第一次印刷 印张：14
字数：330 000
定价：99.00 元
（如有印装质量问题，我社负责调换）

编者名单

主　编　唐丽萍　王立萍　孙立春

副主编　郭金玲　王　玉　张　鑫

编　者（以姓氏笔画为序）

　　　　邓　琳　叶宇光　朱喜东　刘　洋　刘婷婷

　　　　运志媛　杜洪伟　肖　敏　郑晓瑜　赵金奉

　　　　胡菲菲　隋海静　蒋东鹏

前　言

　　女性恶性肿瘤主要包括乳腺癌、子宫内膜癌、宫颈癌和卵巢癌等。手术治疗是女性恶性肿瘤的主要治疗方式之一。由于需要达到肿瘤治疗的手术效果，手术创面往往较大、手术并发症较多，很大程度上影响了患者的术后康复，加重了患者身体、心理和经济负担。因此，进行围术期各学科的交叉合作，从而完成患者的综合治疗，对患者的预后至关重要。围术期医学是多学科综合治疗（MDT）的一种模式，需要包括外科学、麻醉学、重症医学科、妇产科学、内科学、神经科学、肿瘤医学、病理学、医学检验学、医学影像学、康复医学科、精神心理学等学科共同参与，最终实现患者的最佳治愈目标。

　　快速康复外科理念（ERAS）是通过优化整合一系列围术期治疗干预措施，包括术前患者心理干预、术前胃肠道准备、合适的麻醉方式、微创技术及恰当的术后医疗护理等，以达到加快术后恢复、降低术后并发症、缩短住院时间、减少医疗费用和提高患者满意度等目的。ERAS模式在女性恶性肿瘤手术中的引入，搭建了多学科医生在围术期共同管理手术患者的平台，降低了患者手术并发症的发生率，加快了患者术后恢复，提高了医疗效率，最终使患者临床获益。

　　截至目前，针对女性恶性肿瘤的相关肿瘤内科、肿瘤外科、肿瘤放射科专著较多，但缺少女性恶性肿瘤围术期管理及多学科综合治疗的专著。本书基于循证医学证据，结合众编者临床研究成果和临床工作经验，从术前、术中和术后各阶段对女性恶性肿瘤围术期的管理策略进行了详细阐述，力求涵盖女性恶性肿瘤围术期医学相关的最新信息和研究进展。本书在编写过程中，各学科编者几次集体审稿、交叉校稿，并参阅了许多国内外最新研究成果和资料，谨向原著者表示衷心感谢。因水平所限，书中难免有疏漏之处，请各位同仁和读者批评指正。

唐丽萍　王立萍　孙立春

哈尔滨医科大学附属肿瘤医院

2020年6月

目 录

第1章 围术期医学及快速康复外科理论概述 ……………………………………… 1

　第一节 围术期医学概述 …………………………………………………………… 1

　　一、围术期医学的概念 …………………………………………………………… 1

　　二、围术期医学的模式 …………………………………………………………… 1

　　三、麻醉学科在围术期医学中的任务 …………………………………………… 2

　第二节 快速康复外科理论概述 …………………………………………………… 3

　　一、快速康复外科的概念 ………………………………………………………… 3

　　二、快速康复外科的主要内容 …………………………………………………… 3

第2章 女性恶性肿瘤的特点 …………………………………………………………… 5

　第一节 女性生殖系统恶性肿瘤 …………………………………………………… 5

　　一、宫颈癌 ………………………………………………………………………… 5

　　二、子宫内膜癌 …………………………………………………………………… 9

　　三、卵巢、输卵管癌 ……………………………………………………………… 13

　　四、外阴癌 ………………………………………………………………………… 17

　　五、子宫肉瘤 ……………………………………………………………………… 20

　第二节 乳腺恶性肿瘤 ……………………………………………………………… 23

　　一、乳腺癌 ………………………………………………………………………… 23

　　二、乳腺间叶组织的恶性肿瘤 …………………………………………………… 28

第3章 女性恶性肿瘤的术前评估及术前准备 ……………………………………… 31

　第一节 术前教育及评估 …………………………………………………………… 31

　　一、术前宣教 ……………………………………………………………………… 31

　　二、术前心理评估 ………………………………………………………………… 32

　　三、术前检查及评估 ……………………………………………………………… 33

　第二节 术前准备 …………………………………………………………………… 34

　　一、术前评估及准备要点 ………………………………………………………… 34

　　二、一般术前准备 ………………………………………………………………… 35

　　三、禁食、水及口服糖类 ………………………………………………………… 36

　　四、术前抗菌药物应用 …………………………………………………………… 36

　　五、术前抗凝 ……………………………………………………………………… 38

第4章 女性恶性肿瘤的手术方式 …………………………………………………… 40

第一节　快速康复外科对手术方式的要求 ················ 40

　　一、手术方式选择的原则 ················ 40

　　二、不同妇科恶性肿瘤手术方式的选择 ················ 40

　　三、小结 ················ 43

第二节　女性生殖系统恶性肿瘤手术术式 ················ 43

　　一、广泛性全子宫切除术 ················ 43

　　二、广泛性宫颈切除术 ················ 47

　　三、子宫颈锥形切除术 ················ 49

　　四、宫颈切除术 ················ 51

　　五、卵巢癌全面分期手术 ················ 52

　　六、卵巢癌肿瘤细胞减灭术 ················ 56

　　七、卵巢癌中间型肿瘤细胞减灭术 ················ 59

　　八、筋膜外全子宫切除术及双附件切除术 ················ 60

　　九、广泛外阴切除术、改良广泛外阴切除术及外阴扩大切除术 ················ 62

　　十、腹主动脉旁淋巴结、盆腔淋巴结、腹股沟淋巴结切除术 ················ 65

第三节　乳腺癌手术术式 ················ 69

　　一、保留乳房手术 ················ 69

　　二、前哨淋巴结活检术 ················ 71

　　三、乳房单纯切除术 ················ 73

　　四、乳腺癌改良根治术 ················ 74

　　五、乳腺癌根治术 ················ 76

　　六、乳房重建与整形术 ················ 77

第5章　麻醉管理 ················ 80

第一节　麻醉前评估、麻醉前用药 ················ 80

　　一、病史采集、体格评估 ················ 80

　　二、麻醉前用药的种类原则 ················ 82

第二节　麻醉方式 ················ 85

　　一、椎管内麻醉 ················ 85

　　二、全身麻醉 ················ 86

　　三、超声在女性恶性肿瘤手术麻醉中的应用 ················ 88

第三节　麻醉管理 ················ 89

　　一、乳腺癌手术的麻醉管理 ················ 89

　　二、妇科腹腔镜手术麻醉管理 ················ 91

　　三、妇科开放肿瘤根治术麻醉管理 ················ 96

第四节　麻醉并发症的处理 ················ 99

　　一、低血压、高血压 ················ 99

　　二、呼吸抑制 ················ 99

三、气道阻塞 ··· 100

四、反流、误吸和吸入性肺炎 ··· 100

五、苏醒期躁动、苏醒期延迟 ··· 100

第6章　围术期疼痛的管理 ··· 102

第一节　术前疼痛评估和预防性镇痛 ····································· 102

一、疼痛程度评级预估 ··· 102

二、预防性镇痛 ··· 104

第二节　术后急性疼痛的管理 ··· 104

一、多模式术后镇痛 ··· 104

二、低阿片或无阿片类镇痛药物镇痛 ·································· 106

第三节　患者自控镇痛 ··· 109

一、PCA 镇痛特点 ··· 109

二、PCA 的种类 ·· 110

第7章　围术期液体管理和输血 ··· 112

第一节　目标导向液体治疗 ··· 112

一、血容量评估 ··· 112

二、围术期补液 ··· 114

第二节　输血 ··· 118

一、肿瘤患者输血安全性评估 ·· 119

二、肿瘤患者合理输血措施 ·· 119

三、输血常见并发症的处理策略 ······································· 121

第8章　围术期营养支持 ··· 125

第一节　术前评估 ··· 125

一、营养风险筛查及营养评定 ·· 125

二、营养物质的需要量 ··· 127

第二节　肠内营养及术前营养支持 ·· 127

一、肠内营养 ··· 128

二、围术期营养支持 ··· 129

第三节　肠外营养 ··· 131

一、肠外营养的适应证 ··· 131

二、肠外营养的禁忌证 ··· 131

三、肠外营养到肠内营养的过渡 ······································· 132

四、肠外营养配方要求 ··· 132

五、肠外营养并发症的防治 ·· 133

第9章　女性恶性肿瘤术后常见并发症的防治 ··························· 134

第一节　淋巴回流障碍 ··· 134

一、淋巴回流障碍的诊断 ··· 134

二、淋巴回流障碍的预防及治疗 …………………………………………………… 135

第二节 深静脉血栓 …………………………………………………………………… 135

一、深静脉血栓的诊断 …………………………………………………………… 135

二、深静脉血栓的预防及治疗 …………………………………………………… 136

第三节 消化系统并发症 ……………………………………………………………… 137

一、胃肠道损伤 …………………………………………………………………… 137

二、术后肠梗阻 …………………………………………………………………… 137

三、术后应激性胃溃疡出血 ……………………………………………………… 138

四、术后急性胃扩张 ……………………………………………………………… 139

第四节 泌尿系统并发症 ……………………………………………………………… 139

一、输尿管损伤 …………………………………………………………………… 139

二、膀胱损伤 ……………………………………………………………………… 140

三、尿潴留 ………………………………………………………………………… 141

第五节 血管损伤 ……………………………………………………………………… 142

一、术中血管损伤 ………………………………………………………………… 142

二、术后出血 ……………………………………………………………………… 143

第六节 盆腹腔感染 …………………………………………………………………… 143

一、盆腹腔感染的诊断 …………………………………………………………… 144

二、盆腹腔感染的预防 …………………………………………………………… 144

三、盆腹腔感染的治疗 …………………………………………………………… 144

第七节 乳腺恶性肿瘤术后常见并发症的原因及防治措施 ………………………… 144

一、出血 …………………………………………………………………………… 144

二、皮下积液 ……………………………………………………………………… 145

三、皮瓣坏死 ……………………………………………………………………… 145

四、患侧上肢水肿及功能障碍 …………………………………………………… 146

五、切口延期愈合 ………………………………………………………………… 147

六、切口感染 ……………………………………………………………………… 147

第10章 女性恶性肿瘤围术期麻醉相关并发症预防及处理 …………………… 148

第一节 低体温 ………………………………………………………………………… 148

一、麻醉手术期影响体温的因素 ………………………………………………… 148

二、围术期低体温的影响 ………………………………………………………… 149

三、预防和治疗围术期低体温 …………………………………………………… 150

第二节 术后恶心呕吐 ………………………………………………………………… 151

一、PONV的发生机制 …………………………………………………………… 151

二、PONV的相关因素 …………………………………………………………… 151

三、预防术后恶心呕吐的药物 …………………………………………………… 152

四、防治PONV的策略 …………………………………………………………… 154

第三节　术后谵妄 ……………………………………………………………… 154

一、概述 ……………………………………………………………………… 154

二、流行病学 ………………………………………………………………… 155

三、临床表现 ………………………………………………………………… 155

四、临床类型 ………………………………………………………………… 155

五、术前评估 ………………………………………………………………… 156

六、治疗 ……………………………………………………………………… 156

第11章　女性恶性肿瘤围术期合并疾病的处理 …………………………………… 158

第一节　合并心理精神类疾病 ………………………………………………… 158

一、焦虑 ……………………………………………………………………… 158

二、抑郁 ……………………………………………………………………… 159

第二节　合并循环系统疾病 …………………………………………………… 162

一、高血压 …………………………………………………………………… 162

二、冠心病 …………………………………………………………………… 165

三、脑卒中 …………………………………………………………………… 171

第三节　合并内分泌系统疾病 ………………………………………………… 173

一、甲状腺功能减退症 ……………………………………………………… 173

二、甲状腺功能亢进症 ……………………………………………………… 175

三、糖尿病 …………………………………………………………………… 177

第12章　老年高龄女性患者快速康复外科策略下的围术期管理 ………………… 183

第一节　老年人生理及药理特点 ……………………………………………… 183

一、生理特点 ………………………………………………………………… 183

二、药理特点 ………………………………………………………………… 186

第二节　老年患者的麻醉特点 ………………………………………………… 188

一、麻醉前准备及评估 ……………………………………………………… 188

二、术中麻醉管理 …………………………………………………………… 191

第三节　术后常见并发症 ……………………………………………………… 196

一、呼吸系统功能障碍 ……………………………………………………… 196

二、循环系统功能障碍 ……………………………………………………… 197

三、中枢神经系统功能障碍 ………………………………………………… 198

四、疼痛 ……………………………………………………………………… 199

第13章　中医在女性恶性肿瘤围术期管理中的作用 ……………………………… 200

一、中医学对女性恶性肿瘤的认识 ………………………………………… 200

二、中医在女性恶性肿瘤围术期管理中的应用 …………………………… 201

参考文献 ………………………………………………………………………………… 204

第1章

围术期医学及快速康复外科理论概述

第一节　围术期医学概述

一、围术期医学的概念

围术期医学是多学科综合治疗（multi-disciplinary team，MDT）的一种模式，需要包括外科学、麻醉学、重症医学科、妇产科学、内科学、神经科学、肿瘤医学、病理学、医学检验学、医学影像学、康复医学科、精神心理学医师团队和护理学团队等所有参与到围术期的各学科交叉合作完成对患者的综合治疗。围术期医学的时间是指自患者计划手术开始至手术完成并康复为止，其核心是以患者为中心，遵循循证医学的基础，医师在临床实际诊疗过程中合理依靠既往的临床数据和治疗经验，结合患者的治疗目标进行临床医学决策和实施治疗，以达到最佳治愈疾病的目的。围术期医学的主要内容是制订完善的围术期风险评估管理策略，强化术前风险预防，优化术中管理，防治术后并发症及改善患者的远期预后，以实现患者的最佳康复为目标。

二、围术期医学的模式

传统的医疗模式仅仅是由少部分专科医护人员和部分相关科室医师对患者进行临床诊疗，由于缺乏更多的跨学科深入合作，导致各个学科间的交叉部分常被忽视。尤其是我们国家目前的医学模式几乎都是专科医学模式，多学科诊疗模式在国内正处于一个刚刚被认识的阶段。同时这一类诊疗模式需要多学科专家深入交流，以循证医学为核心，以患者为中心，以患者康复为目的，来制订整个围术期诊疗计划。

在围术期诊疗计划制订过程中，应以循证医学为核心，但不局限于循证医学。循证医学（evidence-based medicine，EBM），其核心思想是依据现有的最佳临床研究基础做出最有利于患者康复的医疗决策（包括患者的处理，治疗指南依据和诊疗计划的制订等），同时也重视结合个人的临床经验。循证医学的出现弥补了长期以来临床医学领域的经验医学的不足，推翻了经验医学中的很多推断、直觉与假设。循证医学是一个庞大的理论体系，具有丰富的学科内涵，其中随机化临床研究以及各种临床诊疗指南与临床医师关系最为密切。循证医学的不足之处在于：其数据多是来源于单一学科的、随机的，当循证医学缺乏可靠的外部证据时，往往需要依靠经验医学来解决问题。围术期医学以循证医学为基础，同时结合经验医学中得到系统论证的科学合理的部分理论，形成整体性、多学科、多家医院协作的医学模式。

围术期医学模式需多学科医务工作者科学借鉴和论证大量的临床数据，并结合各个专科的医学专家经验，最终制订出一个最佳的治疗方案。在整个诊疗过程中，所有直接或间接参与到围术期诊疗活动中的人，包括医护人员、患者及其家属都是围术期的参与者，治愈疾病是所有参与者的共同的目标，需要团队之间高效密切的配合。

三、麻醉学科在围术期医学中的任务

作为围术期医学中的重要一员，麻醉科医师应当从仅关注手术麻醉过程中对患者的诊断、处理，转向着眼于术前评估、诊断和处理，术中麻醉管理，延续到术后与外科医师一同对患者进行诊疗，促进患者的康复，从而扩展麻醉学科的内涵。麻醉科医师不仅要树立围术期医学的理念，更要因地制宜地去践行这一理念，主动地参与到患者的围术期的诊疗工作中，致力于防治围术期并发症，降低围术期死亡率，真正成为围术期医学的核心力量。既要借鉴以往的临床研究成果，又要开拓创新，进行围术期临床研究。低年资麻醉医师在学习成长过程中，不仅要注重专业技能和经验的学习，也要注重责任心和使命感的强化。只有这样，麻醉学科才能成为"保障医疗安全的核心学科，舒适化诊疗的主导学科，医疗水平体现的支柱学科，医学创新的重要学科和公众认可的品牌学科"，实现从麻醉学到围术期医学的转变。

有条件的医院都应开设麻醉门诊，由麻醉科高年资医师对手术患者的整体状况进行评估和术前干预，并积极处理患者的并存疾病，使患者各方面状态更利于接受手术和麻醉过程，从而促进其术后康复。麻醉科医师围绕快速康复外科（enhanced recovery after surgery，ERAS）理念为手术患者选择更优的麻醉方案，促进其术后康复，这方面工作已经在麻醉学科得到了很好的实践。参与并优化术后管理除了术后急性疼痛管理这一常规项目，麻醉科医师更应该关注防治术后呼吸道并发症、体温保温、预防深静脉血栓形成（deep vein thrombosis，DVT）、营养支持等更多的工作，以改善手术患者的近期和远期预后。日间门诊手术也是麻醉科与外科、护理部共同参与协作完成的一项重要工作，日间手术患者的术后查房应由外科医师和麻醉科医师协同进行，麻醉科医师参与患者术后的诊断与处理，更利于其快速恢复。对于重症患者管理，可以在麻醉后恢复室（post anesthesia care unit，PACU）的基础上成立麻醉后重症监护病房（anesthesia intensive care unit，AICU），主要针对部分重症患者进行麻醉后监测和治疗，保障其安全。除一部分重大手术（如器官移植手术、心脏大血管手术等）患者术后需转到重症监护病房（intensive care unit，ICU）继续治疗，其余危重症患者术后可以进入AICU接受麻醉后特殊监护、支持治疗及各科室会诊治疗，这部分患者需在AICU观察和治疗24h左右，待病情稳定后再回到普通病房。对于疼痛诊疗方面，麻醉科医师的工作重点仍是术后急性疼痛管理。尽管国内大部分医院的麻醉学科都在进行急性疼痛管理，但目前成立以麻醉科为核心的急性疼痛服务（acute pain service，APS）小组仍然是少部分。在急性疼痛诊疗中超前镇痛，完善多模式镇痛，使术后镇痛含金量更高、效果更好；在慢性疼痛诊疗中，应与疼痛科、外科进行多学科合作，使手术患者平稳度过围术期。

同步亚专科发展，目前外科专科化程度较高，但麻醉科亚专科相对落后，有条件的医院可以成立麻醉亚专科，亚专科的麻醉科医师应当同这一专科的外科医师共同发展，及时了解专科知识进展，同时向内科医师学习更多内科诊疗知识，进行知识更新，参与患者的围术期管理。围术期医学是一个理念，麻醉科医师应当重视其内涵，应当从仅关

注手术患者术中状态，向术前评估、术前器官功能优化、术后规范化管理、AICU建设等各方面努力。

第二节　快速康复外科理论概述

一、快速康复外科的概念

快速康复外科（enhanced recovery after surgery，ERAS）是通过基于循证医学证据的一系列围术期优化处理措施，减少手术创伤及应激，减轻术后疼痛，促进患者早期进食及活动，加速患者术后康复。ERAS能够显著缩短住院时间，降低术后并发症发生率和死亡率，节省住院费用，提高患者的生命质量，并可能使患者中、长期获益。ERAS的基本原则包括：术前宣教，取消常规肠道准备，合理调整术前禁食、禁水时间，术前摄入含糖饮料，多模式镇痛，术中保温，优化液体管理，避免放置引流，术后早期进食及下床活动。ERAS的成功实施需要多学科间的密切合作，同时需充分结合各医疗中心的实际条件与患者的具体情况，在标准化的同时做到个体化、最优化，使患者实际获益。

快速康复外科（ERAS）充分体现了体现了围术期医学的概念，其搭建了一个麻醉科医师和外科医师在围术期共同管理手术患者的平台，这不仅是麻醉科医师积极推动的工作，也是外科医师关心的工作。

二、快速康复外科的主要内容

（一）术前

1.评估与宣教。

2.纠正术前贫血及营养不良。

3.取消术前常规肠道准备。

4.术前6h禁食固体食物、2h禁食清流质饮食，术前2h摄入含糖饮料。

5.避免术前使用镇静药。

6.术前停用激素补充治疗及口服避孕药。

7.静脉血栓栓塞症（venous thromboembolism，VTE）高风险患者术前预防性抗凝治疗。

8.切皮前30～60min预防性使用抗生素。

9.多模式镇痛。

（二）术中

1.全身麻醉、区域阻滞或两者联合。

2.术后恶心呕吐（postoperative nausea and vomiting，PONV）的预防。

3.尽量采用微创手术方式。

4.优化术中补液。

5.术中体温监测与保温。

6.避免放置鼻胃管。

7.避免放置引流管。

8.多模式镇痛。

（三）术后

1.多模式镇痛。

2.术后抗凝治疗。

3.术后24h内开始饮食过渡。

4.术后24h停止静脉补液。

5.术后适当应用轻泻药。

6.术后咀嚼口香糖以促进肠道功能恢复。

7.术后血糖控制在10.0 ～ 11.1mmol/L或以下。

8.术后24h内拔除导尿管。

9.术后24h内尽早离床活动。

（王立萍　孙立春　唐丽萍）

第2章

女性恶性肿瘤的特点

第一节　女性生殖系统恶性肿瘤

一、宫颈癌

宫颈癌（cervical cancer）是常见的妇科恶性肿瘤。高发年龄为50～55岁。因为宫颈细胞学筛查的普遍应用，使宫颈癌和癌前病变得以早期发现和治疗，其发病率和死亡率明显下降。

（一）发病相关因素

宫颈癌与人乳头瘤病毒（human papilloma virus，HPV）感染、多个性伴侣、吸烟、性生活过早（＜16岁）、性传播疾病、经济状况低下、口服避孕药和免疫抑制等因素相关。其中HPV感染是宫颈癌的主要危险因素，在接近90%的癌前病变和99%的宫颈癌组织发现有高危型HPV感染，其中约70%与HPV16和18型相关。接种HPV预防性疫苗可以实现宫颈癌的一级预防。

（二）病理

1. 浸润性鳞状细胞癌　占宫颈癌的75%～80%，以具有鳞状上皮分化（即角化）、细胞间桥，而无腺体分化或黏液分泌为病理诊断要点。

（1）巨检：微小浸润性鳞状细胞癌肉眼观察无明显异常，或类似子宫颈柱状上皮异位。随病变发展，可形成4种类型。

①外生型：最常见，癌灶向外生长呈乳头状或菜花样，组织脆，触之易出血，常累及阴道。

②内生型：癌灶向子宫颈深部组织浸润，子宫颈表面光滑或仅有柱状上皮异位，子宫颈肥大变硬，呈桶状，常累及宫旁组织。

③溃疡型：上述两型癌组织继续发展合并感染坏死，脱落后形成溃疡或空洞，似火山口状。

④颈管型：癌灶发生于子宫颈管内，常侵入子宫颈管和子宫峡部供血层及转移至盆腔淋巴结。

（2）显微镜检

①微小浸润性鳞状细胞癌：指在宫颈高级别鳞状上皮内病变（high-grade squamous intraepithelial lesion，HSIL）基础上镜检发现小滴状、锯齿状癌细胞团突破基底膜，浸

润间质。诊断标准见临床分期。

②浸润性鳞状细胞癌：指癌灶浸润间质范围超出微小浸润癌，多呈网状或团块状浸润间质。根据癌细胞核的多形性与大小及核分裂程度等可将鳞状细胞癌分为高、中、低分化3种，目前更倾向于分为角化型和非角化型。

2.腺癌　近年来子宫颈腺癌的发生率有上升趋势，占宫颈癌的20%～25%。

（1）巨检：大体形态与子宫颈鳞癌相同。来自子宫颈管内，浸润管壁；当癌灶长至一定程度即可突向宫颈外口，常可侵犯宫旁组织；病灶向子宫颈管内生长时，子宫颈外观可正常，但因子宫颈管膨大，形如桶状。

（2）显微镜检

①普通型子宫颈腺癌：最常见的组织学亚型，约占子宫颈腺癌的90%。虽然来源于子宫颈管柱状黏液细胞、偶尔间质内可见黏液池形成，但肿瘤细胞内见不到明确黏液，胞质双嗜性或嗜酸性。镜下见腺体结构复杂、呈筛状和乳头状，腺上皮细胞增生呈复层，核异型性明显，核分裂象多见。该亚型绝大部分呈高－中分化。

②黏液性腺癌：该亚型的特征是细胞内可见明确黏液，又进一步分为胃型、肠型、印戒细胞样和非特指型。其中，高分化的胃型腺癌，既往称为微偏腺癌（minimal deviation adenocarcinoma，MDA），虽然分化非常好，但几乎是所有子宫颈腺癌中预后最差的一种亚型，5年生存率仅为普通子宫颈腺癌的50%。

3.其他　少见类型如腺鳞癌、腺样基底细胞癌、绒毛状管状腺癌、内膜样癌等上皮性癌，以及神经内分泌肿瘤、间叶性肿瘤等。

（三）转移途径

转移途径主要为直接蔓延和淋巴转移，血行转移极少见。

1.直接蔓延　最常见，癌组织局部浸润，向邻近器官及组织扩散。向下累及阴道壁，向上由宫颈管累及宫腔，向两侧扩散可累及主韧带及子宫颈旁、阴道旁组织直至骨盆壁；晚期癌灶压迫或侵及输尿管时，可引起输尿管阻塞及肾积水，可向前、后蔓延及膀胱或直肠。

2.淋巴转移　癌灶侵入淋巴管，形成瘤栓，随淋巴液引流进入局部淋巴结。淋巴转移一级组包括子宫旁、闭孔、髂内、髂外、髂总、骶前淋巴结，二级组包括腹股沟深浅淋巴结、腹主动脉旁淋巴结。

3.血行转移　极少见，晚期可转移至肺、肝或骨骼等。

（四）分期

采用国际妇产科联盟（FIGO，2018年）的临床分期标准（表2-1）。临床分期在治疗前进行，治疗后不再更改。

表2-1　宫颈癌临床分期（FIGO，2018年）

Ⅰ期	肿瘤局限在子宫颈（忽略扩散至子宫体）
ⅠA	镜下浸润癌，间质浸润深度＜5mm
ⅠA1	间质浸润深度＜3mm

	ⅠA2	3mm≤间质浸润深度＜5mm
	ⅠB	肿瘤局限于子宫颈，镜下最大浸润深度≥5mm
	ⅠB1	浸润深度≥5mm，肿瘤最大径线＜2cm
	ⅠB2	2cm≤肿瘤最大径线＜4cm
	ⅠB3	肿瘤最大径线≥4cm
Ⅱ期		肿瘤超越子宫，但未达骨盆壁或未达阴道下1/3
	ⅡA	累及阴道上2/3，无宫旁浸润
	ⅡA1	肿瘤最大径线＜4cm
	ⅡA2	肿瘤最大径线≥4cm
	ⅡB	有宫旁浸润，未达到盆壁
Ⅲ期		肿瘤累及阴道下1/3和（或）扩散到骨盆壁，和（或）引起肾盂积水或肾无功能，和（或）累及盆腔淋巴结，和（或）主动脉旁淋巴结
	ⅢA	累及阴道下1/3，没有扩展到骨盆壁
	ⅢB	扩展到骨盆壁和（或）引起肾盂积水或肾无功能
	ⅢC	累及盆腔淋巴结和（或）主动脉旁淋巴结［注明r（影像学）或p（病理）证据］，不论肿瘤大小和扩散程度
	ⅢC1	仅累及盆腔淋巴结
	ⅢC2	主动脉旁淋巴结转移
Ⅳ期		肿瘤侵犯膀胱黏膜或直肠黏膜（活检证实）和（或）超出真骨盆（泡状水肿不分为Ⅳ期）
	ⅣA	侵犯盆腔邻近器官
	ⅣB	转移至远处器官

（五）临床表现

1.症状　早期宫颈癌常无症状，也无明显体征。

（1）阴道出血：常表现为接触性出血，发生在性生活或妇科检查后，出血量可多可少，根据病灶大小、侵及间质内血管的情况而定，若侵蚀大血管可引起大出血。老年患者常为绝经后不规则阴道出血。一般外生型癌出血较早、量多；内生型癌出血较晚。

（2）阴道排液：患者常诉有白色或血性、稀薄如水样或米汤状、有腥臭味的阴道排液。晚期患者因癌组织坏死伴感染，可有大量米汤样或脓性恶臭白带。

（3）晚期症状：根据癌灶累及范围出现不同的继发性症状。如尿频、尿急、便秘、下肢肿痛等；癌肿压迫或累及输尿管时，可引起输尿管梗阻、肾盂积水及尿毒症；晚期可有贫血、恶病质等全身衰竭症状。

2.体征　微小浸润癌可无明显病灶，子宫颈光滑或糜烂样改变。随病情发展，可出现不同体征。外生型宫颈癌可见息肉状、菜花状赘生物，常伴感染，质脆易出血；内生型表现为子宫颈肥大、质硬、子宫颈管膨大；晚期癌组织坏死脱落，形成溃疡或空洞伴恶臭。阴道壁受累时，可见赘生物生长或阴道壁变硬；宫旁组织受累时，双合诊、三合诊检查可扪及子宫颈旁组织增厚、质硬或形成冰冻骨盆状。

（六）诊断及鉴别诊断

早期病例的诊断是采用子宫颈细胞学检查和（或）HPV检测、阴道镜检查、子宫颈活组织检查的"三阶梯"程序，确诊依据为组织学诊断。子宫颈有明显病灶者，可直接在癌灶取材。确诊后根据具体情况选择胸部X线或CT平扫、静脉肾盂造影、膀胱镜检查、直肠镜检查、超声检查及盆腔或腹腔增强CT或磁共振、PET-CT等影像学检查。鉴别诊断时，需要与子宫颈良性病变（如子宫颈柱状上皮异位、子宫颈息肉、子宫颈子宫内膜异位症和子宫颈结核性溃疡），子宫颈良性肿瘤（如子宫颈管肌瘤、子宫颈乳头瘤），子宫颈转移性癌等相鉴别。

（七）治疗

手术是早期宫颈癌主要的治疗手段，放疗或放、化疗是中晚期病例主要的治疗手段。因近年来人们对自身健康的重视和宫颈细胞学筛查的普遍应用，早期病例比例升高，另外，因患者发病年轻化及患者对生活质量的需求升高，保护生育及生理功能手术日益受到重视。随着微创手术设备和技术的大幅度提高，经微创路径的宫颈癌根治手术发展迅速。

根据疾病分期和宫颈癌扩散程度可以选择宫颈锥切术、单纯子宫切除术或根治性子宫切除术。保留生育功能的手术指征是ⅠA1～ⅠB1期肿瘤最大径线≤2cm的鳞状细胞癌。保留生育功能的宫颈癌根治术可通过开腹、经阴道或微创方式完成。

1. ⅠA1期　有生育需求：无淋巴脉管间隙浸润或无切缘阳性仅行宫颈锥切术，术后密切随访；有淋巴脉管间隙浸润治疗同ⅠA2期。无生育需求：无淋巴脉管间隙浸润行筋膜外全子宫切除术；伴有淋巴脉管间隙浸润行盆腔淋巴结切除术和改良根治性子宫切除术。

2. ⅠA2期　有生育需求，选择以下两种术式之一：①宫颈锥切术＋腹腔镜（或腹膜外）盆腔淋巴结切除术，切缘阳性可再次行子宫颈锥切或子宫颈切除；②经腹、阴道或腹腔镜下根治性子宫切除术＋盆腔淋巴结切除术。无生育需求：行改良根治性子宫切除术或根治性子宫切除术及盆腔淋巴结切除术。无高危因素行单纯筋膜外子宫切除术或子宫颈切除＋盆腔淋巴结切除术或前哨淋巴结评估。

3. ⅠB1期　有生育需求，选择下列两种术式之一：①腹腔镜切除盆腔淋巴结，并送冷冻病理确定淋巴结阴性，再行根治性子宫颈切除术；②先行石蜡病理切片方法评估有无淋巴结转移，1周之后再行二次手术，即根治性子宫颈切除术。无生育需求：行根治性子宫切除术和盆腔淋巴结切除，低危情况也可考虑改良根治性子宫切除和盆腔淋巴结切除。低危情况包括：肿瘤最大径线＜2cm，宫颈间质浸润＜1/2，影像学无可疑淋巴结。推荐行保留盆腔神经的手术。

4. ⅠB2期　FIGO分期ⅠB2期初始治疗可选择放疗或手术，两者疗效相当。选择放疗或手术取决于患者其他因素及当地的资源。年轻患者为更好地保护卵巢功能，可行广泛子宫切除术＋盆腔淋巴结切除术；老年患者可行放疗。

5. ⅠB3期　FIGO分期ⅠB3期首选同步放、化疗。缺乏放疗设备的地区，可行新辅助化疗后手术。由于新辅助化疗可能通过掩盖病理学结果，从而影响对术后辅助放疗/同步放、化疗指征的评估，因此，肿瘤较大或腺癌等对化疗反应率低的病例应谨慎选择新辅助化疗。ⅠB3期及ⅡA2期患者新辅助化疗后手术的疗效较同步放、化疗差，且约80%需术后补充放疗或同步放、化疗，为避免手术和放疗双重治疗带来的并发症及费用增加，不推荐手术治疗。

6. ⅡA1期　宫颈癌的治疗同ⅠB2期，手术与放疗效果相当。

7. ⅡA2期　宫颈癌的治疗同ⅠB3期，首选同步放、化疗，应包括外照射和腔内近距离放疗。无放疗设备地区可新辅助化疗后手术。

8. ⅡB～Ⅳ期　首选同步放疗、化疗，包括盆腔外照射放疗加顺铂（每周40mg/m^{2}并给予适当的水化）同步化疗和宫腔内后装放疗。使用低剂量率系统，30～40Gy分1次或2次照射。对高剂量率系统，采用不同剂量分别，每周3～5次，分割剂量为5.5～8Gy。如果腔内放疗因解剖变异或剂量不足而不可行，则应考虑组织间插植。外照射放疗和腔内放疗联用的总剂量应为80～90Gy。

常用的同步放、化疗方案为外照射放疗，每周输注1次顺铂（每周40mg/m^{2}并予适当的水化），持续5～6个周期。对于无法接受铂类化疗的患者，可以选择5-氟尿嘧啶为基础方案。只有中央病变而没有盆壁受累或远处扩散的ⅣA期初治或复发病例均可行盆腔廓清术，但预后差。锁骨上淋巴结转移的ⅣB期首选同步放、化疗，疗效优于单纯化疗。腹主动脉旁淋巴结受累时，应行扩大野（腹主动脉野）放疗加同步化疗。同步放、化疗的化疗药物，以顺铂为基础的双药化疗优于顺铂单药。顺铂可与紫杉醇、拓扑替康、5-氟尿嘧啶、吉西他滨或长春瑞滨联合使用。卡铂联合紫杉醇也有效。

除了缓解疼痛、对症治疗、社会心理支持等姑息治疗，对于不可治愈的晚期患者伴有阴道出血、盆腔疼痛、分泌物恶臭及与转移性病变相关的症状时可行短程放疗，通常使用1周5次分割剂量的20Gy或2周10次分割剂量的30Gy。控制顽固性出血可行腔内放疗。

（八）预后

本病预后与临床期别、病理类型及治疗方法有关。无淋巴结转移者，预后好。晚期病例的主要死因有尿毒症、出血、感染和恶病质。

二、子宫内膜癌

子宫内膜癌（endometrial carcinoma）是女性生殖道三大恶性肿瘤之一，发病率及病死率逐年提高且呈年轻化趋势。据2015年国家癌症中心统计，我国子宫内膜癌发病率为63.4/10万，死亡率为21.8/10万。子宫内膜癌是发生于子宫内膜的一组上皮性恶性肿瘤，以来源于子宫内膜腺体的腺癌最常见。平均发病年龄为60岁，其中75%发生于50岁以上妇女。

（一）发病相关因素

子宫内膜癌病因不十分清楚。通常将子宫内膜癌分为两种类型，Ⅰ型为雌激素依赖型（estrogen-dependent），其发生可能是在无孕激素拮抗的雌激素长期作用下，发生子宫内膜增生、不典型增生，继而癌变。Ⅰ型子宫内膜癌多见，患者较年轻，常伴有肥胖、高血压、糖尿病、不孕或不育及绝经延迟，或伴有无排卵性疾病、功能性卵巢肿瘤、长期服用单一雌激素或他莫昔芬等病史，80%为子宫内膜样癌，肿瘤分化较好，雌、孕激素受体阳性率高，预后好，5年生存率高达85.6%。从分子改变上，Ⅰ型主要与*PTEN*、*KRAS*、*CTNNB1*和*PIK3CA*基因突变及微卫星不稳定性（microsatellite instability，MSI）相关。Ⅱ型子宫内膜癌为非雌激素依赖型（estrogen-independent），发病与雌激素无明确关系。此型患者年龄较大，与肥胖、高脂血症等关系不大，主要为浆液性癌和透明细胞癌。肿瘤恶性度高，分化差，雌、孕激素受体多呈阴性或低表达，预后不良。Ⅱ型与*P53*基因突变和*HER2*基因扩增相关，大多数子宫内膜癌为散发性，但约有5%的患者是遗传性子宫内膜癌，其特点是这些患者的发病年龄要比散发性子宫内膜癌患者平均年龄要小10～20岁。如林奇综合征（Lynch syndrome），也称遗传性非息肉结直肠癌综合征（hereditary non-polyposis colorectal cancer syndrome，HNPCC），是一种由错配修复基因突变引起的常染色体显性遗传病，与年轻女性的子宫内膜癌发病有关。对于＜50岁或者有家族史的子宫内膜癌或结肠癌患者建议进行基因检测和遗传咨询。

（二）病理

1.巨检　不同组织学类型的内膜癌肉眼观无明显区别。大体可分为弥散型和局灶型。

（1）弥散型：子宫内膜大部或全部被癌组织侵犯，并突向子宫腔，常伴有出血、坏死；癌灶也可侵入深肌层或子宫颈，若阻塞子宫颈管可引起宫腔积脓。

（2）局灶型：多见于子宫腔底部或宫角部，癌灶小，呈息肉或菜花状，易浸润肌层。

2.镜检及病理类型　根据2014年女性生殖系统肿瘤世界卫生组织（WHO）分类如下。

（1）单纯内膜样癌（endometrioid carcinoma）：占80%～90%，根据细胞分化程度或实性成分所占比例分为3级：高分化（G1）、中分化（G2）和低分化（G3）。低分化肿瘤的恶性程度高。

（2）黏液性癌（mucinous carcinoma）：约占5%，肿瘤50%以上由胞质内充满黏液的细胞组成，大多腺体结构分化良好，生物学行为与内膜样癌相似，预后较好。

（3）浆液性癌（serous carcinoma）：占1%～9%。包括浆液性乳头状癌和浆液性子宫内膜上皮内癌。恶性程度高，易有深肌层浸润和腹腔播散，以及淋巴结和远处转移，无明显肌层浸润时也可能发生腹腔播散，预后差。

（4）透明细胞癌（clear cell carcinoma）：占5%以下，恶性程度高，易早期转移。

（5）癌肉瘤。

（6）神经内分泌肿瘤。

（7）混合细胞腺瘤。

（8）未分化癌。

（三）转移途径

多数子宫内膜癌生长缓慢，局限于内膜或在宫腔内时间较长，部分特殊病理类型（浆液性癌、透明细胞癌、癌肉瘤）和高分化（G3）内膜样癌可发展很快，短期内出现转移。其主要转移途径为直接蔓延、淋巴转移和血行转移。

1.直接蔓延　癌灶初期沿子宫内膜蔓延生长，向上可沿子宫角波及输卵管，向下可累及子宫颈管及阴道。若癌瘤向肌壁浸润，可穿透子宫肌层，累及子宫浆膜，种植于盆腹腔腹膜、直肠子宫陷凹及大网膜等部位。

2.淋巴转移　为子宫内膜癌的主要转移途径。当肿瘤累及子宫深肌层、宫颈间质或为高分化时，易发生淋巴转移。转移途径与癌肿生长部位有关：宫底部癌灶常沿阔韧带上部淋巴管网经骨盆漏斗韧带转移至腹主动脉旁淋巴结。子宫角或前壁上部病灶沿圆韧带淋巴管转移至腹股沟淋巴结。子宫下段或已累及子宫颈管癌灶的淋巴转移途径与宫颈癌相同，可累及子宫旁、闭孔、髂内、髂外及髂总淋巴结。子宫后壁癌灶可沿宫骶韧带转移至直肠旁淋巴结。约10%内膜癌经淋巴管逆行引流累及阴道前壁。

3.血行转移　晚期患者经血行转移至全身各器官，常见部位为肺、肝、骨等。

（四）分期

子宫内膜癌的分期，采用国际妇产科联盟（FIGO，2009年）修订的手术-病理分期，见表2-2。

表2-2　子宫内膜癌手术病理分期（FIGO，2009年）

Ⅰ期	肿瘤局限于子宫体
Ⅰ A	肿瘤浸润深度＜1/2肌层
Ⅰ B	肿瘤浸润深度≥1/2肌层
Ⅱ期	肿瘤侵犯宫颈间质，但无宫体外蔓延
Ⅲ期	肿瘤局部和（或）区域扩散
Ⅲ A	肿瘤累及子宫浆膜和（或）附件
Ⅲ B	肿瘤累及阴道和（或）宫旁组织
Ⅲ C	盆腔淋巴结和（或）腹主动脉旁淋巴结转移
Ⅲ C1	盆腔淋巴结转移
Ⅲ C2	腹主动脉旁淋巴结转移伴（或不伴）盆腔淋巴结转移
Ⅳ期	肿瘤侵及膀胱和（或）直肠黏膜，和（或）远处转移
Ⅳ A	肿瘤侵及膀胱和（或）直肠黏膜
Ⅳ B	远处转移，包括腹腔内和（或）腹股沟淋巴结转移

（五）临床表现

1.症状　约90%的患者出现阴道出血或阴道排液症状。

（1）不规则阴道出血：最常发生于绝经后。对于围绝经期不规则出血患者，应进行全身体检和妇科检查，明确出血原因。尚未绝经者可表现为经量增多、经期延长或月经紊乱。

（2）阴道排液：多为血性液体或浆液性分泌物，合并感染则有脓血性排液，恶臭。

2.体征　早期患者妇科检查可无异常发现。晚期可有子宫增大，合并宫腔积脓时可有明显压痛，偶有癌组织脱出，触之易出血。中晚期癌灶浸润宫颈及宫旁甚至阴道，可扪及宫旁增厚结节或阴道病灶。

（六）诊断

1.病史及临床表现　对于绝经后阴道出血、绝经过渡期月经紊乱，均应排除子宫内膜癌后再按良性疾病处理。对有以下情况的异常阴道出血妇女要警惕子宫内膜癌：①有子宫内膜癌发病高危因素如肥胖、不育、绝经延长者；②有长期应用雌激素、他莫昔芬或有雌激素增高病史者；③有乳腺癌、子宫内膜癌家族史者。

2.子宫内膜活检　是子宫内膜癌明确诊断的必要方法。鉴于子宫内膜活检可能有约10%的假阴性，如果高度怀疑子宫内膜癌或具有典型症状，子宫内膜活检阴性者，应再次进行分段诊刮、宫颈管搔刮，以减少漏诊。

3.影像学检查　经阴道超声检查可了解子宫大小、子宫腔形状、子宫腔内有无赘生物、子宫内膜厚度、肌层有无浸润及深度，可对异常阴道出血的原因做出初步判断，并为选择进一步检查提供参考。术前通过影像学检查确定分期并制订治疗方案。除超声外，其他影像学检查还包括腹部CT、盆腔MRI、PET-CT等。

4.宫腔镜检查　可直接观察子宫腔及子宫颈管内有无癌灶存在，癌灶大小及部位，直视下活检。

5.糖类抗原125（CA125）　子宫内膜癌还没有已知敏感的肿瘤标志物用于诊断和随访。有子宫外转移者，血清CA125值可升高，可作为疗效观察指标。

（七）鉴别诊断

绝经后及绝经过渡期异常子宫出血为子宫内膜癌最常见的症状，故子宫内膜癌应与引起阴道出血的各种疾病相鉴别。如萎缩性阴道炎时出现血性白带，与子宫黏膜下肌瘤或内膜息肉、内生型宫颈癌、子宫肉瘤及输卵管癌等相鉴别。分段诊刮及影像学检查可协助鉴别。

（八）治疗

子宫内膜癌常见于绝经后妇女，常有较多内科合并症，如糖尿病、高血压等，治疗方案应根据肿瘤累及范围及组织学类型，结合患者年龄及全身情况制订适宜的治疗方案。早期患者以手术为主，按手术-病理分期的结果及复发的高危因素选择辅助治疗。晚期则采用手术、放射、药物等综合治疗。

1.手术治疗　为首选治疗方法。手术可经腹或经腹腔镜途径进行。切除的标本应常规进行病理学检查，癌组织还应行雌、孕激素受体检测，作为术后选用辅助治疗的依据。手术目的：一是进行手术-病理分期，确定病变范围及预后相关因素；二是切除病变子宫及其他可能存在的转移病灶。分期手术（surgical staging）步骤包括：①留取腹水或盆腔冲洗液，行细胞学检查；②全面探查盆腹腔，可疑病变取样送病理检查；③切除子宫及双侧附件，术中常规剖检子宫标本，必要时行冷冻切片检查，以确定肌层侵犯程度；④切除盆腔及腹主动脉旁淋巴结。

病灶局限于子宫体者的基本式是筋膜外全子宫切除及双侧附件切除术；病变侵犯宫颈间质者行改良广泛性子宫切除、双侧附件切除及盆腔和腹主动脉旁淋巴结切除。病变超出子宫者行肿瘤细胞减灭术，以尽可能切除所有肉眼可见病灶为目的。对于伴有高危因素者应同时行盆腔和腹主动脉旁淋巴结切除，也可以考虑前哨淋巴结绘图活检（sentinel lymphnode mapping），以避免系统淋巴结切除引起的并发症。

但对年轻、无高危因素者，可考虑保留卵巢，需符合以下条件：①年龄＜40岁，患者要求保留卵巢；②ⅠA期，高分化；③腹腔冲洗液细胞学阴性；④术前和术中评估无可疑淋巴结转移；⑤具有随访条件。

2.放疗　对不能手术的患者可行根治性放疗，放疗还可作为对术后患者的辅助治疗。放射治疗是治疗子宫内膜癌有效方法之一，分近距离照射及体外照射两种。单纯放疗仅用于有手术禁忌证的患者或无法手术切除的晚期患者。近距离照射总剂量按低剂量率计算为40～50Gy。体外照射总剂量40～45Gy。除对Ⅰ期、高分化者选用单纯腔内近距离照射外，其他各期均应采用腔内联合体外照射治疗。

3.全身化疗　适用于晚期或复发子宫内膜癌及特殊病理类型的患者。也可用于术后有复发高危因素患者的治疗，以期减少盆腔外的远处转移。方案推荐为紫杉醇＋卡铂。若患者能耐受，推荐多药联合化疗方案。

4.孕激素治疗　主要用于保留生育功能的早期子宫内膜癌患者，也可作为晚期或复发子宫内膜癌患者的综合治疗方法之一。孕激素受体（PR）阳性者疗效好，对远处复发者疗效优于盆腔复发者。以高效、大剂量、长期应用为宜，至少应用12周以上方可评定疗效。最常用的孕激素有3种：①醋酸甲羟孕酮250～500mg/d口服；②醋酸甲地孕酮160～320mg/d，口服；③己酸孕酮500mg，肌内注射，每周2次。不推荐早期术后患者常规应用激素治疗，因为长期使用可有水钠潴留或药物性肝炎等副作用。

（九）预后

影响子宫内膜癌预后的高危因素有：非子宫内膜样腺癌、高级别腺癌、肌层浸润超过1/2、脉管间隙受侵、肿瘤直径＞2cm、宫颈间质受侵、淋巴结转移和子宫外转移等。晚期患者采用手术、放射、药物等综合治疗。对于影像学评估病灶局限于子宫内膜的高分化的年轻子宫内膜样癌患者，可考虑采用孕激素治疗为主的保留生育功能治疗。

三、卵巢、输卵管癌

卵巢肿瘤是常见的妇科肿瘤，可发生于任何年龄。卵巢恶性肿瘤早期病变不易被发现，晚期病例缺乏有效的治疗手段，致死率居妇科恶性肿瘤之首。卵巢恶性肿瘤包括多种病理类型，其中最常见的是上皮性癌，约占卵巢恶性肿瘤的70%，其次是恶性生殖细胞肿瘤和性索间质肿瘤，各约占20%和5%。输卵管恶性肿瘤曾被认为是罕见的，但近年来的组织学、分子遗传学的证据表明，曾被归类于卵巢癌或原发性腹膜癌中的

40% ～ 60%可能起源于输卵管，因此将卵巢、输卵管和原发腹膜肿瘤归于一类疾病更为合理。

（一）卵巢恶性肿瘤概论

卵巢肿瘤组织成分非常复杂，是全身各脏器原发肿瘤类型最多的器官，不同类型的组织学结构和生物学行为，均存在很大差异。

1. 组织学分类　根据世界卫生组织（WHO）制定的女性生殖器肿瘤组织学分类（2014版），将卵巢肿瘤分为14大类，其中主要组织学类型为上皮性肿瘤、生殖细胞肿瘤、性索–间质肿瘤及转移性肿瘤。

（1）上皮性肿瘤：是最常见的组织学类型，占50% ～ 70%。可分为浆液性癌（80%）、黏液性癌（3%）、子宫内膜样癌（10%）、透明细胞癌（10%），其他少见病理类型如移行细胞（Brenner瘤）和浆–黏液性肿瘤等。

（2）生殖细胞肿瘤：为来源于生殖细胞的一组肿瘤，占20% ～ 40%，包括未成熟畸胎瘤、无性细胞瘤、卵黄囊瘤、胚胎性癌、非妊娠性绒毛膜癌、混合型生殖细胞肿瘤等。

（3）性索–间质肿瘤：来源于原始性腺中的性索及间叶组织，占5% ～ 8%。其中颗粒细胞瘤、间质细胞瘤、环管状性索间质瘤为低度或潜在恶性。

（4）转移性肿瘤：为继发于胃肠道、生殖道、乳腺等部位的原发性癌转移至卵巢形成的肿瘤。

2. 转移途径　卵巢恶性肿瘤的主要转移途径是直接蔓延、腹腔种植和淋巴转移。转移特点是盆、腹腔内广泛转移灶，即使原发部位外观为局限的肿瘤，也可发生广泛转移，包括横膈、大网膜、腹腔脏器表面、壁腹膜等，以及腹膜后淋巴结转移。其中以上皮性癌表现最为典型。

3. 分期　采用国际妇产科联盟（FIGO，2014年）的手术–病理分期（表2-3）。

表2-3　卵巢癌、输卵管癌、原发性腹膜癌的手术–病理分期（FIGO，2014年）

Ⅰ期	病变局限于卵巢或输卵管
ⅠA	肿瘤局限于单侧卵巢（包膜完整）或输卵管，卵巢和输卵管表面无肿瘤；腹水或腹腔冲洗液未找到癌细胞
ⅠB	肿瘤局限于双侧卵巢（包膜完整）或输卵管，卵巢和输卵管表面无肿瘤；腹水或腹腔冲液未找到癌细胞
ⅠC	肿瘤局限于单侧或双侧卵巢或输卵管，并伴有如下任何一项：
ⅠC1	手术导致肿瘤破裂
ⅠC2	手术前包膜已破裂或卵巢、输卵管表面有肿瘤
ⅠC3	腹水或腹腔冲洗液发现癌细胞
Ⅱ期	肿瘤累及单侧或双侧卵巢并有盆腔内扩散（在骨盆入口平面以下）或原发性腹膜癌
ⅡA	肿瘤蔓延或种植到子宫和（或）输卵管和（或）卵巢
ⅡB	肿瘤蔓延至其他盆腔内组织

Ⅲ期	肿瘤累及单侧或双侧卵巢、输卵管或原发性腹膜癌，伴有细胞学或组织学证实的盆腔外腹膜转移或证实存在腹膜后淋巴结转移
ⅢA1	仅有腹膜后淋巴结转移（细胞学或组织学证实）
ⅢA1（i）	淋巴结转移最大直径≤10mm
ⅢA1（ii）	淋巴结转移最大直径＞10mm
ⅢA2	显微镜下盆腔外腹膜受累，伴或不伴腹膜后淋巴结转移
ⅢB	肉眼盆腔外腹膜转移，病灶最大直径≤2cm，伴或不伴腹膜后淋巴结转移
ⅢC	肉眼盆腔外腹膜转移，病灶最大直径＞2cm，伴或不伴腹膜后淋巴结转移（包括肿瘤蔓延至肝包膜和脾，但未转移到脏器实质）
Ⅳ期	超出腹腔外的远处转移
ⅣA	胸腔积液细胞学阳性
ⅣB	腹膜外器官实质转移（包括肝实质转移和腹股沟淋巴结和腹腔外淋巴结转移）

4.临床表现

（1）症状：上皮性癌多见于绝经后女性。由于卵巢深居盆腔，卵巢上皮性癌早期症状不明显，往往是非特异性症状，难以早期诊断。晚期主要症状为腹胀、腹部肿块、腹水及其他消化道症状；部分患者可有消瘦、贫血等恶病质表现；功能性肿瘤可出现不规则阴道出血或绝经后出血。

（2）体征：妇科检查可扪及肿块多为双侧，实性或囊实性，表面凹凸不平，活动差，常伴有腹水。三合诊检查可在直肠子宫陷凹处触及质硬结节或肿块。有时可扪及上腹部肿块，以及腹股沟、腋下或锁骨上肿大的淋巴结。

5.诊断及鉴别诊断

（1）结合病史和体征，辅以必要的辅助检查确定，常用的辅助检查如下。

①影像学检查：卵巢癌的主要影像学检查方法包括超声检查、CT扫描、MRI扫描等，可以明确肿瘤形态、侵犯范围等，有助于定性诊断；如怀疑有邻近器官受侵和远处转移，可相应行胃肠造影检查、静脉尿路造影检查和胸部CT检查等。综合应用上述影像学检查方法，可实现对卵巢癌的术前临床分析、术后随访观察和治疗后疗效监测。

②肿瘤标志物

血清CA125：80%患者的血清CA125水平升高，但近50%的早期病例并不升高，不单独用于早期诊断，更多用于病情监测和疗效评估。

血清AFP：对卵巢卵黄囊瘤有特异性诊断价值。卵巢未成熟畸胎瘤、混合性无性细胞瘤中含卵黄囊成分者，AFP也可升高。

血清hCG：对非妊娠性绒癌有特异性。

性激素：卵巢颗粒细胞瘤、卵泡膜细胞瘤产生较高水平雌激素，而浆液性、黏液性囊腺瘤或勃勒纳瘤有时也可分泌一定量雌激素。

血清HE4：与CA125联合应用来判断盆腔肿块的良、恶性。

③腹腔镜检查：可直接观察肿块外观和盆腔、腹腔及横膈等部位，在可疑部位进行多点活检，抽取腹水行细胞学检查。

④细胞学和组织病理学检查：大多数卵巢恶性肿瘤合并腹水或胸腔积液，抽取腹水或腹腔冲洗液和胸腔积液检查，可查找癌细胞。

⑤胃肠镜检查：在盆腔肿块患者中需排除胃肠道原发肿瘤卵巢转移者。

（2）鉴别诊断：需要与以下疾病相鉴别。

①子宫内膜异位症：子宫内膜异位症可有粘连性肿块及直肠子宫陷凹结节，有时会与恶性肿瘤相混淆，但内膜异位症常有进行性痛经、月经改变。超声检查、腹腔镜检查有助于鉴别。

②结核性腹膜炎：因合并腹水和盆腹腔内粘连性块状物而与恶性肿瘤相混淆，但结核性腹膜炎常有肺结核病史，多发生于年轻、不孕妇女，伴月经稀少或闭经、低热、盗汗等全身症状；肿块位置较高，叩诊时鼓音和浊音分界不清。影像学检查等有助于鉴别，必要时行剖腹探查或腹腔镜检查取活检确诊。

③生殖道以外的肿瘤：需要与卵巢癌鉴别的肿瘤包括腹膜后肿瘤、直肠癌、乙状结肠癌等。

④卵巢良性肿瘤：良性肿瘤常发生于卵巢单侧，活动度较好，表面光滑，包膜完整。患者一般状态良好，CA125正常或仅轻度升高。影像学多表现为壁光滑的囊性或实性包块，一般无明显腹水和盆腔积液。

6.治疗　手术和化疗是卵巢恶性肿瘤治疗的主要手段。极少数患者可经单纯手术而治愈，但绝大部分患者均需手术联合化疗等综合治疗。手术在卵巢恶性肿瘤的初始治疗中有重要意义，手术目的包括明确诊断、切除肿瘤、恶性肿瘤进行手术病理分期、消除并发症。术中应剖检肿瘤，必要时做冷冻切片组织学检查以明确诊断。术后应根据其组织学类型、细胞分化程度、手术病理分期和残余灶大小决定是否接受辅助性治疗，化疗是主要的辅助治疗。

（1）手术治疗：是治疗卵巢癌的主要手段。初次手术的彻底性与预后密切相关。早期患者应行全面手术分期，包括：经腹手术应有足够大的腹部正中直切口；腹水或腹腔冲洗液细胞学检查；全面探查腹膜和腹腔脏器表面，活检和（或）切除任何可疑病灶；正常腹膜随机盲检，如右结肠旁沟、子宫直肠陷凹等部位；全子宫和双附件切除；结肠下网膜切除；选择性盆腔淋巴结切除及腹主动脉旁淋巴结取样；黏液性肿瘤者应行阑尾切除术。

对于年轻、希望保留生育功能的早期患者需考虑其生育问题，指征为临床Ⅰ期、所有分级者。手术方式为全面手术分期的基础上行患侧附件切除（适用于ⅠA和ⅠC期患者）或双侧附件切除（适用于ⅠB期患者）。术前应充分知情同意。

晚期患者行肿瘤细胞减灭术（cytoreductive surgery），也称减瘤术（debulking surgery），手术的目的是尽可能切除所有原发灶和转移灶，使残余肿瘤病灶达到最小，必要时可切除部分肠管、膀胱、脾等脏器。

（2）化疗：上皮性癌对化疗敏感，是卵巢上皮癌的主要手段，即使已有广泛转移也能取得一定疗效。经全面分期手术后确定为ⅠA或ⅠB/低分化浆液性癌或G1子宫内膜样癌患者术后可观察，ⅠA或ⅠB期/G2的子宫内膜样癌患者术后可观察也可化疗。其余患者都应接受辅助化疗。一线化疗包括术后辅助化疗和新辅助化疗。卵巢生殖细胞肿瘤的化疗方案包括博来霉素＋依托泊苷＋顺铂、紫杉醇＋铂类、依托泊苷＋铂类等。卵巢癌复发后或一线化疗中进展者采用二线化疗。

（3）放射治疗：治疗价值有限。对于复发患者可选用姑息性局部放疗。

（4）靶向治疗：作为辅助治疗手段，如血管内皮生长因子（VEGF）、抑制剂贝伐单抗，用于初次化疗的联合用药和维持治疗。

（5）激素治疗：对于无法耐受化疗或化疗无效的复发患者，可考虑治疗，药物治疗包括他莫昔芬、芳香化酶抑制剂（来曲唑、阿那曲唑等）、高效孕激素及促性腺激素释放激素类似物等，总体有效率约10%。

7.预后　由于难以早期诊断及对于耐药复发卵巢上皮癌缺乏有效的治疗，卵巢上皮癌的总体预后较差。卵巢上皮性癌一线铂类联合紫杉类化疗的有效率达到80%以上，其中50%以上达到肿瘤完全缓解，但即使达到完全缓解的患者仍有50%～70%复发，平均复发时间为16～18个月。卵巢恶性生殖细胞肿瘤的5年生存率早期可达90%，晚期及复发患者约为60%。影响卵巢恶性肿瘤患者预后的因素包括年龄、肿瘤期别、初次手术后残存灶的大小及病理类型等，期别越早、残存灶越小预后越好，上皮性癌的预后最差。

（二）输卵管癌

输卵管恶性肿瘤有原发性和继发性两种。绝大多数为继发性癌，占输卵管恶性肿瘤的80%～90%，原发灶多位于子宫体和卵巢，少数由宫颈癌、直肠癌或乳腺癌转移而来。继发性输卵管癌的转移途径主要有直接蔓延及淋巴转移，病灶首先侵犯输卵管浆膜层，组织形态与原发灶相同，症状、体征和治疗取决于原发灶，且预后不良。

原发性输卵管癌（primary carcinoma of fallopian tube）是少见的女性生殖道恶性肿瘤，其发病率仅占妇科恶性肿瘤0.5%，多发生于绝经后妇女，病因不明。常单侧发病，好发于输卵管壶腹部，病灶起自黏膜层。切面见输卵管管腔扩大，壁薄，乳头状或菜花状赘生物。镜下为腺癌。脱落的细胞可经开放的伞端转移至腹腔，种植在腹膜、大网膜、肠表面；也可经淋巴管转移至腹主动脉旁淋巴结或盆腔淋巴结；因子宫、卵巢和输卵管间有密切的淋巴道沟通，故常被累及；癌细胞也可经血循环转移至肺及阴道等器官。临床分期见表2-3（FIGO，2014年卵巢癌、输卵管癌、原发性腹膜癌的手术病理分期）。输卵管癌早期无症状，中晚期表现为阴道排液、腹痛、盆腔肿块，称为卵巢癌三联征。治疗以手术治疗为主，辅以化疗、放疗，应强调首次治疗的彻底性和计划性。

四、外阴癌

外阴恶性肿瘤占女性生殖道原发恶性肿瘤的3%～5%，肿瘤可发生于外阴的皮肤、黏膜及其附件组织，以鳞状细胞癌最常见，其他包括恶性黑素瘤、基底细胞癌、前庭大腺癌、疣状癌、肉瘤等。多见于60岁以上女性。早期仅有外阴痒、结节或赘生物，易被忽视或治疗不当而延误病情。

（一）外阴鳞状细胞癌

外阴鳞状细胞癌（vulvar squamous cell carcinoma）占全部外阴恶性肿瘤的80%～90%，主要发生于绝经后妇女，年轻女性发病率有升高趋势。

1. **发病相关因素** 与以下因素相关：①人乳头瘤病毒（HPV）感染：40%～60%的外阴癌与HPV感染相关，其中16型感染超过50%；②非HPV感染相关病变，如外阴硬化性苔藓、分化型外阴鳞状上皮内瘤变等。

2. **病理** 病理是确诊外阴癌的金标准。癌灶为浅表溃疡或硬结节，可伴感染、坏死、出血，周围皮肤可增厚及色素改变。镜下见多数外阴鳞癌分化好，有角化珠和细胞间桥。前庭和阴蒂部位的病灶倾向于分化差或未分化，常有淋巴管和神经周围的侵犯。

3. **转移途径** 直接浸润、淋巴转移较常见，晚期可经血行播散。

（1）直接浸润：癌灶逐渐增大，沿皮肤及邻近黏膜浸润至尿道、阴道、肛门，晚期可累及膀胱、直肠等。

（2）淋巴转移：癌细胞通常沿淋巴管扩散，汇入腹股沟浅淋巴结，再至腹股沟深淋巴结，进入髂外、闭孔和髂内淋巴结，最终转移至腹主动脉旁淋巴结和左锁骨下淋巴结。肿瘤一般向同侧淋巴结转移，但中线部位的癌灶常向两侧转移并可绕过腹股沟浅淋巴结直接至腹股沟深淋巴结，外阴后部及阴道下段癌可避开腹股沟浅层淋巴结而直接转移至盆腔淋巴结。若癌灶累及尿道、阴道、直肠、膀胱，可直接转移至盆腔淋巴结。

（3）血行播散：晚期经血行播散至肺、骨等。

4. **分期** 采用国际妇产科联盟的手术病理分期（FIGO，2009年），见表2-4。

表2-4 外阴癌手术病理分期（FIGO，2009年）

Ⅰ期	肿瘤局限于外阴和（或）会阴，淋巴结无转移
ⅠA期	肿瘤最大直径≤2cm且间质浸润≤1.0mm*
ⅠB期	肿瘤最大直径＞2cm或间质浸润＞1.0mm*
Ⅱ期	任意大小肿瘤侵犯下列任何部位：下1/3尿道、下1/3阴道、肛门，无淋巴结转移
Ⅲ期	肿瘤有或无侵犯下列任何部位：下1/3尿道、下1/3阴道、肛门，有腹股沟-股淋巴结转移
ⅢA期	（i）1个淋巴结转移（≥5mm），或（ii）1～2个淋巴结转移（＜5mm）
ⅢB期	（i）≥2淋巴结转移（≥5mm），或（ii）≥3个淋巴结转移（＜5mm）
ⅢC期	淋巴结阳性伴淋巴结囊外扩散
Ⅳ期	肿瘤侵犯其他区域（上2/3尿道、上2/3阴道）或远处转移
ⅣA期	肿瘤侵犯下列任何部位：①上尿道和（或）阴道黏膜、膀胱黏膜、直肠黏膜，或固定在骨盆壁；②腹股沟-股淋巴结出现固定或溃疡形成
ⅣB期	包括盆腔淋巴结的任何部位远处转移

*浸润深度指肿瘤邻近最表浅真皮乳头的表皮-间质连续处至浸润最深点

5. **临床表现**

（1）症状：虽然外阴癌可以无症状，但是大多数患者还是会出现外阴瘙痒、局部肿块或溃疡，合并感染或较晚期癌可出现疼痛、渗液和出血。很多患者由于外阴硬化性苔藓或高级别上皮内瘤变而长期存在外阴异常症状。

（2）体征：癌灶以大阴唇最多见，其次为小阴唇、阴蒂、会阴、尿道口、肛门周围等。若已转移至腹股沟淋巴结，可扪及增大、质硬、固定淋巴结。

6.诊断及鉴别诊断 任何可疑的外阴病变必须行活检以排除浸润癌，病理检查是确诊外阴癌的金标准。诊断主要根据下述几个方面进行全面评估。

（1）病史及症状结合妇科检查：早期可为外阴结节或小溃疡、晚期可累及全外阴伴溃破、出血、感染。应注意病灶部位、大小、质地、活动度、色素改变，与邻近器官关系（尿道、阴道、肛门直肠有无受累）及双侧腹股沟区是否有肿大的淋巴结，并应仔细检查阴道、子宫颈以排除有无肿瘤。

（2）组织学检查：是确诊外阴癌的唯一方法。对一切外阴赘生物、溃疡和可疑病灶均需尽早做活组织病理检查，取材应有足够的深度，建议包含邻近的正常皮肤及皮下组织。

（3）其他：子宫颈及阴道部位的阴道镜检查、影像学检查（超声、磁共振、CT、全身PET-CT）、膀胱镜和直肠镜检查、HPV检测、血清HIV检测等有助于诊断。

7.治疗 手术治疗必须个体化，在保证治疗效果的前提下尽量采用最保守的手术方式，最大限度地保留外阴的正常结构，以提高生活质量。早期肿瘤以手术为主，局部晚期肿瘤手术结合放、化疗，转移病例姑息、对症及支持治疗。

（1）手术治疗

①早期肿瘤：ⅠA期行外阴局部扩大切除术，术后随访即可。ⅠB期者根据病灶位置决定术式：a.单侧病变（病灶距外阴中线≥2cm），行局部广泛切除术或改良广泛外阴切除术及单侧腹股沟淋巴结评估（前哨淋巴结绘图活检或单侧腹股沟/股淋巴结切除术）；b.中线部位病变（前部或后部），行局部广泛切除术或改良广泛外阴切除术及双侧腹股沟/股淋巴结评估（前哨淋巴结绘图活检或双侧腹股沟/股淋巴结切除术）。术后均根据原发灶及淋巴结的病理结果决定辅助治疗。

②局部晚期肿瘤（病灶＞4cm的Ⅱ期和Ⅲ期）：腹股沟淋巴结和外阴病灶分步处理。先行影像学评估和淋巴结病理检查，再根据结果采取个体化的手术或与放、化疗结合的综合治疗。

③肿瘤转移超出盆腔：可考虑局部控制或姑息性外照射放疗和（或）全身治疗，或者采用最佳的支持治疗。

（2）放射治疗：虽然鳞癌对放射治疗较敏感，但外阴皮肤对放射线耐受性极差，易发生放射皮肤反应（肿胀、糜烂、剧痛），难以达到放射根治剂量。因此，外阴癌放射治疗常用于术前辅助治疗、转移淋巴结区域照射和术后辅助治疗。

（3）化学药物或靶向治疗：多用于晚期癌或复发癌的综合治疗，配合手术及放疗，可缩小手术范围或提高放射治疗效果。常用药物有铂类、博来霉素、丝裂霉素C、吉西他滨等。靶向治疗药物有埃罗替尼（erlotinib）、帕姆单抗等。

8.预后 术后应定期随访。外阴癌的预后与分期有关，其中以淋巴结转移最为密切。

（二）罕见的外阴恶性肿瘤

1.外阴恶性黑素瘤（malignant melanoma of the vulva） 是第二常见的外阴恶性肿瘤。多见于65～75岁女性，肿瘤恶性程度高，预后差。常见临床症状及体征为外阴瘙痒、出血、色素沉着范围增大。病灶常位于小阴唇，其次是阴蒂周围，呈痣样、结节状生长，有色素沉着（肿瘤多为棕褐色或蓝黑色），可伴溃疡。诊断需活组织病理检查。分期参照皮肤恶性黑素瘤Clark分期和Breslow分期系统。治疗常采用手术治疗。研究发现，行外阴局部切除与外阴广泛切除术的总生存期无差别，目前手术范围趋向更为保守，推荐行外阴局部广泛切除术，手术切缘距离病灶边缘至少1cm。淋巴结切除的作用目前尚存在争议。其他治疗方法包括免疫治疗，可选用α-干扰素、免疫检测点抑制剂等及化疗。化疗一般用于晚期患者的姑息治疗。

2.外阴基底细胞癌（basal cell carcinoma of the vulva） 罕见，发病平均年龄70岁。病灶多位于大阴唇，其次是小阴唇、阴蒂和阴唇系带，可有局部瘙痒或无症状，病灶呈湿疹或癣样改变伴有色素沉着，亦可呈结节状肿块。因症状不典型，诊断常被延误，确诊需做活组织病理检查。外阴基底细胞癌是一种局限于真皮层内、生长缓慢的肿瘤，可行病灶广泛局部切除，手术切缘应距离病变边缘至少1cm，无须行腹股沟淋巴结切除术。

3.前庭大腺癌 罕见，目前无法明确与高危型HPV感染的相关程度。始发于前庭大腺的恶性肿瘤，其组织学类型可以是来源于导管的移行细胞或鳞状细胞，也可以是发生于腺体本身的腺癌。所有前庭大腺鳞状细胞癌都有HPV感染，病理标本上P16的弥漫强阳性高表达。前庭大腺癌的标准治疗是外阴广泛切除术和双侧腹股沟淋巴结切除术。然而，由于肿瘤所处的解剖位置深达坐骨直肠窝，很难达到足够的手术边缘，因此术后辅助放疗有助于降低局部复发率。

五、子宫肉瘤

子宫肉瘤（uterine sarcoma）少见，恶性程度高，来源于子宫肌层、肌层内结缔组织和子宫内膜间质，也可继发于子宫平滑肌瘤。多见于40～60岁或以上女性，占子宫恶性肿瘤2%～4%，占女性生殖道恶性肿瘤的1%。

（一）发病相关因素

子宫肉瘤发病率低，在病因方面尚无统一意见。

（二）病理

根据不同的组织发生来源，分为3种类型。

1.子宫平滑肌肉瘤（leiomyosarcoma，LMS） 为最常见的类型，约占子宫肉瘤的63%，易发生血行转移，如肺转移。分为原发性和继发性两种。原发性平滑肌肉瘤是指由具有平滑肌分化的细胞组成的恶性肿瘤，是子宫最常见的恶性间叶性肿瘤，发自子宫肌层或肌壁间血管壁的平滑肌组织。此种肉瘤呈弥漫性生长，与子宫壁之间无明显界限，无包膜。继发性平滑肌肉瘤为原已存在的平滑肌瘤恶变，很少见。肌瘤恶变常自肌瘤中心部分开始，向周围扩展直到整个肌瘤发展为肉瘤，可侵及包膜。通常肿瘤的体积较大，切面为均匀一致的黄色或红色结构，呈鱼肉状或豆渣样。镜下平滑肌肉瘤细胞呈梭形，细胞大小不一致，形态各异，排列紊乱，有核异型，染色质深，核仁明显，细胞质呈碱性，有时有巨细胞出现，核分裂象＞5个/10HPF。继发性平滑肌肉瘤的预后比原发性好。

2.子宫内膜间质肉瘤（endometrial stromal sarcoma，ESS） 较为少见，占子宫肉瘤的7%～21%，来自子宫内膜间质细胞，按照核分裂象、血管侵袭及预后情况分为以下类型。

（1）低级别子宫内膜间质肉瘤：大体见肿瘤呈息肉状或结节状，突向宫腔或侵及肌层，但边界欠清。镜下见子宫内膜间质细胞侵入肌层肌束间，细胞形态大小一致，无明显的不典型和多形性，核分裂象一般＜10个/10HPF，无坏死或坏死不明显。有向宫旁组织转移倾向，较少发生淋巴及肺转移。复发迟，平均在初始治疗后5年复发。

（2）高级别子宫内膜间质肉瘤：大体见宫壁有多发性息肉状赘生物，侵入子宫腔。镜下见肿瘤细胞缺乏均匀一致性，具有渗透样浸润性生长方式，肿瘤细胞大，核异型明显，核分裂象通常＞10个/10HPF。易子宫外转移，预后差。

3.未分化子宫肉瘤 大体见侵入宫腔内息肉状肿块，伴有出血坏死。肿瘤细胞分化程度差，细胞大小不一致，核异型明显，核分裂活跃，多伴脉管侵犯。恶性度高，预后差。

4.其他罕见类型 包括腺肉瘤、血管周上皮样细胞肿瘤及横纹肌肉瘤。

（三）转移途径

转移途径包括血行播散、直接蔓延及淋巴转移。

（四）分期

子宫肉瘤的分期采用国际妇产科联盟（FIGO，2009年）制定的手术-病理分期，见表2-5。

表2-5 子宫肉瘤手术-病理分期（FIGO，2009年）

（1）	子宫平滑肌肉瘤和子宫内膜间质肉瘤
Ⅰ期	肿瘤局限于子宫体
ⅠA	肿瘤≤5cm
ⅠB	肿瘤＞5cm
Ⅱ期	肿瘤超出子宫但局限在盆腔
ⅡA	附件受累
ⅡB	子宫外盆腔内组织受累
Ⅲ期	肿瘤侵及腹腔组织（不包括子宫肿瘤突入腹腔）
ⅢA	1个病灶
ⅢB	1个以上病灶
ⅢC	盆腔淋巴结和（或）腹主动脉旁淋巴结转移
Ⅳ期	膀胱和（或）直肠或有远处转移
ⅣA	肿瘤侵及膀胱和（或）直肠
ⅣB	远处转移
（2）	腺肉瘤

Ⅰ期	肿瘤局限于子宫体
ⅠA	肿瘤局限于子宫内膜或宫颈内膜，无肌层浸润
ⅠB	肌层浸润≤1/2
ⅠC	肌层浸润>1/2
Ⅱ期	肿瘤超出子宫但局限在盆腔
ⅡA	附件受累
ⅡB	子宫外盆腔内组织受累
Ⅲ期	肿瘤侵及腹腔组织（不包括子宫肿瘤突入腹腔）
ⅢA	1个病灶
ⅢB	1个以上病灶
ⅢC	盆腔淋巴结和（或）腹主动脉旁淋巴结转移
Ⅳ期	膀胱和（或）直肠或有远处转移
ⅣA	肿瘤侵及膀胱和（或）直肠
ⅣB	远处转移

（五）临床表现

1.子宫肉瘤的临床表现　缺乏特异性，早期诊断需要对本病具有足够警惕性。随着病情发展可出现以下表现。

（1）阴道不规则出血：最常见，量多少不等。

（2）腹痛：肉瘤生长快，子宫迅速增大或瘤内出血、坏死、子宫肌壁破裂引起急性腹痛。

（3）腹部包块：患者常诉下腹部包块迅速增大。

（4）压迫症状及其他：可压迫膀胱或直肠，出现尿频、尿急、尿潴留、排便困难等症状。晚期患者全身消瘦、贫血、低热或出现肺、脑转移相应症状。宫颈肉瘤或肿瘤自子宫腔脱出至阴道内，常有大量恶臭分泌物。

2.体征　子宫增大，外形不规则。宫颈口可有息肉或肌瘤样肿块，呈紫红色，极易出血，继发感染后有坏死及脓性分泌物。晚期肉瘤可累及骨盆侧壁，子宫固定不活动，可转移至肠管及腹腔，但腹水少见。

（六）诊断及鉴别诊断

因子宫肉瘤临床表现与子宫肌瘤及其他恶性肿瘤相似，术前诊断较困难。确诊依据为组织学检查。对于绝经后妇女及幼女的宫颈赘生物，迅速长大的子宫肌瘤均应考虑有无肉瘤的可能。辅助诊断可选用阴道彩色多普勒超声检查、盆腔磁共振、诊断性刮宫等。

（七）治疗

治疗原则以手术为主。Ⅰ期和Ⅱ期患者行筋膜外子宫及双侧附件切除术。强调子宫应完整切除并取出，术前怀疑肉瘤者，禁用子宫粉碎器。是否行淋巴结切除尚有争议。

根据期别和病理类型，术后化疗或放疗有可能提高疗效。Ⅲ期及Ⅳ期应考虑手术、放疗和化疗综合治疗。低级别子宫内膜间质肉瘤孕激素受体多为高表达，对孕激素治疗有一定效果，常用甲羟孕酮或甲地孕酮，以大剂量、高效为宜。

（八）预后

本病复发率高，预后差，5年生存率为20%～30%。预后与肉瘤类型、恶性程度、肿瘤分期、有无转移及治疗方法有关。继发性子宫平滑肌肉瘤及低级别子宫内膜间质肉瘤预后相对较好，高级别子宫内膜间质肉瘤和未分化子宫肉瘤预后差。

第二节　乳腺恶性肿瘤

一、乳腺癌

乳腺癌（breast cancer）是女性最常见的恶性肿瘤之一，2018年全球发病率为24.2%。52.9%发生在发达国家。全球肿瘤流行病统计数据显示中国乳腺癌发病率为21.6/10万。乳腺癌在中国城市和发达地区发病率较农村和欠发达地区高，平均诊断年龄为45～55岁。男性乳腺癌占1%。虽然在世界范围内我国属于乳腺癌低发国家，但近年我国乳腺癌发病率以2%的速度逐年递增。乳腺癌的死亡率在我国和世界范围普遍呈下降趋势。我国女性乳腺癌每年死亡约4.5万人。预计到2030年，我国乳腺癌发病数达23.4万人，因乳腺癌死亡数达7.0万人。

（一）病因

乳腺癌的病因尚未完全清楚，目前认为遗传因素和环境生活方式是乳腺癌发生危险因素。

1.**遗传因素**　①乳腺癌家族史：指一级亲属（母亲、女儿、姐妹）中有乳腺癌患者。10%～15%的乳腺癌与家族史有关。②基因突变：癌基因（*BRCA1*、*BRCA2*、*P53*等）突变，5%的乳腺癌与此有关。

2.**年龄及婚育史**　0～24岁女性乳腺癌发病率较低，25岁后逐渐上升，50～54岁组达到高峰，55岁以后逐渐下降。绝经前后是女性乳腺癌高发年龄。月经初潮早（<12岁）、绝经晚（>55岁）、未婚、未育、晚育、生育多、未哺乳均是乳腺癌高危因素。

3.**激素**　雌激素是重要的致乳腺癌因素。雌激素代谢酶COMT和CCND1与乳腺癌有关。外源性雌激素如口服避孕药及激素替代治疗使乳腺癌患病风险增加。

4.**电离辐射**　乳腺的电离辐射，尤其是年轻时暴露，使乳腺癌发病风险增加。

5.**生活方式**　饮酒、高脂肪饮食增加乳腺癌的危险性；肥胖可能是绝经期后女性发生乳腺癌的重要危险因素。

（二）病理

乳腺癌具有异质性，往往在同一块癌组织中，甚至同一张切片内可有两种以上类型同时存在。

1.**非浸润性癌** 病变局限于乳腺导管或腺泡内，未突破基底膜。

（1）导管原位癌：发生于中心导管的原位癌。

（2）乳头湿疹样癌（乳腺Paget病）：原位恶变局限在乳头表皮细胞。

小叶原位癌已被认为属于良性疾病。

2.**浸润癌** 癌细胞突破基底膜，向间质浸润。

（1）浸润性非特殊型癌：浸润性导管癌、浸润性小叶癌、单纯癌、硬癌等。常见，占80%。

（2）浸润性特殊型癌：乳头状癌、髓样癌、黏液腺癌、鳞状细胞癌、大汗腺癌、腺样囊腺癌等。

（3）其他罕见癌：印戒细胞癌、梭形细胞癌等。

（三）TNM分期

乳腺恶性肿瘤的分期采用美国癌症联合委员会（AJCC，2017年）制定的TNM分期，见表2-6。

表2-6 AJCC乳腺癌组织学分期

0	Tis	N0	M0	ⅢA	T0	N2	M0
ⅠA	T1	N0	M0		T1	N2	M0
ⅠB	T0	N1mi	M0		T2	N2	M0
	T1	N1mi	M0		T3	N1	M0
ⅡA	T0	N1	M0		T3	N2	M0
	T1	N1	M0	ⅢB	T4	N0	M0
	T2	N0	M0		T4	N1	M0
ⅡB	T2	N1	M0		T4	N2	M0
	T3	N0	M0	ⅢC	Any T	N3	M0
				Ⅳ	Any T	Any N	M1

T（肿瘤大小）

Tx 原发肿瘤无法确定（或者已经切除）

T0 原发肿瘤未查出

Tis 原位癌

Tis（DCIS）导管原位癌

Tis（Paget）不伴肿块的乳头Paget病（注：伴肿块的按肿块大小进行分期）

T1～T3

T1 肿瘤最大直径≤20mm

T1mic 微小浸润癌最大直径≤1mm

T1a 1mm＜肿瘤最大直径≤5mm

T1b 5mm＜肿瘤最大直径≤10mm

续表

T1c 10mm＜肿瘤最大直径≤20mm

T2 20mm＜肿瘤最大直径≤50mm

T3 50mm＜肿瘤最大直径

T4 直接侵犯胸壁和皮肤（溃疡和肉眼可见的结节），单独侵犯真皮不是T4

　T4a 侵犯胸壁

　T4b 患侧乳房皮肤水肿、溃疡或肉眼可见卫星状结节未达到炎性乳腺癌标准

　T4c T4a和T4b共存

　T4d 炎性乳腺癌

N（淋巴结）

cN（临床淋巴结）

cNx 区域淋巴结无法分析（或已切除）

cN0 区域淋巴结无转移（影像及体检）

cN1 同侧Ⅰ，Ⅱ水平腋淋巴转移，可活动

　cN1mi 微小转移灶，0.2mm＜转移灶≤2.0mm

cN2 同侧Ⅰ，Ⅱ水平腋转移性淋巴结相互融合，或与其他组织固定或同侧内乳淋巴结转移，无腋淋巴结转移

　cN2a 同侧Ⅰ，Ⅱ水平腋转移性淋巴结相互融合，或与其他组织固定

　cN2b 同侧内乳淋巴结转移，无腋淋巴结转移

cN3 同侧锁骨下淋巴结转移或同侧腋淋巴结转移并同侧内乳淋巴结转移或同侧锁骨上淋巴结转移

　cN3a 同侧锁骨下淋巴结转移

　cN3b 同侧腋淋巴结转移并同侧内乳淋巴结转移

　cN3c 同侧锁骨上淋巴结转移

pN（病理淋巴结）

pNx 区域淋巴结无法分析（如已切除或未切除已病理分析的淋巴结）

pN0 组织学无区域淋巴结转移，或只有游离肿瘤细胞（ITCs）

　pN0（i＋） 组织学无区域淋巴结转移，只有游离肿瘤细胞，肿瘤灶≤2.0mm

　pN0（mol＋） 分子检测RT-PCR阳性，无游离肿瘤细胞

pN1 微转移或同侧1～3个腋淋巴结转移或临床内乳淋巴结阴性但有微转移/内乳前哨淋巴结转移

　pN1mi 存在微转移，0.2mm＜最大径≤2.0mm

　pN1a 同侧1～3个腋淋巴结转移，至少1个转移灶＞2.0mm

　pN1b 同侧内乳前哨淋巴结转移，包括ITCs

　pN1c pN1a和pN1b

pN2 4～9个腋淋巴结转移或临床明显的内乳淋巴结转移而腋淋巴结无转移

　pN2a 4～9个腋淋巴结转移，至少一个肿瘤灶＞2.0mm

　pN2b 临床明显的内乳淋巴结转移而腋淋巴结病理阴性

pN3　10个或10个以上腋淋巴结转移（Ⅰ，Ⅱ水平）或锁骨下淋巴结转移（Ⅲ水平）；同侧影像内乳淋巴结转移伴Ⅰ，Ⅱ水平腋淋巴结转移；3个以上腋淋巴结转移合并临床内乳淋巴结阴性，但内乳前哨淋巴结有微转移或宏转移；同侧锁骨上淋巴结转移

　　pN3a　10个或10个以上腋淋巴结转移（至少1个肿瘤灶直径＞2.0mm）或锁骨下淋巴结转移

　　pN3b　同侧内乳淋巴结影像阳性伴同侧腋淋巴结转移；3个以上腋淋巴结转移伴临床阴性的内乳淋巴结，但内乳前哨内乳淋巴结阳性

　　pN3c　同侧锁骨上淋巴结转移

M（转移）

M0　无远处转移的临床或影像学证据

cM0（i＋）　无转移的症状和体征，也没有转移的临床或影像学证据，但通过分子检测和镜检，在循环血、骨髓或非区域淋巴结发现≤2.0mm的病灶

cM1　临床或影像学能发现的远处转移

pM1　任何组织学证实的远处及非区域淋巴结转移，转移灶＞2.0mm

（四）转移途径

　　乳腺癌经淋巴道和血流转移。肿瘤淋巴转移至腋下淋巴结，锁骨上、下淋巴结，还可累及胸骨旁淋巴结、纵隔淋巴结。乳腺癌细胞也可直接侵入血管引起远处转移，如肺转移、肝转移、骨转移、脑转移等。

（五）临床表现

　　1. 症状和体征

　　（1）乳房肿块，多为单发，质硬，边缘不规则，活动不佳，仅少数伴有隐痛或刺痛。

　　（2）乳头异常：乳头溢液，乳头内陷、糜烂。

　　（3）乳腺皮肤改变："酒窝征""橘皮征"，皮肤卫星结节，乳腺皮肤静脉曲张、发红、水肿。

　　（4）腋淋巴结肿大，锁骨上、下淋巴结肿大。

　　（5）乳腺癌的远处转移症状：①骨转移：疼痛；②肺转移、胸膜转移：咳嗽、胸腔积液、呼吸困难；③脑转移：头痛、恶心、呕吐；④肝转移：右季肋部疼痛、厌食等。

　　2. 特殊类型乳腺癌

　　（1）隐性乳腺癌：乳腺触不到肿块，乳腺切除后病理检查证实的乳腺癌。查体及辅助检查发现腋淋巴结转移和（或）锁骨上、下淋巴结转移。

　　（2）男性乳腺癌：乳晕下无痛性肿块，20%患者有乳头内陷、结痂、排液，肿块边界常不清，常早期有皮肤或胸肌粘连，腋淋巴结转移率较高。发病率为乳腺癌的1%，发病年龄较女性乳腺癌患者平均高出6～11岁。

　　（3）炎性乳腺癌：乳腺弥漫性变硬变大，皮肤红、肿、热、痛和水肿明显，红肿范围大于乳腺的1/3以上。

（4）妊娠期和哺乳期乳腺癌：乳腺癌发生于妊娠期或哺乳期女性。妊娠期及哺乳期乳腺组织的生理性增大、充血，使肿瘤不易早期发现，且易于播散。

（六）诊断和鉴别诊断

1. 乳房肿块的病史及临床表现。

2. 辅助检查：乳腺钼靶片、超声检查、MRI 检查、CT 检查。

3. 病理活检：空芯针穿刺活检和 Mammotome 旋切活检术取病理组织诊断是乳腺癌诊断的金标准。

4. 需要与乳腺囊性增生病、乳腺纤维腺瘤、乳腺结核、浆细胞性乳腺炎等相鉴别。通过病史、体格检查、辅助检查进行鉴别。病理学诊断是确诊的金标准。

（七）治疗

乳腺癌治疗应采取局部治疗与全身治疗并重的综合治疗，包括手术、化疗、放疗、内分泌治疗、靶向治疗、中医药治疗等相结合。

1. 外科手术治疗　手术治疗为乳腺癌的主要治疗手段之一，术式选择以根治为主，以保留功能及外形为辅。发展趋势是尽量减少手术破坏，在设备条件允许下对早期乳腺癌患者首选保乳手术。术前新辅助化疗、内分泌治疗提高了保乳手术率，保乳手术术后需辅以放疗控制局部复发率。

2. 化疗　术后辅助化疗提高了乳腺癌患者的生存率，降低复发率和死亡率。新辅助化疗使保乳术率得到了提高，使一部分不能手术的局部晚期乳腺癌患者能够手术。晚期乳腺癌化疗延长患者生存期，改善生活质量。针对 HER2 阳性乳腺癌的靶向治疗联合化疗，可以显著延长患者生存期。

3. 放射治疗　放射治疗是局部治疗乳腺癌手段之一，保乳术后放射治疗及乳房切除术后辅助放疗使局部复发率明显下降。晚期乳腺癌姑息放疗可以减轻疼痛，控制症状，提高生活质量。

4. 内分泌治疗　对于激素受体 ER/PR 阳性的乳腺癌患者，术后辅助内分泌治疗提高了乳腺癌患者生存率，降低复发率和死亡率。内分泌治疗副作用轻，可长期应用。内分泌治疗使晚期患者生存期延长，生活质量提高。

5. 中医治疗　中医药治疗能恢复和增强患者机体内部的抗病能力，从而达到阴阳平衡治疗肿瘤的目的。

（八）预后

乳腺癌预后的相关因素有很多，其中主要与年龄、肿瘤侵犯范围及病理生物学特性有关。2020 年复旦大学肿瘤医院统计的中国乳腺癌 5 年 OS 及 DFS 分别为 92.5%、86.6%，10 年 OS 及 DFS 分别为 83.0%、77.0%。35 岁以上年龄组随年龄增长，OS 及 DFS 明显下降。35 岁以下患者 OS 及 DFS 低于 35～54 年龄组患者，与 55～64 岁患者相近。早期乳腺癌预后好，治愈可能大。晚期转移性乳腺癌预后较差。此外，预后与病理生物学特性，如 ER、PR、HER2、Ki67 等有关。

二、乳腺间叶组织的恶性肿瘤

乳腺肉瘤是发生于乳腺间叶组织的恶性肿瘤，占此类恶性肿瘤的0.5%～3%。按组织来源分为：①间叶组织类，乳腺纤维组织肉瘤，血管肉瘤、淋巴瘤、白血病浸润及脂肪肉瘤等；②混合组织类，为乳腺叶状囊肉瘤（乳腺叶状肿瘤）和癌肉瘤，其中乳腺叶状肿瘤较多见。

乳腺肉瘤发病原因不清，没有明显的家族遗传性。可能与性激素的紊乱及妊娠有一定关系。也有研究认为与乳腺纤维腺瘤和放疗相关。乳腺肉瘤多发生于女性，男性较为罕见。其发病年龄较乳腺癌早，多在25～50岁。双侧乳腺均可出现乳腺肉瘤，以单侧乳腺外上象限多见，肿块主要特点为无痛、可活动、迅速生长，这与乳腺癌不同，并且不伴有乳头溢液，很少侵及局部皮肤。其转移途径主要为血行转移，淋巴转移少见。

（一）乳腺叶状肿瘤

乳腺叶状肿瘤（phyllodes tumor，PT）属纤维上皮性肿瘤，占所有乳腺肿瘤的0.3%～1.0%。本病不多见，它具有恶性肿瘤的特点，又具有良性肿瘤的特点。叶状肿瘤多发生于25～50岁女性，男性及青春期前女性罕见。

1. 病因　发病原因不明，可能和体内雌激素水平失调有关。

2. 病理　叶状肿瘤起源于乳腺小叶内或导管周围的间质，呈管内型生长方式。肿瘤呈分叶状突入不同程度扩张延伸的管腔内，双层上皮成分沿裂隙排列，周围绕以细胞非常丰富的间质或间充质成分，形成复杂的叶状结构。2012年WHO依据组织学分类原则把该肿瘤分为良性、交界性和恶性3类。良性及交界性叶状肿瘤具有局部复发风险（通常不发生远处转移），恶性叶状肿瘤远处转移和患者死亡风险明显增加。

3. 临床表现　最常见临床表现为乳腺无痛性肿块，少数患者伴有刺痛或轻度胀痛。质硬或质韧，多数为单侧发生，双侧者极少。多隐匿起病，病史较长，数年至数十年不等，肿瘤多进展缓慢，也可见短时间内迅速增大。瘤体巨大时局部皮肤变薄、发亮、充血，浅表静脉扩张，甚至因压迫而形成溃疡。乳头回缩或溢液及腋淋巴结肿大罕见。

4. 诊断　叶状肿瘤首选的影像学检查方法为彩超。对于年龄≥30岁的患者，可加做乳腺钼靶检查。乳腺肿块如直径＞3cm、患者年龄＞35岁、肿瘤快速增大或超声中可见肿瘤内部多发无回声区等特征，建议活检。切除活检或空芯针穿刺活检均可。叶状肿瘤确诊依靠病理学检查。

5. 治疗　叶状肿瘤的治疗以手术为主。NCCN指南建议叶状肿瘤的阴性切缘范围应≥1 cm；阴性切缘不足与肿瘤复发密切相关。当局部扩大切除不能获得阴性切缘时，可考虑行乳腺切除。叶状肿瘤主要通过血行转移，腋淋巴结转移发生率＜5%，除非病理学检查证实腋淋巴结转移，否则无须行腋淋巴结清扫。叶状肿瘤术后局部复发的患者除外远处转移后，可再次行局部扩大切除，并尽量获得更宽的阴性切缘。伴有远处转移的局部复发叶状肿瘤的治疗参考NCCN软组织肉瘤临床实践指南。

（二）其他乳腺肉瘤

1. 乳腺纤维肉瘤（fibrosarcoma）　在乳腺肉瘤中较常见，仅次于叶状肿瘤。乳腺纤维肉瘤组织类型复杂多样，一般多来自皮下或筋膜中的纤维组织，其特征为肿瘤内无上皮成分，纯由间叶性成分构成。常见症状：无痛性乳房肿块，病程较长，生长缓慢。纤维肉瘤被发觉时，通常已达一定体积，多数直径在5cm以上。镜下可将其分为分化良好的纤维肉瘤和分化不良的纤维肉瘤两类，需与乳腺叶状肿瘤、乳腺癌及脂肪肉瘤相鉴别。本病首选手术治疗，以乳腺单纯切除术为主，术后综合放、化疗。

2.髓细胞肉瘤（myeloid sarcoma）　是罕见的由髓系起源的未分化细胞组成的髓外组织局部浸润性实体瘤，较常见类型为粒细胞肉瘤。髓细胞肉瘤以扁骨及不规则骨常见，且与骨膜下骨结构关系紧密，也多见于淋巴结、皮肤及胃肠道，发生于乳腺的较为少见。对于孤立性髓细胞肉瘤，应先手术切除，然后行全身联合化疗和局部放疗。若髓细胞肉瘤与急性髓细胞性白血病同时发生，首先行全身联合化疗，然后行放疗，并根据化疗后髓细胞肉瘤的消长情况来决定是否行局部手术治疗，有条件者应尽早考虑异基因造血干细胞移植。

3.乳腺骨肉瘤（osteosarcoma）　是原发于乳腺软组织的骨外骨肉瘤，发病率约为乳腺肉瘤的12.5%。可能起源于乳腺全能间充质细胞，或由中胚叶残余发展而来。以女性多见，发病年龄27～89岁，平均64岁。临床多表现为迅速增大的肿块，可伴疼痛。个别病例出现乳头内陷、血性溢液；少数患者体检时发现肿块或乳腺影像学异常。乳腺摄片常表现为不规则分叶状肿块伴粗糙、斑点状的微钙化灶，部分影像学表现与纤维腺瘤相似。乳腺骨肉瘤属于侵袭性强的肿瘤，局部复发和远处转移较常见。首选治疗方案是完整切除肿瘤及保证切缘阴性。较少累及腋窝淋巴结，临床淋巴结阴性患者无须行腋窝淋巴结清扫。针对手术切缘不明确的患者，可以辅助局部放疗以降低局部复发率。如果考虑辅助化疗，软组织肉瘤治疗方案优于骨骼骨肉瘤。

4.乳腺血管肉瘤（angiosarcoma）　是起源于血管或淋巴管内皮细胞的罕见预后差的乳腺肿瘤，占所有乳腺恶性肿瘤0.05%。乳腺血管肉瘤分为原发性和继发性两种，原发性乳腺血管肉瘤病因不明，发病机制可能与缺氧诱导因子1α（HIF1α）、血管内皮生长因子（VEGF）、Wilms肿瘤1蛋白（WT1）在体内的过度表达有关，多见于20～40岁的年轻女性。继发性乳腺血管肉瘤常见老年女性，多有接受保乳手术和放射治疗史，或有上肢慢性淋巴水肿。其临床表现多样，常表现为皮肤褪色、红色斑块、蓝紫色斑块、孤立性皮肤结节或肿块，易被误判为是皮肤淤伤或乳腺纤维腺瘤。乳腺血管肉瘤的恶性程度高，一旦发现并确诊，选用全乳切除术进行治疗，不建议进行常规腋淋巴结清扫。乳腺血管肉瘤淋巴结转移的可能性达6.1%，术前行前哨淋巴结活检决定是否进行淋巴结清扫。部分患者也使用放疗和化疗方案，其化疗方案多参照其他部位的血管肉瘤治疗方案。

5.乳腺癌肉瘤（carcinosarcoma）　属化生性肿瘤，包含癌和肉瘤两种成分，镜下观察其形态可以是由任何类型的癌和任何类型的肉瘤组成。临床少见、恶性程度高。乳腺癌肉瘤以无疼痛肿块为首发特征，后期生长迅速，短时间内可致皮肤破溃。既可经淋巴转移，又可经血行转移。经腋淋巴结转移的概率低于其他类型乳腺癌。乳腺癌肉瘤诊断及鉴别诊断的最常用方法是细针穿刺活检病理及免疫组织化学检查，通常CK（AE1及AE3）和EMA表达阳性，激素受体ER、PR及Her-2表达阴性；间叶性标记如Vimentin、S-100、Desmin、SMA、Actin也可表达阳性。临床上对于乳腺癌肉瘤患者的治疗应选择根治性手术为主，辅以化疗、放疗及内分泌治疗的综合性治疗手段。

6.乳腺脂肪肉瘤（liposarcoma） 是一种少见的起源于乳腺小叶和导管周间质组织的恶性肿瘤，占乳腺原发肉瘤的4%～10%，乳腺脂肪肉瘤发病年龄为16～76岁，一般见于女性，发生于男性者少见。肿瘤多累及单侧乳腺，很少累及双侧乳腺。肿瘤生长缓慢，大小不等，伴有疼痛，一般无乳头和乳房皮肤的变化，淋巴结少受累。女性妊娠期或哺乳期发生的脂肪肉瘤更具侵袭性。需与乳腺恶性叶状肿瘤伴脂肪肉瘤分化和化生性癌相鉴别。根据实际情况采取根治性乳房切除、单纯性局部肿块切除及广泛性肿块切除等手术切除是最佳的治疗方式。术后的放射治疗可能有助于局部防治，化疗在乳腺脂肪肉瘤的治疗作用尚有争议。

（三）乳腺淋巴瘤

乳腺原发恶性淋巴瘤（lymphoma）属于结外型淋巴瘤，发病率极低，女性多见，男性罕见。占所有乳腺恶性肿瘤比例为0.04%～0.70%，占淋巴结外淋巴瘤比例为1%～2%，多为非霍奇金淋巴瘤，大多数乳腺淋巴瘤是B淋巴细胞来源，T淋巴细胞或组织细胞性罕见。继发乳腺淋巴瘤是全身性病变的一部分。

1.临床表现 乳腺原发恶性淋巴瘤最常见的体征为一侧或双侧乳房内散在的活动性无痛性肿块，多为单侧；诊断时双侧乳房同时受累者约占10%。肿块生长迅速，早期边界清楚，活动度较好，晚期边界不清，不易推动，可有触痛，有时伴体表淋巴结或肝脾大。少数患者可有弥漫浸润导致乳房变硬，局部皮肤受累，伴皮下炎性改变而与炎性乳腺癌相似。全身性淋巴瘤累及乳腺，除乳腺肿块外，伴有全身其他部位淋巴结肿大、肝脾大、发热、皮痒等。

2.诊断 临床发现乳腺生长迅速无痛性肿块，边清，质韧，活动，应考虑本病。应详细检查全身浅表淋巴结及纵隔和腹腔淋巴结、肝脾有无增大。需经组织病理学检查方能最终确诊。

3.治疗 本病治疗的关键在于及时正确的诊断。一经确诊，以化疗为主，辅以放疗或手术。根据病理类型选取合适的化疗方案。对局限于单侧乳腺者，可采用单纯乳腺切除术，术后及时化疗和放疗。对同侧腋淋巴结肿大者，宜同时行腋淋巴结清扫。双侧或已有远处转移时，以全身化疗为主，辅以放疗。

（胡菲菲　孙立春　唐丽萍）

第3章

女性恶性肿瘤的术前评估及术前准备

第一节 术前教育及评估

一、术前宣教

多数患者在术前存在不同程度的恐慌与焦虑情绪，担心手术的成功与安全，害怕术中及术后的疼痛及并发症，个别患者还会产生严重的紧张、恐惧、悲观等负面情绪，这些情绪均会造成不良的应激反应，妨碍手术的顺利进行与术后的康复。完善的术前宣教可使患者具有充分的心理准备和良好的生理条件，这直接关系到手术成败及术后康复。

（一）术前宣教的意义

1.缓解焦虑、恐惧的情绪　妇科恶性肿瘤患者常见于中老年，这部分患者术前往往伴有阴道出血、腹部包块、腹水、体重下降、食欲差、贫血、低蛋白等不适症状，加之手术创伤大，操作复杂，患者及其家属术前多有恐惧、焦虑等不良情绪，通过术前宣教，能够有效缓解这些负面因素的影响。

2.加强患者及其家属的理解和配合　妇科恶性肿瘤患者希望充分知情，术前医务人员对患者的宣教及良好的医患沟通有助于增进彼此的了解，增强患者及其家属对治愈疾病的信心和对医护的信任，亦有助于患者对手术及麻醉设定现实合理的期望，从而减少患者的恐惧和医疗行为的理解和配合。

3.术前宣教　有助于将围术期疼痛管理、术后早期进食、早期活动等快速康复外科理念进行传承。

（二）术前宣教的内容

1.术前应由专门的医护人员通过口头、书面及卡片、多媒体、展板等形式向患者及其家属介绍围术期处理的关于手术、麻醉、护理的相关事宜及有利于术后康复的建议，使患者知晓自己在此计划中所发挥的重要作用。

2.鼓励其接触同病症的术后患者分析成功案例，现身说法，帮助其树立信心，减少恐惧，紧张焦虑者。听舒缓的轻音乐，用音乐疗法调动人们思维的记忆、联想等各种因素时，唤起同感，引发共鸣，让情绪在音乐中获得释放与宣泄，增强患者积极情绪的产生。

3.向患者宣传快速康复的理念、目的、作用，增强患者依从性，减少患者术后并发症，促进患者术后康复，提高治疗效果，最大限度地减少患者手术创伤及应激反应，促使患者术后更好地恢复，同时缩短患者住院天数，减轻患者痛苦，减少患者住院花费。

二、术前心理评估

许多患者因对手术相关知识缺乏了解及对手术结果的忧虑，从而产生预感性恐惧、焦虑、悲观、失望等消极情绪，造成巨大的心理压力，甚至产生一些心理应激反应。有研究表明，患者基线心理健康越差，术后并发症可能会更多更严重，可能是因为免疫反应受损与更高水平的心理压力有关。这可能会降低患者术后抗感染能力，延迟伤口愈合。医生及护理人员应预先积极主动地与患者进行沟通，根据不同患者的年龄、文化程度、性格差异、职业、心理特点等进行心理评估，以便于接下来进行有针对性的、详细的宣教与指导。

（一）术前心理评估内容

评估患者文化程度和理解能力、心理状况及对疾病、医学知识的了解情况、个性心理特征、是否因为手术及预后而出现焦虑恐惧等心理反应、是否会因为切除子宫或阴道影响夫妻关系、是否会因失去女性第二性征而导致自我形象紊乱等。

（二）医护人员的干预方式

1.鼓励患者说出自己的顾虑和感受，给予患者心灵慰藉，针对其不同心理进行健康宣教。

2.用临床具体实例分析、展板、多媒体等形式向患者及其家属逐步灌输围术期各项内容，争取她们的理解、配合和支持，直至患者出院。

3.常听舒缓的音乐，让患者情绪在音乐中获得解放，增强积极向上的信心。

4.充分了解患者饮食、休息、睡眠、精神状况、既往史、长期用药史，做到有备而战，使患者具有充分的心理准备和良好的生理条件，这直接关系到手术的成败及术后康复。

（三）术前优化措施

1.对于合并高血压、年龄大于60岁的老年人，既要考虑对血压的耐受情况，也要顾及其脑部供血的情况，可适当将标准放宽至150/90 mmHg。注意应观察患者病情、血压的变化，遵医嘱规用药。保证休息和充足睡眠，保持情绪稳定，适当限制盐量的摄入，保持大便通畅。

2.对于糖尿病（空腹血糖≥7.0mmol/L或餐后2h血糖≥11.1mmol/L）患者，应给予患者糖尿病饮食指导，可摄入绿叶蔬菜、豆类、精谷类、含糖成分较低的水果，控制总热量的摄入。给予患者用药指导，如口服二甲双胍、皮下注射胰岛素等，注意防范低血糖现象的发生。将患者血糖调节在正常值范围内，使患者以最佳的体能状况接受手术。

3.对于有吸烟史的患者，术前戒烟尤为重要。术后由于麻醉药物影响，呼吸道分泌物增多，术后患者因伤口痛，无力咳痰，使分泌物不易排出，易出现肺部感染的情况。长期吸烟的患者，大多有不同程度的慢性气管炎症，对刺激性异味、冷热变化等较普通人更为敏感，易产生连续的刺激性干咳，从而引发腹部肌肉颤动，牵拉手术切口，引发疼痛，甚至有伤口裂开的现象，从而增加患者痛苦，延长住院时间。

4.术前4周戒酒，禁食辛辣刺激性食物。加强营养，提高免疫力，以口服肠内营养素为主。穿合适的弹力袜，适当进行下肢按摩，预防下肢深静脉血栓形成。避免经期手术，减少术中出血量。术后早期开始进清流食，逐渐过渡饮食，咀嚼口香糖，促进胃肠功能恢复，减少肠粘连及肠梗阻。术后麻醉清醒后开始床上活动，尽早有规律加强自主下床的活动量，促进消化及运动功能的恢复，预防术后并发症，加快术后康复速度。

5.当患者各器官功能状态良好、可自由活动、已恢复半流质饮食或口服辅助营养制剂、不需要静脉输液和特殊镇痛治疗、伤口愈合良好、无感染迹象时，说明患者已经达到快速康复外科要求的、在保障患者安全基础上的、可量化、可操作的出院标准要求。

三、术前检查及评估

妇科肿瘤患者术前必须进行全面检查，严格掌握手术适应证、禁忌证和选择手术时机。

（一）常用术前检查项目

1.详细询问病史，重视与肿瘤相关的病史、婚育史、性生活史、病毒感染史及肿瘤家族史等。

2.全身检查，重视浅表淋巴结检查，特别是颈部及腹股沟淋巴结等的触诊，评估结果决定治疗计划的选择。重视妇科检查，进行盆腔检查时切莫忘记三合诊，注意子宫直肠陷凹包块等情况；同时对于宫颈癌患者，术前应至少由2名有经验的医师进行检查后确定临床分期。

3.血型（包括Rh血型）检查。

4.血、尿常规分析。

5.凝血功能检查。

6.血液生化检查。

7.乙型肝炎病毒和丙型肝炎病毒检查。

8.梅毒、艾滋病病毒检查。

9.肿瘤标志物检查。根据患者病种、年龄、临床情况选择相应的肿瘤标志物检测，包括鳞状细胞癌抗原（squanmous cell carcinoma-Ag，SCCA）、糖类抗原125（CA125）、糖类抗原19-9（CA19-9）、糖类抗原72-4（CA72-4）、人附睾蛋白4（HE4）、神经元特异烯醇化酶（NSE）、甲胎蛋白（AFP）、癌胚抗原（CEA）、人绒毛膜促性腺激素（hCG）、乳酸脱氢酶（LDH）等。

10.心电图检查。老年患者或既往有心脏病者行彩色超声心动图或心功能测定，并且注意左心室射血分数。

11.胸部X线检查。老年患者及恶性生殖细胞肿瘤或伴胸腔积液者需要行肺功能检查，并注意排除肿瘤的胸腔转移。

12.盆腔、上腹部及泌尿系超声检查。

13.其他影像学检查。CT、MRI、PET-CT等检查对术前掌握盆腔病灶情况及可疑淋巴结是否可以完整切除均有帮助；而PET-CT在可疑远处转移、肿瘤复发或者排除远处转移的患者中应用越来越受到广泛重视。

14.有肾积水或术后拟行铂类为主的化疗患者应行肾血流图检查，必要时做静脉肾盂造影。

15.如果临床怀疑肿瘤已侵犯消化道，则需要进行全胃肠造影或钡剂灌肠，如果高度怀疑肿瘤来源于消化道，最好进行胃镜或纤维肠镜检查以明确诊断。

（二）特殊检查项目

其他肿瘤特殊检查项目详见第4章第二节。

第二节 术前准备

妇科手术的进行大多需要在充分的术前准备下进行，做好手术前准备是保证手术顺利进行，减少术中、术后并发症及预后的重要环节。因此，医护人员应有一套综合的术前准备全科方案，为患者进行优质的治疗提供基础。

一、术前评估及准备要点

1.做好病史采集 临床医师在病史采集过程中应形成清晰、简明的病史采集思路。通常要采集患者年龄、主要临床症状及伴随症状、婚育史、性生活史、病毒感染史、家族遗传病史等，评估患者全身一般身体状况、营养状态和手术耐受力。初工作者对于这种严谨、系统性的病史采集可能会有些费时、费力，但通过不断实践，可以掌握一种化繁为简的技巧，要在注重主要阳性信息描述的同时兼顾相关的阴性信息。病史记录在医学法律、临床研究的分析、医学信息交流等方面都至关重要，做好病史资料采集须格外小心但也不必过分谨慎。多花时间、耐心与患者沟通并及时记录每一次沟通的重要阳性信息，有助于有效保护医师。

2.做好心理疏导 妇科恶性肿瘤在治疗上主要采用手术治疗方式，手术本身对机体会产生严重刺激、应激，同时对患者的心理亦会造成严重影响。恶性肿瘤患者常有消极、悲观心理，情绪低沉，术前经常出现恐惧心理，不仅顾虑手术后效果，更加畏惧手术带来的身体疼痛及变化。因此，要针对不同疾病、文化程度、家庭状况、经济基础等做不同的心理调节及疏导，使患者及其家属充分明白手术的目的、意义、手术计划和术中、术后相关问题，从而可以积极地配合医护人员，树立信心，争取早日恢复健康。

3.做好术前合并症处理 对于术前有高血压、糖尿病、贫血、营养不良、甲状腺功能异常等合并症或水、电解质紊乱的患者或接受抗凝血药物治疗患者，必须应先给予纠正和调整。对于月经期女性不建议进行手术，以免增加出血。除急诊手术外，一般应做好各种准备后择期手术。

4.做好术前饮食指导 根据患者体质情况，对身体虚弱、营养状态差者应指导其进食高蛋白、高热量、高维生素食物，必要时行静脉营养支持，或请营养科配餐合理进食，以改善患者功能状态，为手术及术后恢复提供良好的身体条件。

5.做好术前讨论 术前的针对性讨论，尤其是疑难病例讨论，甚至是多学科术前讨论，可以提高临床医师对特殊重症疾患的认知和判断。通过对术前、术中和术后的应急对策的讨论，为整个手术提供"故障保险"，进而体现术前对患者细致评估的重要性及医护团体合作的凝聚力。

6.做好患者准备 告知患者针对手术应做的准备工作，如外阴、阴道的清洁准备；吸烟、饮酒患者给予戒烟、戒酒指导，必要时术前口服止咳、化痰等预防性药物，防止严重的戒断症状，以及术后咳嗽、咳痰影响切口愈合等。术前4周停止激素替代治疗，停止口服避孕药，更改避孕方式。

7.做好术者准备 手术者必须全面掌握患者的病情信息，包括麻醉、心脏、呼吸系统或血液系统等的评估报告，了解手术步骤及术中可能出现的情况和应对措施。术前把手术困难设想得越多，就能更好地解决手术所遇到的困难，以求顺利度过围术期。

8.做好记录 除了详细记录患者病史资料外，还应让手术患者签署各种知情同意书，如手术同意书、输血协议书、手术协议书等。术后还应做好详细的手术记录，不漏写重要及必要内容，使用专业术语，不可自行造词。

二、一般术前准备

（一）常规准备

1.备皮 原则上所有即将进行妇科手术的患者都需去除腹部和会阴部的毛发，以减少切口感染的风险。现在的观点认为没必要为了减少感染风险而常规去除毛发，但如果切口是在毛发生长区域，为了使切开和缝合切口更容易而去除毛发也是合适的。如果必须去除毛发，最好在术前用一次性刀头的电剪刀来剃毛，普通剃刀会增加手术部位损伤和感染的风险，因此不建议使用。注意操作要轻柔，防止损伤皮肤，发现皮肤有感染、疖肿等，应及时处理。清洁皮肤时注意保暖，防止受凉。

2.阴道准备 入院后即进行阴道准备，每日用安尔碘溶液冲洗阴道，有阴道炎症者，至少术前3d开始进行冲洗，冲洗液中加入消炎药物；对于阴道出血者，不能进行阴道冲洗，可用消毒棉球擦拭后再擦干即可，切记动作要轻柔。

3.肠道准备 目前已经不建议常规行机械性肠道准备。既往对于恶性手术患者，常规术前一次口服清肠药物，手术前日晚及手术日晨行肥皂水灌肠一次；良性手术者，手术日晨行肥皂水灌肠一次。目前快速康复外科要求详见下文禁食、水内容。

4.睡眠 针对睡眠困难或精神紧张患者，手术前日晚可适当给予催眠药，如地西泮5mg口服，以保证充足睡眠。

5.皮试 做好各种药物过敏试验如青霉素、普鲁卡因皮试，并记录试验结果。阳性者在患者床头牌及医嘱单上分别做特殊标记。皮试阳性者应通知医师。试验结果有效时间为24h，超过24h未用药者，下次再用需重新做皮试。

6.备血 手术前日为患者抽血送血型，做交叉配血检查。开配血单时一定注意喝茶患者的血型及RH因子，通过血库准备适量鲜血，以备术中应用。若需要大量用血（≥2000ml），应于术前3d提交大量用血申请。根据患者贫血情况，严重者可术前、术中进行成分输血或输全血，并由患者及其家属签署输血知情同意书。

（二）手术日晨准备

1. 了解患者有无月经来潮、体温突然升高、局部感染、血压或血糖骤然升高等不宜手术的情况发生，并根据实际需要决定是否继续进行手术。

2. 行肥皂水灌肠后，进行阴道消毒，排尿后，取膀胱截石位，用20%肥皂水棉球擦洗阴道，特别注意阴道皱褶及穹窿部，继而用无菌温生理盐水冲净肥皂后擦干，最后用碘伏棉球消毒阴道，用干棉球拭干。

3. 按无菌导尿方法及要求插入并保留导尿管，通常为双腔导尿管。

4. 长发患者不可散发，扎好后戴上隔离帽；有活动义齿者取下义齿；有活动的牙齿嘱患者麻醉前向麻醉科医师交代清楚，以免术中脱落于气管发生意外；贵重物品交给家属带回或交护士长代为保管。

三、禁食、水及口服糖类

现代麻醉误吸情况较少见，且术前长期禁食、禁水并不能减少胃内容物含量，甚至会影响患者口渴、饥饿，低血糖甚至脱水。为了促进患者术后快速康复，现代指南均建议缩短术前禁食、水时间，建议术前固体食物禁食6h，术前2h禁水，如清水、果汁、咖啡等含糖饮料，甚至建议术前2h口服糖类溶液。

术前2h口服清液体并不会增加患者反流与误吸的风险，并且可以减少术中补液量，从而减少补液过多而产生的胃肠组织水肿，进一步促进胃肠功能的恢复，减少胃肠道并发症。

现已有研究证实，术前摄入糖类液体可增加机体的糖原储存，减少糖原分解代谢，对降低胰岛素抵抗及减少术后并发症有积极作用。术前禁食使患者处于分解代谢状态，这无疑增加了机体对创伤的反应，增加胰岛素抵抗，接台手术禁食时间更会延长。而术前口服糖类溶液可以刺激胰岛素释放，促进细胞分泌胰岛素并改善胰岛素敏感性，减轻术后的分解谢，改善机体氮平衡，从而改善胰岛素抵抗。欧洲麻醉学协会的指南也指出，糖尿病、肥胖、胃食管反流病及妊娠的患者择期手术前口服糖类也是安全的。

有研究报道，患者围术期的干渴、饥饿、萎靡、疲劳、焦虑等不适症状可以通过缩短禁食时间和术前口服糖类溶液缓解，且术前口服糖类的患者其肠道功能恢复得更早，患者术后住院时间缩短。

较术前一次性口服1000ml糖类溶液导致胃部不适感较重相比，更建议服用糖类溶液的方法是术前晚服用500ml（或800ml）联合术前2～3h再次服用≤300ml，并与加速康复医学理念更相符。

四、术前抗菌药物应用

（一）预防应用抗菌药物的目的

主要是预防手术部位感染（surgical site infection，SSI），包括浅表切口感染、深部切口感染和手术所涉及的器官、腔隙感染，但不包括与手术无直接关系的、术后可能发生的其他部位感染。

（二）预防用药原则

围术期抗菌药物预防用药，应根据手术切口类别、手术创伤程度、可能的污染细菌种类、手术持续时间、感染发生可能性及后果严重程度、抗菌药物预防效果的循证医学证据、对细菌耐药性的影响和经济学评估等因素，综合考虑决定是否预防使用抗菌药物。但抗菌药物的预防性应用并不能代替严格的消毒、灭菌技术和精细的无菌操作，也不能代替术中保温和血糖控制等其他预防措施。

1. 清洁手术（Ⅰ类切口）　手术脏器为人体无菌部位，局部无炎症、无损伤，也不涉及呼吸道、消化道、泌尿生殖道等人体与外界相通的器官。手术部位无污染，通常不需要预防用抗菌药物。但在下列情况时可考虑预防用药：①手术范围大、手术时间长、污染概率增加；②手术涉及重要脏器，一旦发生感染将造成严重后果者，如头颅手术、心脏手术等；③异物置入手术，如人工心瓣膜置入、永久性心脏起搏器放置、人工关节置换等；④有感染高危因素，如高龄、糖尿病、免疫功能低下（如艾滋病患者、肿瘤放化疗患者、接受器官移植者、长期使用糖皮质激素者等）、营养不良等患者；⑤经监测认定在病区内某种致病菌所致手术部位感染发病率异常增高；⑥经皮肤内镜的胃造瘘术、内镜逆行胆胰管造影术有感染高危因素；经皮肤内镜的腹腔镜胆囊切除术者。

2. 清洁-污染手术（Ⅱ类切口）　手术部位存在大量人体寄殖菌群，手术时可能污染手术部位引致感染，故此类手术通常需预防用抗菌药物。

3. 污染手术（Ⅲ类切口）　指已造成手术部位严重污染的手术，此类手术需预防用抗菌药物。

4. 污秽-感染手术（Ⅳ类切口）　在手术前即已开始治疗性应用抗菌药物，术中、术后继续，此类手术不属于预防应用范畴。

（三）抗菌药物品种选择

1. 根据手术切口类别、可能的污染菌种类及其对抗菌药物敏感性、药物能否在手术部位达到有效浓度等综合考虑。

2. 选用对可能的污染菌针对性强、有充分的预防有效的循证医学证据、安全、使用方便及价格适当的品种。

3. 应尽量选择单一抗菌药物预防用药，避免不必要的联合使用。预防用药应针对手术路径中可能存在的污染菌，如心血管、头颈、胸腹壁、四肢软组织手术和骨科手术等经皮肤的手术，通常选择针对金黄色葡萄球菌的抗菌药物；结肠、直肠和盆腔手术，应选用针对肠道革兰阴性菌和脆弱拟杆菌等厌氧菌的抗菌药物。

4. 头孢菌素为首选用药，对于头孢菌素过敏者，针对革兰阳性菌可用万古霉素、去甲万古霉素、克林霉素；针对革兰阴性杆菌可用氨曲南磷霉素或氨基糖苷类。

5. 对某些手术部位感染会引起严重后果者，如心脏人工瓣膜置换术、人工关节置换术等，若术前发现有耐甲氧西林金黄色葡萄球菌（MRSA）定植的可能或该部位MRSA发生率高，可选用万古霉素、去甲万古霉素预防感染，但应严格控制用药持续时间。

6. 不应随意选用广谱抗菌药物作为围术期预防用药。鉴于国内大肠埃希菌对氟喹诺酮类药物耐药率高，应严格控制氟喹诺酮类药物作为外科围术期预防用药。

（四）给药方案

1.给药方法　给药途径大部分为静脉输注，仅有少数为口服给药。静脉输注应在皮肤、黏膜切开前0.5～1h或麻醉开始时给药，在输注完毕后开始手术，保证手术部位暴露时局部组织中抗菌药物已达到足以杀灭手术过程中沾染细菌的药物浓度。万古霉素或氟喹诺酮类等由于需输注较长时间，应在手术前1～2h开始给药。

2.预防用药维持时间　抗菌药物的有效覆盖时间应包括整个手术过程。手术时间较短（≤2h）的清洁手术术前给药一次即可。如手术时间超过3h或超过所用药物半衰期的2倍以上，或成人出血量超过1500ml，术中应追加一次。清洁手术的预防用药时间不应超过24h，心脏手术可视情况延长至48h。清洁污染手术和污染手术的预防用药时间亦不应超过24h，污染手术必要时延长48h。过度延长用药时间并不能进一步提高预防效果，且预防用药时间超过48h，耐药菌感染概率增加。

五、术前抗凝

许多患者为预防血栓栓塞而长期接受抗凝治疗。近年来随着对静脉血栓防范意识的增强，临床上也日益重视围术期抗凝管理。术前停用抗凝血药物会增加血栓栓塞风险，而围术期持续应用抗凝治疗可增加术后出血风险。对于长期接受抗凝治疗而需要外科手术或介入操作的患者术前何时停药，术前是否需要更换药物，都是临床医师经常遇到的问题。

（一）常用的祛聚、抗凝血药物

目前预防动静脉血栓栓塞可用的抗凝血药主要有维生素K拮抗剂（华法林）、肝素和肝素类复合物〔普通肝素（UFH）、低分子肝素（LMWH）、戊多糖〕、凝血酶直接抑制剂（水蛭素、阿加曲班、比伐卢定、达比群酯）、间接Xa因子抑制剂（磺达肝癸钠、艾卓肝素）、直接Xa因子抑制剂（利伐沙班、阿哌沙班）等。祛聚药主要有单纯抗血小板聚集作用的阿司匹林、噻氯匹定和氯吡格雷，具有抗血小板聚集及血管扩张双重作用的西洛他唑和盐酸沙格雷酯。

（二）围术期抗凝药物管理

1.华法林　是双香豆素衍生物，通过拮抗维生素K而产生抗凝效应，其抗凝作用明确，是临床应用最广泛的口服抗凝血药。对于长期接受拮抗维生素治疗的患者，许多医师选择在术前4～5d停用华法林而不进行任何过渡性抗凝治疗，直至手术后再考虑抗凝治疗。然而，此期患者发生脑梗死的风险将会增高。因此，有必要在术前对血栓形成风险进行有效预测和评估。是否需要接受围术期抗凝替代治疗，需针对个体情况选择围术期抗凝替代治疗的时机和方式。一般来说，术前5d暂停拮抗维生素K治疗。栓塞中、高危患者需要另行围术期抗凝替代治疗。临床上常用的替代治疗药物是低分子肝素。建议栓塞高危患者或手术出血风险较低者给予治疗剂量：1mg/kg皮下注射，12h 1次或1.5mg/（kg·d）皮下注射；栓塞中危患者或手术出血风险较高患者给予预防剂量30mg皮下注射，12h 1次或40mg皮下注射，每天1次，终末剂量应在术前24h给予。每间隔 1 ～ 2d 需监测国际标准化比值（international normalized ratio，INR），当 INR ＞ 1.5 时，给予 1.5 ～ 2.0mg 维生素 K_1 口服。需要注意的是，这些策略都可能增加暂时性抗凝不足或抗凝过度的风险，还可能导致操作后短暂性华法林抵抗。另外，与口服和皮下注射相比，静脉给予维生素 K_1 能更迅速地降低 INR。12h 内的急诊手术，以输入新鲜冷冻血浆为宜；24h 后的急诊手术，可在静脉注射或口服小剂量维生素 K_1（2.5 ～ 5.0mg）的同时检测 INR，使之 24h 维持在 1.5 ～ 2.0。如果 INR 接近 2.0，在术前给予 2U 的新鲜冷冻血浆。静脉给予维生素 K_1 的患者可能发生低血压或者过敏反应，发生率为 1% ～ 2%。

2. 阿司匹林　作为历史悠久的抗血小板药物，阿司匹林在抗栓治疗中具有十分重要的地位。美国胸科医师学会（ACCP）指南将阿司匹林列为抗血小板治疗的基础用药。对于因手术需暂停阿司匹林或氯吡格雷的患者，建议术前 7 ～ 10d 停用此类药物，而通常继续使用抗血小板药的前提是恢复止血功能，于术后 24h 继续应用。对于围术期抗凝治疗的患者能否进行硬膜外穿刺及置管一直有争议。主要原因可能是硬膜外血肿导致截瘫。鉴于目前的医疗责任及纠纷问题，北京协和医院的经验值得借鉴，即要求择期手术患者在术前停用阿司匹林至少 1 周，氯吡格雷应停用 7d 以上，这些药物在硬膜外导管拔出后均可恢复使用。

围术期应用抗血小板药物可使出血风险增加约 35%，而出血和输血显著增加死亡风险，术前停用则增加缺血事件风险约 20%。原则上，与桥接抗凝相似，抗血小板治疗的桥接也要评估出血和血栓栓塞风险。ACCP 指南指出，对于接受小手术的患者，建议围术期继续应用阿司匹林，对于高心血管事件风险患者，同样建议继续应用阿司匹林，对于低心血管事件风险患者，建议术前 7 ～ 10d 停用阿司匹林。ADP 受体拮抗剂的停用应充分评估栓塞及出血风险，对于冠状动脉支架术后接受双联抗血小板治疗的患者，建议推迟手术到金属裸支架（bare metal stent，BMS）术后至少 6 周，药物洗脱支架（drug eluting stent，DES）术后至少 6 个月；对于 BMS 术后 6 周内或 DES 术后 6 个月内需要接受非心脏手术的患者，建议围术期继续接受双联抗血小板治疗。

总之，长期服用抗凝血药物的患者围术期抗凝计划，应充分评估栓塞及出血风险，并依据患者个体特性选择合适的抗凝方案。

（郭金玲　叶宇光　肖　敏　唐丽萍）

第4章

女性恶性肿瘤的手术方式

第一节　快速康复外科对手术方式的要求

手术是围术期最显著的应激因素，微创、精准及损伤控制是减轻创伤应激的必要途径。手术质量直接关系到术后患者的康复进程。减少手术应激是快速康复外科（FTS）理念的核心原则，也是患者术后康复得以加速的基础。

一、手术方式选择的原则

1.选择手术方式时需考虑患者身体状况、肿瘤分期及术者的技术等情况，可选择腹腔镜手术、机器人手术或开放手术等。近年来，FTS外科领域的成功实施，很大程度上得益于腹腔镜技术的普及和广泛应用。有文献报道，腹腔镜手术时气腹压力对患者的代谢、内环境及术后康复的影响，提倡在深肌松及低气腹压力下完成手术，以减轻高气腹压力所致的不良应激。此外，FTS应用于阴式手术，如阴式子宫全切除，同样可以促进患者术后加速康复、缩短住院时间及提高患者满意度。

2.术者应注意保障手术质量，从术前评估入手，对手术指征、患者耐受性、术后并发症等审慎评价。术中应以精准和微创理念为指导，努力缩短手术时间，减少术中出血及术后并发症，最大程度地减少对患者内稳态的干扰，为术后快速康复创造基础及条件。缩短手术时间和减少术中出血，很大程度上取决于术者对手术技术的熟练掌握和对微创器械的纯熟应用，这需要术者在长期的临床工作中不断提高。

二、不同妇科恶性肿瘤手术方式的选择

（一）宫颈癌

早期宫颈癌的手术方式包括开腹手术和微创手术。

1.开腹手术　经腹宫颈癌根治术至今已有120余年历史，手术方式已十分成熟。

2.微创手术　包括腹腔镜下和人工智能辅助（简称机器人）的腹腔镜下宫颈癌根治术。相比开腹手术，其发展历史较短。但与传统的开腹宫颈癌根治术相比，宫颈癌微创手术有其独特的优点，如腹壁创伤小、疼痛轻、视野清晰、出血少、对肠道干扰少、术后感染率低等。这些优点与快速康复外科对手术方式选择的原则相对应，也因为这些优点使得宫颈癌微创手术在较短时间内被医师和患者广泛接受。我国是宫颈癌的高发国家，微创手术已在全国各地医院广泛应用和被熟练掌握。

3.选择手术方式的注意事项　2018年发表的两项独立研究的高级别循证医学证据

显示，早期宫颈癌患者施行开腹手术组的预后显著优于施行微创手术组，这引起了学界的震动和议论。2019年宫颈癌微创手术的中国专家共识建议，在目前缺乏足够证据明确影响微创手术肿瘤治疗结局的危险因素的情况下，可选择低危病例实施微创手术，如子宫颈病灶小、分化好、无深层间质浸润等。对于高危病例，如子宫颈病灶大、特殊组织类型、术前子宫颈活检病理已提示有脉管受累等，推荐开腹手术。

在临床上采取一些切实可行的措施，以最大程度保障患者安全，减少或避免微创手术可能给医患双方带来的风险：①应让患者了解目前最新的研究进展，告知微创手术和开腹手术的利与弊，说明开腹手术仍是目前最安全的选择。要充分知情同意，尊重患者的选择。②加强对妇科肿瘤医师的培训。实施妇科恶性肿瘤的微创手术，应有严格的准入要求，严禁由尚在培训期间或培训不合格的医师实施妇科肿瘤手术。③需要界定和掌握宫颈癌微创手术的适应证。

（二）子宫内膜癌

手术方式包括开腹手术、微创手术（包括腹腔镜和机器人辅助的腹腔镜）和阴式手术。

1.开腹手术 传统意义上讲，子宫内膜癌的全面分期手术是通过开腹手术来完成的。

2.微创手术 包括腹腔镜下和机器人辅助腹腔镜下子宫内膜癌全面分期手术。与传统的腹腔镜手术相比，机器人辅助下的腹腔镜手术具有更短的学习周期及类似的益处，二者在并发症的发生概率、发生转移的概率及住院时间方面是相当的，而机器人辅助下的腹腔镜手术其术中失血量相对更少。

3.阴式手术 经阴道手术是女性良性疾病需要切除子宫时的首选方法，对于子宫内膜癌患者所推荐的彻底的分期手术，包括盆腔淋巴结切除术，不能由此途径来完成。但对于老年女性、肥胖，或合并有严重其他系统疾病的患者，开腹或者腹腔镜进行分期手术的风险可能大于其本身的益处。大量研究报道证实，经阴道子宫切除术的患者与行开腹手术相比，其生存率是相似的。因此，经阴道子宫切除术对于存在高危手术并发症的早期子宫内膜癌患者是一个很好的选择。

（三）卵巢癌

早期卵巢癌的手术方式有开腹手术和微创手术（包括腹腔镜和机器人辅助的腹腔镜）。这两种手术方式比较，有以下几个问题。

1.术中破裂导致分期增加 以往我们认为腹腔镜相比开腹手术更容易发生肿瘤破裂，但是随着腹腔镜技术的发展成熟，近期的几项研究都倾向于腹腔镜手术并不增加肿瘤术中破裂的风险，甚至发现腹腔镜组相比开腹组术中肿瘤破裂的发生率更低。腹腔镜术中肿瘤是否破裂与术者及助手的技术水平直接相关，所以，卵巢癌的腹腔镜手术应由有经验的妇科医师进行，有可能使腹腔镜手术术中肿瘤破裂的发生率等同甚至低于开腹手术。

2.术中切除的淋巴结数量 腹腔镜由于缺乏触觉的先天不足，术者无法用手直接触摸淋巴结，但腹腔镜有细节放大的作用，在视觉上优于开腹手术。有研究对切除的淋巴结数量进行比较，结果显示腹腔镜与开腹手术切除的盆腔淋巴结和腹主动脉旁淋巴结数量均无显著性差异。

3.术中及术后并发症的比较　由于卵巢癌手术的复杂性，腹腔镜手术的术中及术后并发症受到人们的关注，常见的并发症有膀胱输尿管损伤、血管损伤、肠损伤、闭孔神经损伤及淋巴囊肿等。在腹腔镜技术日益成熟的今天，这些并发症的发生率似乎并不比开腹手术的高。一些研究发现，腹腔镜手术的术后并发症显著低于开腹手术，这与术者手术技术的熟练程度密切相关。

4.分期手术后的复发率　腹腔镜分期手术后的复发率是评价手术是否可行的重要指标。研究表明，腹腔镜组的术后复发率明显低于开腹手术组。尽管一些研究认为，早期卵巢癌腹腔镜分期手术与开腹手术有相似的外科及肿瘤学结局，但手术必须由有资质的妇科肿瘤专家来实施。早期卵巢癌的腹腔镜手术相比其他妇科恶性肿瘤仍然是相对复杂的，需要术者结合自身技术水平、患者的具体情况及医疗机构的整体水平来权衡。

5.晚期卵巢癌手术方式的选择　传统经腹部大切口肿瘤细胞减灭术，仅42%左右能够达到满意的细胞减灭术。在晚期卵巢癌患者中，腹腔镜可作为一种判断肿瘤细胞减灭术是否可行的手段，而利用腹腔镜实施肿瘤细胞减灭术的研究则很少。对于晚期卵巢癌患者，术前需要进行综合评估，严格筛选腹腔镜探查的指征，结合术者、患者、外科及麻醉科团队的具体情况来决定手术方式。

（四）子宫肉瘤

子宫肉瘤临床较少见，但其恶性程度高，预后差。早期子宫肉瘤难以同良性子宫肿瘤相鉴别，常因术前被误诊为"子宫肌瘤"等而行手术切除，术后才被病理诊断为子宫肉瘤。微创手术中使用的粉碎工具，可能使术前未检出的肉瘤发生扩散。所以对术前、术中怀疑子宫肉瘤的患者，特别是围绝经期患者，当子宫较大、质地较软、"肌瘤"增长迅速时，应充分考虑肉瘤的可能性，尽可能地避免使用肿瘤粉碎术而选择开腹手术。

（五）乳腺恶性肿瘤

1.保留乳房手术（breast-conserving surgery）　临床可触及肿瘤病灶患者，术中根据触诊，切除肿瘤及肿瘤外≥1 cm的乳腺组织。临床不可触及病灶的患者，根据术前肿瘤定位信息确定切除范围进行切除。

2.乳腺癌前哨淋巴结活检术（sentinel lymph node biopsy，SLNB）　应用蓝染料和核素示踪剂进行前哨淋巴结活检，对于腋淋巴结阴性的患者和前哨淋巴结（SLN）1～2枚转移的患者，可避免腋窝淋巴结清扫术（axillary lymph node dissection，ALND），从而显著减少术后并发症，改善患者的生活质量。

3.乳房单纯切除术（mastectomy）　将乳头、乳晕和腺体组织全部切除，不行区域淋巴结清扫。

4.乳腺癌改良根治术（modified radical mastectomy）

（1）Patey术式：切除全部乳腺，保留胸大肌，切除胸小肌。切除胸小肌是为了胸肌间淋巴结清扫且方便清扫锁骨下区域淋巴结。胸小肌切除可能损伤支配胸大肌的运动神经，造成胸大肌萎缩，影响生活质量。该术式适用于胸肌发达肥胖的患者。

（2）Auchincloss 术式：切除乳腺，清扫腋淋巴结，保留胸大肌和胸小肌。该术式的胸肌间淋巴结清扫是通过游离胸大肌与胸小肌之间间隙的方法完成的，避免了运动神经损伤和胸大肌萎缩，保证了胸壁外形，目前临床常用，但是该术式对于肥胖患者，其锁骨下区域显露不充分。

5.乳腺癌 Halsted 根治术（Halsted's radical mastectomy）　切除乳腺和胸大肌、胸小肌，清扫同侧腋淋巴结及锁骨下淋巴结。该术式导致严重的胸壁畸形及患侧上肢的淋巴水肿，严重影响患者的生活质量。目前已被改良根治术和保乳手术取代。

6.乳房重建与整形术（breast reconstruction and oncoplastic surgery）　保乳手术中运用容积移位或容积置换技术，对缺损部位进行局部的充填；可以采用游离脂肪移植技术进行局部外形修复，也可以使用远处组织（皮）瓣进行修复重建。全乳切除术后乳房重建的方法包括植入物、自体组织及联合上述两种材料。

循证医学证据已证实，具有适应证的早期乳腺癌患者接受保留乳房手术安全有效，使早期乳腺癌患者的生活质量显著提高。选择术式的原则是：在保证根治的前提下，选择创伤最小的手术。乳房手术和腋窝处理可以分开进行，根据患者具体情况选择术式。某些Ⅲ期患者可以在术前新辅助化疗或内分泌治疗降期后进行保乳手术。在部分乳房切除或全乳切除的同时或延期行乳房修复/重建手术，不仅不会影响患者的预后，还可以获得良好的美容效果，改善患者的生活质量。在规划、实施肿瘤保乳整形和乳房重建手术的过程中，应多学科合作，在术前评估、决策制订、手术实施、术后监护、康复、随访及疗效评价等各个环节通力合作下，制订个体化的肿瘤整形和乳房重建方案，在保证患者肿瘤安全性和局部控制的同时，提供最优化的治疗和照护，最大程度提高患者满意度，减少手术及其他相关治疗的并发症。

三、小结

创伤是患者最主要的应激因素，而术后并发症直接影响到术后康复的进程，提倡在精准、微创及损伤控制理念下完成手术，以降低创伤应激。微创及手术质量是过程，过程决定结果，不应为了结果而忽略过程，所谓细节决定成败，注重结果，但更应注重内涵及过程。鉴于临床实践的复杂性及患者的个体差异性，实施FTS过程中不可一概而论，应结合患者、诊疗过程、科室及医院的实际情况，不可简单、机械地理解和实施FTS。

第二节　女性生殖系统恶性肿瘤手术术式

一、广泛性全子宫切除术

（一）概述

广泛性宫颈切除术（radical hysterectomy，RH）是早期宫颈癌标准的手术方式，该手术需要切除子宫、宫颈阴道、宫旁及阴道旁韧带组织3cm以上。该手术切除范围广，组织破坏性大，会给患者带来一系列躯体不适及心理问题，因此改善提高患者围术期治疗和护理效果，有利于患者的康复和预后。

（二）适应证

1.无生育需求、无手术禁忌证的ⅠA2～ⅡA1期的宫颈癌首选治疗方式。

2.Ⅱ期子宫内膜癌。

3.部分ⅠB3期和ⅡA2期及ⅡB期新辅助治疗降期后的宫颈癌（虽不被推荐认可，但在某些特定条件下被采用）。

（三）禁忌证

1.合并严重心、肺、肝、肾等内科合并症。

2.有急性腹盆腔感染。

3.有重度贫血及凝血功能障碍。

4.坚决要求保留生育功能的患者。

5.弥漫性腹膜炎伴肠梗阻。

6.合并严重的盆腔子宫内膜异位症或炎性粘连。

（四）手术操作指南

1.术前准备

（1）一般检查：同一般腹部手术，确定无手术禁忌证。签署知情同意书。

（2）临床分期及辅助特殊检查：目前专家推荐使用2018年国际妇产科联盟（FIGO）宫颈癌新分期标准，当诊断有疑问时应归入较低的临床分期，初治患者术前和术后分期可以改变，但复发、转移时不再分期。全面评估患者的病情及身体状态，确定有无转移病病灶。

①子宫颈组织病理活检下微小浸润癌的诊断通常需要行子宫颈锥切及子宫颈管刮术，从而得以明确诊断及病变范围程度。

②妇科检查是宫颈癌临床分期的重要依据之一。

③除了胸部CT外，影像学检查均推荐腹、盆腔增强MRI及CT检查（除非有禁忌证）可评估局部病灶浸润范围及与周围组织间的关系、有否可疑淋巴转移等。ⅠB1期可考虑全身PET-CT或胸、腹、盆腔CT检查；ⅠB2期常规行全身PET-CT或胸、腹、盆腔CT检查；另外可以根据临床症状及可疑转移病灶选择肾图、膀胱镜、肠镜检查等相关。影像学有异常时应尽可能细针穿刺抽吸或活检以明确病理诊断。

④血鳞状上皮细胞癌抗原（SCCA）、糖类抗原CA125检查。

⑤子宫颈HPV定性或定量检测等。

2.体位选择　平卧位。

3.麻醉　推荐行全身麻醉或硬膜外麻醉。

4.手术操作范围及技术要点

（1）下腹正中直切口，开腹后常规探查腹腔和盆腔脏器及淋巴结情况，若患者病期早，年龄＜45岁，可保留卵巢，切除输卵管，同时将卵巢高位悬吊在高于两侧髂嵴连线水平的同侧结肠旁沟处。若为ⅠB3/ⅡA2、≥ⅡB期新辅助化疗后降期，年龄≥45岁患者，建议切除双侧附件。

（2）沿盆侧壁切除子宫圆韧带及阔韧带。高位结扎或游离骨盆漏斗韧带（根据是否保留卵巢而不同）。游离髂内动脉，在子宫动脉起始部高位结扎切断子宫动脉。充分暴露双侧子宫直肠侧窝及子宫膀胱侧窝，打开膀胱宫颈韧带前后叶，完全游离输尿隧道。切除子宫骶韧带和子宫主韧带在3cm以上。切除阴道至少3cm或在癌瘤下缘下3cm以上（图4-1）。

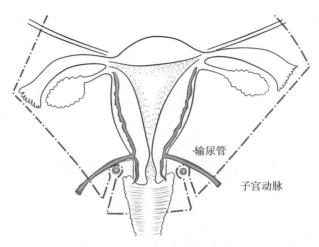

图4-1　广泛性子宫切除术手术范围

（3）不保留生育功能的ⅠA1～ⅡA2早期宫颈癌患者首选开腹手术。ⅠA期患者也可以采取腹腔镜、达芬奇机器人的手术方式，但要严格遵守无瘤原则。腹腔镜及机器人微创手术因住院时间短、手术视野清晰，操作精细、术中出血量少、中转开腹率低，手术并发症少、感染风险小、术后疼痛评分低、膀胱干扰小、肠道功能恢复快，神经损伤小、术后活动早，尿潴留发生率低等一系列优势备受青睐，但宫颈癌腹腔镜微创手术因《新英格兰医学杂志》的两篇研究受到了非议。该研究结果显示：早期宫颈癌微创手术可能比开腹手术具有更高的复发率和更低的总生存率，一些来自欧洲和亚洲的不同研究中心也发表了类似结论。但也有质疑者认为此结论与开腹组的生存率过高，微创组手术医师及操作技术有差异，举宫杯可能增加肿瘤破碎播散，腹腔内切断阴道断端造成肿瘤在腹腔的播散，CO_2气腹压力和超声刀气化影响，淋巴结切除过程中的扩散，数据分析处理方式的差异等因素影响了两种手术的临床疗效。因此，国内多中心研究认为医师应严格选择微创手术的适应证，在术前明确沟通清楚开腹手术与腹腔镜手术的优势、劣势及目前国外的研究结果，充分尊重患者的知情同意权及自主选择权。重视无瘤观念，提高无瘤技术，改进手术器械。例如，采取使用无举宫器技术、闭合式切断阴道、优化淋巴结切除和处理方式，术后大量无菌液体冲洗阴道、盆腔和各穿刺口等方式尽量减少肿瘤种植转移，使患者获得最佳疗效。

（五）围术期处理

1.术前评估及处理

（1）充分做好术前评估，包括患者年龄、婚育史、性生活史、病毒感染史、身体状况、心理承受程度。主动与患者沟通，帮助患者及其家属解除思想顾虑，建立起良好的医患关系，鼓励患者消除恐癌和焦虑的心理。

（2）完善术前相关检查，了解掌握患者宫颈癌灶大小，有无淋巴结转移及全身情况，注意有无贫血、营养不良等病情，正确评估患者对手术和麻醉的耐受能力。

（3）在明确组织病理诊断和临床病期诊断拟订手术治疗方案后，要常规做好术野皮肤、阴道、肠道准备。

（4）介绍宫颈癌的相关知识和手术经过和注意事项，教会患者功能锻炼，如深呼吸、有效咳嗽、排痰的方法，以便有效预防术后肺部并发症。向患者说明术后留置导尿管、负压引流管的目的和注意事项。指导饮食营养和活动，增强患者抗病能力。

2. 术中处理

（1）患者进入手术室后会出现不同程度的精神紧张和恐惧心理。手术室护士应配合麻醉科医师向患者做好解释和安慰工作，术中注意保暖。做好麻醉心、肺、脑监护，实施预定的麻醉方式，保证手术顺利进行。

（2）广泛性子宫切除术术中出血常见于处理膀胱侧窝和直肠侧窝以及输尿管隧道，钳夹缝扎子宫主韧带及骶韧带失误也容易造成出血，因此，要求术者熟练掌握盆腔、腹膜后间隙的解剖结构，特别是腹膜后大血管及其分支的走行以及与周围脏器的毗邻关系。在保持手术根治的基础上，不过分剥离盆腔脏器，不广泛切除主、骶韧带和阴道，要注重手术精巧、准确、少出血、尽量争取缩短手术时间。对老年患者、术野暴露困难的肥胖患者术中应特别注意预防血管的损伤。要仔细分离盆腔粘连，特别是伴有严重子宫内膜异位症时，要全程仔细确认输尿管走行，注意保护输尿管的血供，不过度游离牵拉输尿管。处理膀胱宫颈阴道间隙时要注意保护膀胱血供及神经分支，分离直肠阴道间隙及处理子宫骶韧带时注意保护直肠，可有效避免损伤膀胱、输尿管和直肠。腹腔镜手术时要注意避免电器械热传导损伤对周围脏器的损伤，以防出现尿瘘、肠瘘等严重术后并发症。术中要注意保留盆腔交感和副交感神经，以免出现术后膀胱麻痹、直肠括约肌功能失调等。

3. 术后处理

（1）术后应严密观察患者生命体征的变化，及时发现异常并处理。术后 3～4d 患者可能出现 38.5℃ 以上高热，此时可给予解热药或物理降温对症处理；如果 5d 后出现高热反应，应考虑是否有感染，应及时检查并处理。

（2）体位。术后返回病房后护理人员应根据手术的麻醉方式选择合理体位，若为硬膜外麻醉则应平躺 4～6h，若为全身麻醉则在患者清醒前将枕头去掉并平卧，但头偏向一侧；若患者术后意识清醒、血压稳定即可在床上活动，可采用半卧位，这样可使横膈高度下降而改善呼吸。鼓励患者有效咳嗽、排痰，更换体位，对于痰液比较黏稠的患者可给予雾化吸入以促进排痰。

（3）由于手术途径差异，注意观察腹部及阴道切口周围是否出现红、热、肿、痛，有无渗血、出血等情况。

（4）术后麻醉作用消失后患者切口会出现不同程度的疼痛，护理人员应根据患者疼痛时间、程度、性质及实际情况等选择合适的镇痛方法，如分散其注意力、音乐疗法、遵医嘱应用镇痛药等。

（5）术后禁食、禁水，肠外静脉补充所必需的血容量和营养，维持水、电解质平衡。术后1d可进清流食,逐渐过渡到半流食,待肠蠕动恢复后再恢复到普食。提倡早期肠内营养,补充高热量、高蛋白质、高维生素及无机盐的饮食,以促进组织生长及伤口愈合,增强机体免疫力。

(6)术后要加强引流管护理,保持引流管通畅,妥善固定引流管置于最低处,防止引流管滑脱、受压或堵塞。注意观察引流液的量和性状,术后引流量约200ml,颜色为深红色,之后逐渐减少变淡,一般3～5d后拔除。一旦发现引流液颜色加深、引流量增加及伤口红、热、肿、痛等情况,要特别注意有否腹腔内出血或感染的发生。

(7)术后因膀胱功能障碍需停留导尿管时间至少7d,停导尿管留置期的后3d应定期开放导尿管,以训练膀胱收缩功能。锻炼肛提肌,进行膀胱理疗或针灸,促进膀胱功能恢复。加强导尿管护理。

(8)术后因切除了阴道的1/3～1/2,剩余阴道壁有限,阴道短缩性功能障碍在所难免,应向患者夫妻宣教指导性生活及注意事项,避免过于深入或剧烈。特别是切除卵巢或绝经期后患者,根据具体情况,适当应用雌激素药膏或乳剂改善阴道干涩或性交困难。

(9)预防感染,加强并发症的防治。出血、感染、损伤、心脑血管、胃肠道等并发症和合并症的处理原则见第9章和第11章。

(10)加强心理疏导,尽量消除患者及其家属对疾病的焦虑和恐惧,增强患者对抗癌症的信心。适当运动,切忌过度、过量活动。

(11)做好出院指导,告知患者术后随访时间:出院后1个月行首次随访,以后每2～3个月复查1次。出院后第2年,每3～6个月复查1次。出院后第3～5年,每6个月复查1次。第6年开始,每年复查1次。

二、广泛性宫颈切除术

(一)概论

广泛性宫颈切除术(radical trachelectomy,RT)是近年来广泛应用于早期宫颈癌保留生育功能的手术,该项手术旨在切除子宫颈、部分主韧带及子宫骶骨韧带和阴道上段(ⅠA2期切除1～2cm,ⅠB1或ⅡA1期切除阴道上1/4或1/3),是一种损伤小且妊娠结局较好的手术方式。

(二)适应证

1.保留生育功能的ⅠA1期伴脉管浸润的宫颈癌。

2.保留生育功能的ⅠA2～ⅠB1期宫颈鳞状细胞癌及腺癌。

3.强烈要求保留生育功能ⅠB2期宫颈鳞状细胞癌。

(三)禁忌证

1.≥ⅠB3期宫颈癌。

2.≥ⅠB3期宫颈癌新辅助化疗降分期后。

3.小细胞、胃型腺癌和恶性腺癌(微偏腺癌)等特殊病理类型宫颈癌。

4.存在中、高危因素的宫颈癌。

5.存在宫颈管内膜侵犯和内生巨块型宫颈癌。

（四）手术操作指南

1. 术前准备

（1）一般检查：同子宫广泛切除术，确定无手术禁忌证。签署知情同意书。

（2）临床分期及辅助检查：根据2018年国际妇产科联盟（FIGO）宫颈癌分期标准和2019年NCCN宫颈癌临床实践指南（第4版），全面评估患者的病情及对生育的强烈需求。

①确定宫颈癌组织病理类型。

②妇科检查评定宫颈癌临床分期。

③影像学检查同其他妇科恶性肿瘤，但建议术前盆腔增强MRI检查以更准确地评估肿瘤的大小和浸润情况，有否可疑淋巴结转移。

④血清肿瘤标志物检查：SCCA、CA125。

⑤子宫颈HPV定性或定量检测等。

2. 体位 平卧位或膀胱截石位。

3. 麻醉 推荐行全身麻醉或硬膜外麻醉。

4. 手术操作范围及技术要点 根据手术路径的不同RT，手术可分为以下4类：阴式广泛性宫颈切除术（vaginalradical trachelectomy，VRT），腹式广泛性宫颈切除术（abdominal radical trachelectomy，ART），腹腔镜下广泛性宫颈切除术（laparoscopic radical trachelectomy，LRT）及机器人广泛性宫颈切除术（robotic radical trachelectomy，RRT）。

RT手术特点是：术中首先行盆腔淋巴结切除送冷冻病理检查，明确盆腔淋巴结是否转移，如果淋巴结无转移进一步行RT手术，否则行广泛性子宫切除术。RT手术术中保留子宫体，切除80%及80%以上子宫颈、部分阴道和穹隆及一定范围的宫旁组织，吻合阴道上段与子宫峡部断端，可以同时对剩余的宫颈行环扎术。术中切下的宫颈组织也需送冷冻病理检查，以测量肿瘤距正常组织切缘的距离，目前尚无统一的阴性距离标准，有学者认为5mm的阴性距离足够，也有学者采用8 mm或10mm的标准，有研究指出10 mm的阴性距离可明显降低RT术后的局部复发风险，尤其适用于肿瘤最大径≥2 cm的患者（图4-2）。

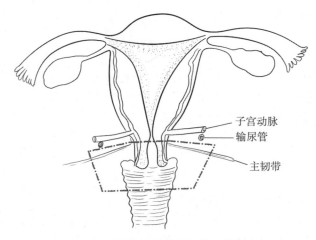

子宫动脉

输尿管

主韧带

图4-2 广泛性宫颈切除术手术范围

目前大量的研究都支持 RT 术的安全性和可行性。研究结果表明对于年轻 ⅠB1 期宫颈癌患者，尤其是在肿瘤最大径≤2 cm 的情况下，保留生育功能手术不会损害肿瘤患者的预后。与广泛性子宫切除术相比，RT 手术术后总体无进展生存率、总复发率和死亡率均相当。

（五）围术期处理

1.术前评估及处理　同广泛性全子宫切除术。术前需对夫妻双方生育能力进行综合评估，应向患者及其家属详细交代术后不孕的可能，使其对术后的妊娠保持适度的期待。

2.术中处理　不同路径的 RT 手术术中处理侧重点略有不同，VRT 通过阴道操作，对盆腔器官的损伤小，容易保留子宫动脉。但操作空间狭窄，视野暴露困难，需具备熟练的阴式手术技巧，存在宫旁切除范围不理想的可能。ART 类似开腹广泛子宫切除术，开腹直视下手术，无须额外器械及阴式手术操作经验，技术难度相对较小，可更广泛地切除宫旁组织，对肿瘤直径＞2 cm，阴式手术经验不足经的患者是较好的选择。LRT 兼具 VRT 和 ART 的优势，既充分术中暴露血管、神经、宫旁间隙等解剖，又减小了手术的创伤。容易保留子宫动脉，切除更宽的宫旁组织。但其所有操作均在腹腔镜下完成，技术难度比较高，对术者的手术操作技术及经验要求更高，并且要严格遵循无瘤原则。RRT 手术分辨率高、立体视野、多角度旋转手术器械提高了手术的精准度，在游离血管、神经及组织，减少损伤等方面拥有独特的优势，较 LRT 更容易操作，但手术费用昂贵在一定程度上限制了其应用。

3.术后处理　RT 术后治疗与护理和常规腹盆腔手术相似，甚至同广泛子宫切除术相比较，更要重视盆腔感染、宫颈粘连及膀胱功能障碍等并发症防治，手术结束后要与肿瘤辅助生殖专家联合诊治，采取必要的助孕治疗，提高患者术后妊娠的概率。术后规范指导患者的治疗和复查，减少肿瘤复发和转移。加强术后心理辅导和性生活指导，提高患者的生活质量。

三、子宫颈锥形切除术

（一）概述

子宫颈锥形切除术简称宫颈锥切术（cervical conization），主要用于子宫颈高级别病变、早期子宫颈微小浸润癌的诊断和治疗。宫颈锥切方法的设计和选择以子宫颈上皮内病变的细胞分子生物学、病理解剖和临床特征为依据。近年来由于人们对生殖健康和手术质量需求的不断提高，宫颈锥切术成为有生育需求的宫颈早期镜下微小浸润癌的首要治疗方式之一。

（二）适应证

1.无脉管浸润、切缘（－）的 ⅠA1 期宫颈癌。
2.保留生育功能、无脉管浸润、首次锥切切缘（＋）而再次锥切后切缘（－）的 ⅠA1 期宫颈癌。

（三）禁忌证

1. 小细胞神经内分泌肿瘤、肠型腺癌或微偏腺癌等特殊病理类型的宫颈癌。

2. 伴有高危和中危因素宫颈癌。

（四）手术操作指南

1. 术前准备

（1）一般检查：同广泛性全子宫切除术，确定无手术禁忌证，签署知情同意书。

（2）临床辅助检查

①宫颈组织病理活检：子宫颈锥形切除术用于宫颈活检为高级别病变（HSIL）和（或）累及腺体，而阴道镜不能确定宫颈管病变的；宫颈活检可疑微小浸润癌不能确定浸润深度的；宫颈管诊刮为不典型增生但阴道镜观察不满意的；宫颈活检或颈管诊刮怀疑腺上皮恶变的；连续细胞学检查均为不典型增生或癌变，但活检不能证实的。

②妇科检查确定病变范围。

③盆腔MRI或CT检查，以评估局部病灶浸润范围及与周围组织间的关系、有否可疑淋巴结转移等。

④肿瘤标志物SCCA、CA125检查。

⑤宫颈HPV定性或定量检测等。

2. 体位　膀胱截石位。

3. 麻醉　推荐行全身麻醉或硬膜外麻醉。

4. 手术操作范围及技术要点

（1）常规消毒铺巾。

（2）阴道拉钩充分暴露子宫颈，复方碘溶液涂整个子宫颈明确病变范围。

（3）需与根据病灶大小、形状和部位确定锥切的形状和深度，沿子宫颈病灶外5mm处，垂直环形切开子宫颈表面黏膜至间质，向内倾斜30°～40°逐渐向宫颈深部做锥形切除。锥尖朝向子宫颈内口，方向不能偏斜，使颈管组织完整地呈锥形切下。通常锥底宽2～3cm，锥高2.5cm左右，但不超过子宫颈内口。创面止血后塑形扎结（图4-3）。

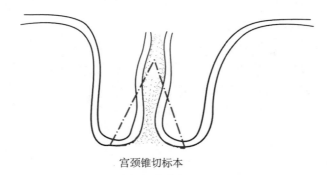

宫颈锥切标本

图4-3　宫颈锥形切除术手术范围

5. 病理诊断特点及临床处理原则

（1）锥形切除的子宫颈组织标记后行1～12点病理取材，每2～3mm厚度一个蜡块，每一个蜡块在 3 个不同平面上切片，以便观察切缘情况。

（2）ⅠA1 期宫颈癌又称浅表浸润性鳞状细胞癌或早期浸润性鳞状细胞癌，临床类似 HSIL，活检标本不易做出微小浸润癌的诊断，必须在 LEEP 和锥切或全子宫切除标本中进行。肿瘤细胞以出芽、迷芽、融合性方式生长。用显微镜测微尺测量肿瘤的浸润深度和宽度，同时关注有无脉管瘤栓。

（3）无脉管浸润的 ⅠA1 期宫颈癌淋巴结转移风险为 1.7%，复发率为 1% 左右，伴脉管浸润的 ⅠA1 期宫颈癌淋巴结转移风险增高到 8.2%，复发率则为 3.1% 左右。

（4）无脉管浸润的 ⅠA1 期宫颈癌锥切术后需要评估切缘。若切缘（－），有生育要求的则术后随访，无生育要求的可行筋膜外子宫切除术；切缘（＋）（包括 HSIL 或癌），最好再次锥切以评估浸润深度排除 ⅠA2、ⅠB1 期。有生育要求的再次扩大锥切或子宫颈切除，无生育要求的切缘为 HSIL 的行筋膜外全子宫切除，切缘为癌者行次广泛性子宫切除术＋盆腔淋巴结切除术（考虑行前哨淋巴结显影）。

（5）伴脉管浸润的 ⅠA1 期患者行宫颈锥切＋盆腔淋巴结切除 ± 主动脉旁淋巴结取样（可考虑行前哨淋巴结显影）。锥切切缘阴性者术后随访观察；锥切切缘阳性者，再次锥切或行宫颈切除术。ⅠA2 期宫颈癌有生育要求直接行广泛性宫颈切除术＋盆腔淋巴切除 ± 主动脉旁淋巴结取样（可考虑行前哨淋巴结显影），无生育要求的行次广泛子宫切除或广泛子宫切除，加盆腔淋巴结切除 ± 腹主动脉旁淋巴结切除（或前哨淋巴结显影）。

（6）宫颈锥切切缘阳性是 HSI 时，如果患者存在手术禁忌证，或希望保留子宫也可严密监测随访，其中仅有 1/3 患者不典型增生持续存在。根据第二次锥切病理结果确定进一步治疗，而不考患者是否希望生育，重复锥切边缘无肿瘤浸润的可非手术治疗。

（7）宫颈治疗性锥切需切除部分宫颈及宫颈管组织，切缘至少有 3mm 的阴性距离。推荐冷刀锥切，整块切除以便保持标本的完整性。

（五）围术期处理

1.术前评估及处理　同广泛性全子宫切除术，明确诊断及有否生育要求后确定治疗方式。

2.术中处理　充分暴露宫颈病变部位，尽量在不影响治疗效果的前提下保留宫颈内口组织，术中出血需要宫颈填塞、缝合止血。

3.术后处理　术后 1 ～ 2 周晚期出血多需要填塞压迫止血。术后感染、宫颈管狭窄、宫颈穿孔、宫颈功能不全也是宫颈锥切常见并发症，应做好预防对症处理。宫颈功能不全可于再次妊娠后引起流产和早产，要详细告知患者。向患者介绍术后可能出现的不良症状和处理方法、术后注意事项、复查时间及项目。建议患者进行生殖内分泌方面的检查，为手术痊愈后的备孕做准备。

四、宫颈切除术

（一）概述

宫颈切除术（trachelectomy）是要求保留生育功能的早期宫颈镜下浸润癌的标准术

式之一，与宫颈锥切术相比，宫颈切除术能更大程度地切除整个子宫颈，上缘切端可达子宫颈内口水平。

（二）适应证

1.保留生育功能、无脉管浸润、锥切切缘（＋）的 I A1 期宫颈癌。
2.保留生育功能、无脉管浸润的 I A2 期宫颈癌。

（三）禁忌证

同宫颈锥切术。

（四）手术操作指南

1.术前准备
（1）一般检查：同宫颈锥切术。
（2）临床辅助检查
①宫颈组织病理活检为早期微小浸润癌。
②妇科检查及辅助检查：同宫颈锥切术。
2.体位　膀胱截石位。
3.麻醉　推荐行全身麻醉或硬膜外麻醉。
4.手术操作范围及技术要点
（1）常规消毒铺巾。
（2）充分暴露子宫颈及阴道上段，扩子宫颈口，诊刮宫腔，除外子宫内膜病变。
（3）切开子宫颈前唇黏膜，上推膀胱至子宫颈内口水平，切开子宫颈后唇黏膜下推直肠。
（4）分离双侧穹窿处阴道壁至宫颈峡部，切断缝扎子宫动脉下行支。
（5）于子宫颈内口下水平切除整个子宫颈，创面止血缝合侧壁、前后唇，塑形缝合子宫颈外口。

（五）围术期处理

处理原则同宫颈锥切术。术后出血，需要缝扎压迫止血。术后晚期可能出现子宫颈管狭窄、粘连、功能不全、感染等。

五、卵巢癌全面分期手术

（一）概述

全面确定分期探查术（comprehensive staging exploration）是近年来提出的早期卵巢癌基本手术术式，包括：腹部足够大的纵切口；腹盆腔的全面探查及活检（横膈需用腹腔镜）；腹腔细胞学检查；大网膜切除；全子宫及双侧附件切除术，盆腔及腹主动脉旁淋巴结切除。全面探查手术的主要目的是准确手术病理分期，不仅有助于决定年轻要求生育者是否可以保留对侧附件与子宫，而且对于判断实际的临床期别、确定手术方案、指导术后治疗、提高临床疗效，以及评估预后均有重要意义。

（二）适应证

1. Ⅰ～Ⅱ期卵巢癌、输卵管癌及腹膜癌。

2. 子宫内膜样腺癌扩散到子宫外（但局限于腹腔，包括腹水脱落细胞阳性、卵巢、大网膜、淋巴结、腹膜转移）以及高危组织类型的子宫内膜癌（包括浆液性癌，透明细胞癌，未分化/去分化癌和癌肉瘤）。

3. 子宫肉瘤：病灶超出子宫且适宜手术者，以及恶性中胚叶混合瘤（即癌肉瘤）。

（三）禁忌证

1. 患者全身状况无法耐受一次大的手术。

2. 广泛全腹肿瘤种植。

3. 肠系膜包裹成团或分不清组织结构。

4. 大量胸腔积液严重影响呼吸和循环障碍。

5. 大量腹水。

（四）手术操作指南

1. 术前准备　一般检查同一般腹部手术，确定无手术禁忌证。签署知情同意书。

2. 临床分期及辅助检查

（1）临床分期：采用FIGO 2013卵巢癌手术病理分期标准。

（2）妇科检查：是检测卵巢早期疾病最具实践价值的方式。接诊医师检查时需重点描述肿块的位置、大小、质地、形状、边界、活动度、有无压痛；三合诊检查子宫直肠陷凹有无结节；锁骨上有无肿大淋巴结；同时详细询问患者有无家族史。

（3）辅助检查

①腹部及盆腔彩超、CT及MRI检查：了解有无腹盆腔占位，特别是肝、脾、淋巴结是否受累及受累程度；经济条件允许可行PET-CT检查，以便确认有无远处脏器转移；考虑为畸胎瘤时也可行盆腔CT检查。

②血清肿瘤标志物检查：CA125、HE4、卵巢癌ROMA指数、CA19-9、CEA、AFP、hCG、LDH。其他可选择的标志物为鳞状细胞癌抗原（SCCA）、雌二醇（E2）抑制素。其中CA125、HE4、ROMA指数为浆液性上皮癌标志物；CA19-9、CEA为黏液性肿瘤标志物，若升高需排除胃肠道转移癌；AFP为卵黄囊瘤特异性标志物、LDH为无性细胞瘤特异性标志物。卵巢肿瘤含有鳞癌成分SCCA可升高。雌二醇抑制素为颗粒细胞瘤特异性标志物。

③若有高位或低位消化道症状，CA125和HE4不高，CEA或CA19-9升高者，建议做胃镜和结肠镜检查以排除消化道肿瘤转移至卵巢。

④有腹水者应行细胞学检查，无腹水但高度怀疑恶性肿瘤时，可经后穹隆穿刺行盆腔冲洗液做细胞学检查。

⑤卵巢增大或卵巢囊肿有下列指征者，应收入院行腹腔镜检查或剖腹探查：卵巢混合性或实性肿块；卵巢囊肿直径＞5cm；囊内有乳头；青春期前和绝经后期；生育年龄

正在口服避孕药；囊肿持续存在超过2个月。

⑥腹腔镜或开腹手术进行肿瘤组织学病理检查是判断肿瘤性质的确诊依据。一般不建议行细针穿刺，因细针穿刺易导致恶性肿瘤细胞播散种植，但必要时可慎重采用。

⑦膀胱镜、静脉肾盂造影、肾图检查明确泌尿系统受侵情况。

⑧盆腔及腹主动脉旁淋巴结造影，估计淋巴结有无转移。

3.体位　平卧位或膀胱截石位。

4.麻醉　推荐行硬膜外麻醉或全身麻醉。

5.手术操作范围及技术要点　下腹正中直切口，有经验的医师可以选择腹腔镜完成手术［腹腔镜手术需完整切除并切除肿瘤，避免医源性升分期（手术操作引起的人为性地升高肿瘤等级）；如在手术过程中发现无法达到满意减瘤，需及时中转开腹］。

开放腹腔后，如发现腹水，应立即吸出并单独送检。如未见腹水，需进行四处腹腔冲洗并单独标记：膈下、右侧结肠旁沟、左侧结肠旁沟、盆腔。然后自下而上开始全腹腔探查，包括膈、肝、脾、胃、大网膜、腹膜表面及两侧结肠旁沟、小肠、结肠及肠系膜，腹膜后探查沿腹主动脉旁及髂血管走行详细触摸。活检所有可疑病灶；对腹膜表面探查后发现可疑组织或粘连组织均应做病理活检，如没有可疑病灶，则需进行腹膜随机活检，至少包括双侧盆壁、双侧结肠旁沟、膈下（也可行细胞刮片进行细胞取样或病理检测）。

切除大网膜，将网膜横结肠下方离断，细心结扎出血。切除腹主动脉旁及两侧盆腔淋巴结。切除全子宫及双侧附件（年轻未生育患者，可保留生育功能手术，限于：上皮性肿瘤Ⅰ期，G1～G2；透明细胞癌ⅠA和ⅠB期；性索间质肿瘤：ⅠA、ⅠC期；交界性、生殖细胞肿瘤：所有期别。但保留生育能力者必须进行全面分期手术。并建议完成生育后根据情况自行全子宫及双附件切除术）。从骨盆漏斗韧带上方开始，打开腹膜，将卵巢动静脉游离，同时辨认输尿管位置，高位双重结扎卵巢动静脉，沿盆壁打开阔韧带前后叶，并钳夹圆韧带剪断、结扎，此时可从两侧腹膜外向内分离，暴露髂血管，同时可见盆腔肿块，并将肿块与周围粘连组织完整分离，切勿使肿瘤破裂。打开膀胱腹膜反折，下推膀胱后，稍微分离宫旁疏松的结缔组织，即可暴露子宫动脉及下方输尿管，在其内侧钳夹、双重缝扎子宫动静脉。紧贴宫颈钳切、缝扎子宫主韧带。进而钳切子宫骶韧带，此时已经达到阴道穹窿部，环形切开阴道穹窿，切除子宫及双侧附件。

（五）围术期处理

1.术前评估及处理

（1）充分做好术前评估，了解患者年龄、婚育史、有无内分泌紊乱、遗传性家族病史、致癌物接触史、一般身体状况、心理承受程度、有无生育要求等。根据患者的年龄、文化程度等特点，主动与患者沟通，利用图片、宣传手册、影像资料、健康小讲座等形式向患者及其家属宣教卵巢癌相关知识和手术经过及注意事项，消除恐惧、焦虑的心理状态，增强战胜疾病的信心。切除子宫和双附件对未生育患者的心理会有影响，需考虑到患者的心理及情绪变化，正确疏导。教会患者减压方式，如倾诉、听音乐、聊天。因卵巢癌患者多伴有进食少、肿瘤消耗引发的营养失调，要指导患者进食高蛋白、高糖类、富含维生素及易消化的食品，必要时静脉补充营养，如人血白蛋白、脂肪乳剂等，保证热量的摄入、进出的平衡。

（2）完善术前相关检查，掌握患者盆腔卵巢癌灶的大小，有无全身其他器官和淋巴结转移。正确评估患者机体手术耐受能力，纠正贫血、营养不良及内科合并症等。

（3）在全面术前准备拟订手术治疗方案后，要常规做好手术野皮肤的准备，术区备皮范围上至剑突下，下至大腿内侧上1/3，两侧达腋中线，包括会阴部皮肤。术前3d开始阴道冲洗；充分肠道准备。

2.术中处理

（1）手术室护士应当配合麻醉科医师向患者做好解释和安慰工作，术中注意保暖，建立有效静脉通路，以便配合大型复杂手术的输液要求。严格执行《手术安全核查制度》，协调手术医师、麻醉科医师及手术室护士之间的配合，确保手术与麻醉工作能安全顺利进行。

（2）全面分期手术手术难度一般均不大，有经验的妇科肿瘤医师可顺利完成。可以通过开腹或腹腔镜的方式完成，首选开腹方式。腹腔镜手术可用于Ⅰ期患者的全面分期手术、先期辅助化疗前评估及复发患者能否手术的评估。这里主要强调术中应全面探查，避免因没有常规多做活检而使临床分期过低，从而影响患者预后，增加转移率，从而降低生存率。术中严格把握无瘤原则，完整切除肿块，避免肿块破裂，从而升高临床分期。不保留生育功能的早期患者尽量不穿刺抽液。术中快速冷冻病理检查有助于手术方案的选择。

3.术后处理

（1）术后应严密观察患者的意识情况、生命体征变化，及时发现异常并处理。观察腹部切口及阴道有无出血及渗血，观察引流液的量和颜色，判断有否腹腔内出血。观察尿量及颜色，评估液体灌注量有无不足。

（2）术后体位取去枕平卧位4～6h，头偏向一侧防止误吸；麻醉观察期过后指导患者适当更换体位，有效咳嗽、排痰，对于痰液比较黏稠的患者可给予雾化吸入。术后鼓励患者早下床活动，促进排气，避免术后肠粘连、肠梗阻和下肢静脉血栓形成。

（3）术后禁食期间静脉输入营养液，待肠蠕动恢复后鼓励早期肠内营养，补充高热量、高蛋白、高维生素及无机盐的流质、半流质饮食直至普食。

（4）认真对待不同程度疼痛的主诉，护理人员应遵医嘱应用镇痛药，观察药物疗效和不良反应。根据患者疼痛程度、性质及实际情况选择分散注意力的方法。

（5）预防感染，保留导尿管期间，每日行会阴冲洗；保持伤口敷料清洁干燥，如有渗血、渗液，及时更换；监测体温，体温≥38.5℃要应用抗生素治疗；严格管理个人卫生，限制探视，避免交叉感染的发生。

（6）预防血栓，鼓励患者多活动，穿抗栓袜，对老年易感患者可预防性使用抗凝血药物。

（7）加强卵巢癌相关知识的指导，让患者了解术后化疗和定期复查的重要性，不同化疗药物的不良反应和处理方法。加强心理疏导，尽量消除患者及其家属对癌症和化疗的恐惧，增强患者对治疗的信心。

（8）做好出院指导，术后3个月禁止性生活。告知患者术后化疗和随访时间、地点、联系人。对于年轻特殊患者可给予莉芙敏激素替代治疗及补钙等对症治疗。术后随访每3个月1次，共2年，然后6个月随访1次，共3年，以后每年随访1次。

（9）普及健康教育，讲解预防知识。避免引起内分泌紊乱的因素，养成良好的生活习惯。加强锻炼身体，劳逸结合。加强性知识教育，解放思想负担，积极取得家属的配合和支持。

六、卵巢癌肿瘤细胞减灭术

（一）概述

卵巢癌肿瘤细胞减灭术或大块切除术（cytoreductive surgery or debulking surgery），即尽最大努力切除卵巢癌原发灶和转移灶，使残余肿瘤小于2cm，达到这一目的者称"满意的"（optimal），否则为"不满意的"（suboptimal）。作为最初的治疗，这一手术的满意程度或彻底性对预后有重要意义。

（二）适应证

1.晚期卵巢癌、输卵管癌、腹膜癌（患者可耐受手术、评估可完成卵巢癌肿瘤细胞减灭术）。

2.晚期子宫内膜癌。

（三）禁忌证

同卵巢癌全面分期手术。

（四）手术操作指南

1.术前准备、体位、麻醉选择　参照卵巢全面分期手术。

2.手术操作范围及技术要点　卵巢癌肿瘤细胞减灭术包括切除一侧或双侧附件，子宫及盆腔内病灶，力求使残余肿瘤病灶＜1cm，最好切除肉眼可见所有病灶，达到R0切除。

取下腹正中直切口，因手术范围广，切口必须足够大，以利于术野的显露，下起耻骨联合，上可达剑突，或沿季肋缘向两侧延展（有经验的医师可经腹腔镜完成手术）。

进入腹腔后，如发现腹水，应立即吸出保留；未见腹水时，需行腹腔冲洗，收集冲洗液。然后行瘤细胞检查，自上而下探查全腹腔，了解肿瘤侵犯范围，以及各脏器受累情况，全面评估手术难度及术中及术后可能出现的风险。上腹探查针对网膜受累情况外，还应仔细了解肝、脾及横膈有无受侵。消化道探查时应包括胃、小肠、结肠及肠系膜。腹膜活检应特别注意两侧结肠旁沟，如发现可疑病灶应切检。腹膜后淋巴结探查主要沿腹主动脉及髂血管走行详细触摸，以发现有无肿大淋巴结。

网膜切除网膜是卵巢癌扩散的最常见部位，有时肉眼看来完全正常，病检时仍能发现镜下之瘤细胞种植，故应切除，以减少腹腔内之肿瘤负荷，防止腹水产生。但肿瘤已累及网膜上半部，或癌灶广泛浸润，与横结肠密切粘连，形成较大团块（俗称网膜饼）时，切除往往不易，先提起大网膜露出横结肠，由于胃结肠韧带的左侧部分薄而长，网膜内走行的胃网膜左、胃网膜右血管之间的吻合支较少，故应于此并沿横结肠反折处用电刀切开网膜后叶。于胃结肠韧带后叶和横结肠系膜前叶之间，分离进入网膜囊，分离时须避开横结肠系膜前叶中的结肠中动脉，防止损伤。大网膜转移灶常沿横结肠向脾曲扩散，在分离时切口一定要够大，切忌暴力牵拉横结肠脾曲，以防撕裂脾包膜。也可把降结肠游离，使脾曲下降，便于肿块的暴露和切除。如果胃结肠韧带有转移灶，可从胃附着处行大网膜全部切除。从胃结肠韧带高位横切大网膜，必要时双重结扎胃短动脉、胃网膜左动脉和胃网膜右动脉，并处理胃大弯侧血管弓。处理胃大弯侧血管时，结扎一定要牢固，以防术后滑脱造成腹腔内出血；术后早期插胃管，进行减压防止胃扩张。

　　盆腔肿块切除在多数情况下，是整个手术过程中难度最大、出血最多、花费时间最长的一部分。多数情况下，肿瘤已达 Ⅱ 期或更晚，巨大的肿块往往充满整个盆腔。且肿瘤一旦穿透被膜向邻近组织浸润，以至子宫、附件、肠管、膀胱和盆腔腹膜，包裹成不规则的团块，无法辨认正常解剖关系，此时按常规步骤进行手术切除，往往无从下手；如强行将肿块剥离，则可造成大面积组织渗血。目前遇到这种情况，临床医师多倾向于直接从腹膜外间隙入手，在骨盆漏斗骨盆韧带上方或外侧打开侧腹膜，高位结扎卵巢动、静脉，辨认出附着在腹膜上的输尿管位置，由两侧将腹膜以"卷地毯"的方式朝中线方向游离，依次切断圆韧带、子宫动脉，并将膀胱腹膜从膀胱顶部剥下。一般卵巢癌浸润腹膜面积虽广，但多较表浅，故腹膜后方仍能存有界限较清楚的疏松间隙，游离时一般难度不大。当腹膜游离至直肠两侧时，则子宫及肿块之主要切除步骤已基本完成。此时应对直肠前壁和肿瘤之间的关系做出充分估计，如果粘连面积不广，浸润较浅，则可先将肿块自直肠壁上分离，将子宫和肿块连同盆腔腹膜整块切除。然后再将残存之瘤组织尽可能完整地从直肠壁上剥下。如直肠壁浸润较深，估计已达肌层，或已经出现肿瘤向管腔内生长，导致肠管腔隙狭窄，此时强行剥离很可能造成肠损伤或破裂，故不必再做直肠前方的肿瘤剥离，而直接联合肠外科医师将受累的部分直肠连同肿块一并切除。

　　晚期卵巢癌肠转移比较常见，肿瘤细胞减灭术的价值意义已经非常肯定，一次彻底或比较彻底的转移癌切除可疑显著改善患者的生存率。技术不熟练的妇科医师建议术中与肠外科医师联合手术。

　　卵巢上皮性肿瘤常向阑尾转移，故需要切除阑尾。用无损伤钳提起阑尾，使阑尾系膜展平，体形偏瘦的患者阑尾动脉细小，可用直血管钳紧贴阑尾壁钳夹血管。用剪刀剪开系膜，使阑尾仅有根部与盲肠相连，如阑尾较长，需分次钳夹、剪断（关于荷包缝合，现在临床实践不再支持荷包缝合反向包埋阑尾残端）。用直血管钳钳夹阑尾根部，在距阑尾根部稍远处再次钳夹，松开钳夹阑尾根部的直钳，用丝线结扎原钳夹处后切断阑尾。术者应紧贴血管钳切断阑尾，由于刀片已被肠内容物污染，应立即将手术刀放入盘中，并由洗手护士将其撤出手术区。

　　关于肝、脾及横膈转移，如果肝、脾表面细小种植结节一般不需要切除，如肯定脾实质内有转移，可行脾切除。如肝实质内有转移，可行术后化疗。横膈转移多为小于 1～2cm 的微小结节，一般不需要手术，如发现个别较大的转移癌灶，且位置不高，可考虑切除，但需注意有无膈肌损伤并及时修补，以免引起气胸。

　　对于晚期卵巢癌系统切除腹膜后淋巴结并不能延长患者总生存期，还会引起术后并发症，故目前主张对于这些患者仅切除腹膜后肿大淋巴结。

（五）围术期处理

参见卵巢全面分期手术。

1. 术前评估及处理　晚期卵巢癌手术范围较大，术前必须全面评估患者身体状态可否耐受手术。术前怀疑胃肠道或泌尿系有肿瘤浸润时，必须详细进行相关辅助检查，确定肿瘤转移范围及严重程度。由于晚期卵巢癌常伴有肠道转移，故术前需充分肠道准备。充足备血，至少2000～3000ml或更多。术前向患者及其家属详细介绍手术病情及手术计划，特别对肠切除和可能进行肠造瘘术应有足够的心理准备。

2. 术中处理　术中行盆腔大肿块或融合成团的大癌块切除时往往是手术最困难的地方，通常需要术者有足够的手术经验及耐心，术中尽量减少渗血及肿瘤残留。

术中行大网膜脾曲切除时特别注意要有足够大的手术切口，避免过度牵拉导致人为脾撕裂损伤。

晚期卵巢癌常累及肠管，病变广泛，盆腔粘连严重，在分解粘连过程中直接发生的肠损伤情况较多，如术中发现肠壁穿孔、肠液流出，这类损伤是比较容易诊断并处理的。在无感染存在时，术中修补即可，不必常规行肠道造瘘，缝合前应用高效碘和大量抗生素溶液冲洗，将破损的肠管解剖缝合，肌层可用3-0可吸收线，浆膜层用4号丝线间断缝合，缝合过程中保证缝合无张力，不造成肠梗阻，术后坚持全身针对厌氧菌和需氧菌的广谱抗生素治疗，并保持大便通畅。当存在严重污染时，发生肠损伤应慎重处理，必要时行结肠造瘘。术中由于大面积剥离肿瘤组织致使肠管浆肌层缺损，血运障碍，术后发生肠坏死、肠穿孔，这类损伤往往在术后延迟诊断，通常会造成严重后果，故手术结束后要全面探查肠管情况，如有上述情况必须谨慎处理，避免严重后果出现。

3. 术后处理　由于肿瘤细胞减灭术手术时间一般较长，手术范围较大，术中失血过多，导致感染的概率较高，同时术中留置腹腔引流管或经阴道引流管亦会造成逆行感染，故预防性使用广谱抗生素还是有必要且有效的。对于术后发热的患者，尤其注意有无腹部腰痛、反跳痛，注意引流量及颜色变化，术后营养支持，促进胃肠蠕动功能，减少卧床时间，均有利于规避术后盆腔感染发生。

术后肠梗阻情况对于卵巢癌术后患者较易发生，尤其手术造成的肠粘连、吻合口水肿等影响术后肠蠕动恢复；有些麻醉药物的使用及麻醉时间较长，亦会引起术后肠梗阻。故术后患者尽量要求早翻身、早活动、早下床，无肠道手术者可在麻醉清醒后24h内鼓励尽早进流质饮食，可加服液状石蜡等促进肠道功能恢复，同时加强抗生素、营养支持及水、电解质平衡等治疗。如肠梗阻患者积极治1周仍未缓解，则建议手术解除肠梗阻。

晚期患者的手术范围广，难度大，多无正常解剖关系，进而增加了术中出血的危险性。无论是肿块切除还是腹膜后淋巴结清除，每个步骤的手术操作都需要术者不仅要熟悉腹盆腔解剖知识，更要具备精巧的手术技能及对出血的应急处理措施。在清除腹膜后淋巴结术的精细操作时，应高度警惕转移淋巴结对腹主动脉、下腔静脉及髂血管的浸润，防止损伤血管。

细胞减灭术后淋巴囊肿发生率为20%左右，术中要确实结扎淋巴管，术后保持引流通畅是预防其发生的有效方法。无恶性症状者无须处理，有症状者可在超声引导下穿刺引流。

肿瘤细胞减灭术手术时间长、创伤大、术后卧床时间长，使下肢血流淤滞，易发生深静脉血栓，深静脉血栓发生率为2.0%，肺栓塞为1.8%。栓子绝大多数来源于下肢深静脉栓塞，故预防下肢深静脉栓塞是预防肺栓塞的重要环节。术后应加强护理，预防性注射低分子肝素，嘱患者勤翻身、伸展活动下肢，减少下肢静脉血栓和栓塞的发生。

七、卵巢癌中间型肿瘤细胞减灭术

（一）概述

若患者一般情况不能耐受手术，或估计难以完成较好的肿瘤细胞减灭术（肿瘤固定及技术原因），可先进行3～6个疗程的化疗，以使肿块缩小、松动，一般情况改善，再完成中间型肿瘤细胞减灭术（interval debulking surgery）。这种治疗方式近几年受到重视，这种化疗称为先期辅助化疗（neoadjuvant chemotherapy）。

（二）适应证

该术式适用于评估初次无法完成"满意减灭术"或"较满意减灭术"，或手术困难者。在组织学活检确诊后，行先期辅助化疗患者化疗效果明显且病情改善的患者（推荐先期新辅助化疗3个疗程，但也可根据临床医师的判断，在4～6个疗程化疗后再行手术）。

（三）禁忌证

参见卵巢癌全面分期手术。

（四）手术操作指南

1.术前准备、体位、麻醉选择　参见卵巢癌全面分期手术。

2.手术操作范围及技术要点　手术技术要点同全面分期术和肿瘤细胞减灭术。

卵巢上皮癌手术的彻底性与预后密切相关，故与初次肿瘤细胞减灭术相同，中间型肿瘤细胞减灭术也必须尽可能地达到满意减瘤，尽可能切除盆腔、腹腔及腹膜肉眼可见的所有病灶，即达到R0。

手术原则：切除全子宫双附件；必须探查所有腹膜表面，任何潜在的可疑病灶或粘连组织必须进行切除或活检；必须切除大网膜；尽可能切除腹膜后可疑肿大淋巴结；为达到满意减瘤术，可根据病情需要切除阑尾、部分肠管、剥除膈肌、其他腹膜、脾、胆囊、部分肝、部分胃、部分膀胱、胰尾等。

（五）围术期处理

1.术前评估及处理　确定手术治疗后，患者的术前准备、心理辅导及合并症处理同全面分期术和肿瘤细胞减灭术。

2.术中处理　因中间型肿瘤细胞减灭术的处理原则与同全面分期术和肿瘤细胞减灭

术相同，故术中要特别注意包裹成团的癌瘤的处理技巧，避免渗血过多或残留病灶。

3. 术后处理　由于接受先期化疗的患者其化疗药物及辅助药物对身体的副作用，往往导致患者身体较前虚弱，术后营养状态不佳，影响患者术后切口愈合及身体恢复，故特别注意术后营养支持。其次注意患者术后胃肠蠕动情况，避免肠梗阻。其余术后注意事项同全面分期术和肿瘤细胞减灭术。

八、筋膜外全子宫切除术及双附件切除术

（一）概述

筋膜外全子宫切除术及双附件切除术是有手术指征的子宫内膜癌、子宫肉瘤最基本的手术方式。筋膜外全子宫切除术也是特殊情况下的滋养细胞肿瘤及早期浸润性宫颈癌的基本手术方式。

（二）适应证

1. 不保留生育能力 I 期和 Ⅲ a 或 Ⅲ c 期子宫内膜癌、姑息治疗的 Ⅳ 期子宫内膜癌、子宫内膜特殊病理类型如浆液性腺癌、透明细胞癌及癌肉瘤。

2. 子宫肉瘤（包括子宫平滑肌肉瘤、子宫间质肉瘤、腺肉瘤）。

3. 无保留生育要求的妊娠滋养细胞肿瘤（侵蚀性葡萄胎、绒毛膜癌）化疗耐药或为减短化疗疗程。

4. 不保留生育能力，无脉管浸润的 I A1 期宫颈癌。

（三）禁忌证

参见一般妇科肿瘤手术。

（四）手术操作指南

1. 术前准备

（1）一般检查、体位、麻醉选择同一般妇科肿瘤手术，确定无手术禁忌证。签署知情同意书。

（2）辅助检查

①详细询问病史、常见症状出现的时间、部位及其他的伴随症状；询问患者年龄、月经史、婚育史、性生活史、既往史等情况，是否合并有高血压、糖尿病、肥胖等子宫内膜癌的高危因素；观察患者阴道出血量、颜色及持续时间，判断有无合并贫血；观察患者有无下腹、腰骶部疼痛及疼痛程度，判断是否有肿瘤浸润压迫神经的可能性；观察患者有无尿频、排便不适等肿瘤压迫症状；既往有无滋养细胞肿瘤疾病史及化疗治疗情况；评估患者的心理状态，是否存在焦虑、抑郁等问题，患者家属对患者的关心程度，对疾病及治疗的了解程度等。

②全身体格检查和妇科专科检查。

③血、尿、便常规，肝、肾功能和血清肿瘤标志物（如 CA125、hCG、SCCA、性六项）等各项指标的检查。

　　④阴式彩超检查可以了解子宫及其肿块的大小及位置，宫腔形状、宫腔赘生物肌层浸润情况。宫腔镜检查可以直观宫颈管及宫腔内情况。除了胸部CT外，影像学检查均推荐腹、盆腔增强MRI及CT检查，除非有禁忌证，以评估局部病灶浸润范围以及与周围组织间的关系、有无可疑淋巴结转移等。可以根据临床症状及可疑转移病灶选择全身PET-CT、肾图、膀胱镜、肠镜检查等。影像学检查有异常时应尽可能用细针穿刺抽吸或活检或刮宫以明确病理诊断。

　　2.手术操作范围及技术要点　筋膜外全子宫切除术＋双附件切除术可以通过经腹、经阴道、腹腔镜、机器人等方式进行。进腹后常规探查腹腔和盆腔脏器及淋巴结情况，分离粘连，术中仔细评估腹膜、横膈膜及浆膜层有无病灶，并在任何可疑部位取活检以便排除子宫外病变。在中外1/3处切断子宫圆韧带，高位游离并结扎骨盆漏斗韧带切除卵巢及输卵管（若保留卵巢则切断卵巢固有韧带，切除输卵管）。打开阔韧带后叶，分离宫骶韧带外侧窝腹膜，使可能粘连贴近宫骶韧带的输尿管远离。处理宫骶韧带，分离下推直肠子宫凹前侧腹膜至宫颈外口水平。剪开膀胱子宫陷凹腹膜。分离膀胱超过阴道前穹窿水平。在宫颈内口下切断子宫动静脉血管。处理主韧带。在阴道穹窿水平环切阴道至切除整个子宫，闭合阴道断端（图4-4）。

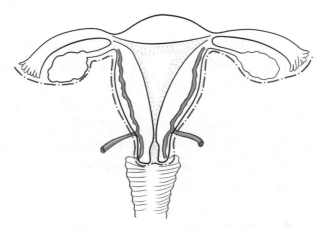

图4-4　筋膜外全子宫切除术＋双附件切除术手术范围

　　早期子宫内膜癌患者原则上应行手术切除全子宫＋双附件切除＋全面分期手术，术后手术病理分期确诊，并指导后续诊疗计划。子宫肉瘤发病率低，易早期血行转移。子宫平滑肌肉瘤需完整切除子宫，绝经前患者可保留卵巢，但已知ER/PR阳性患者不能保留卵巢。任何年龄的低级别/高级别/未分化子宫内膜间质肉瘤/子宫腺肉瘤均需要行全子宫＋双附件切除。早期子宫癌肉瘤患者也行全子宫＋双附件切除，但要加切腹膜后淋巴结和大网膜。无保留生育要求的妊娠滋养细胞肿瘤患者也可以伴发如下情况时可以切除子宫：①为缩短化疗疗程者；②化疗药耐药，病灶已孤立；③原发病灶或转移瘤大出血，其他措施无效者，为挽救生命行手术止血；④年龄大，化疗耐受力差。因妊娠滋养细胞肿瘤主要为血行播散，双侧附件转移率低，故行手术切除时一般不需要切除双侧卵巢及输卵管组织。无生育要求的ⅠA1期宫颈癌患者可以行筋膜外全子宫切除，因病期早，卵巢转移可能性小，故可以保留双侧附件。

（五）围术期处理

1.术前评估及处理　术前评估及准备同一般妇科肿瘤手术，特别是要着重做好术前阴道冲洗，预防感染。如果伴有贫血、高血压、糖尿病等合并症，应术前给予调整治疗，以达到手术前要求。

术前患者均有不同程度的心理负担，比如对手术和麻醉的恐惧，对子宫附件切除后生理改变的担忧等，对此术前要做好对患者及其家属的心理疏导，予以正确的引导和纠正。通过交流、图片资料、录像、小讲座等方式介绍所患疾病的诊治情况、手术效果、麻醉方式、术后注意事项等，介绍积极配合手术的重要性，坚定患者手术治疗的信心。

2.术中处理　术中子宫血管与主韧带一并钳夹切断是快捷的，骨盆漏斗韧带应单独处理，否则可能发生内出血。子宫血管、子宫主、骶韧带适合分别处理，否则容易出现输尿管损伤或结扎线滑脱。因此要求操作细致，分步进行。

术中尽量避免损伤输尿管，熟悉输尿管的解剖，对易损伤部位采取有力措施。分离膀胱要注意寻找疏松无血管间隙，掌握好方向和力度，避免损伤膀胱，特别是在缝合阴道断端时缝线捎挂膀胱，可导致术后出现膀胱阴道瘘。

术前应把减少对性生活的影响作为手术的设计内容，如阴道保留的长度、断端的处理，术后避免残端炎症发生。

3.术后处理　术后监测生命体征，观察切口敷料有无出血和渗出。加强引流管的护理，保持引流管通畅，观察引流液量、颜色，判定有无腹腔内出血的可能性。导尿管保持通畅，观察尿量和颜色，初步判断液体量是否充足。

静脉补充营养、水和电解质，待术后胃肠功能恢复后指导患者进流质饮食，但禁奶类和糖类，饮食量不可过多。逐渐从流食、半流食过渡到普通饮食。为促使切口早期愈合和机体恢复，宜进高蛋白、高维生素、富有营养的饮食。合理应用抗生素，及时检查血常规、肾功、离子等情况，以便调节补液成分和抗生素种类。

进行疼痛评分，根据疼痛程度给予镇痛药物治疗。

术后鼓励患者尽早下床活动，进行主动及被动肢体活动，促进排气，避免肠粘连或肠梗阻。对年龄大、高凝体质患者，为预防下肢静脉血栓的发生，也可以使用抗凝血药。

术后注意休息，性生活于手术后3个月始可恢复。休息时间长短，按手术操作的难易、患者体质的强弱及有无并发症作决定。

术后加强对患者的心理疏导，解除思想顾虑，提高术后性生活质量。因病因不同，适当应用激素替代治疗。

交代患者术后定期复查的重要性，复查的时间及项目，特别是术后需要补充放疗或化疗的患者，需要告知后续治疗的时间和注意事项。有条件时开展遗传学咨询和基因诊断。

九、广泛外阴切除术、改良广泛外阴切除术及外阴扩大切除术

（一）概述

外阴癌（carcinoma of the vulva）是一种很少见的女性生殖道恶性肿瘤，多发生于

绝经后的老年女性，肿瘤可发生于外阴的皮肤、黏膜及其附件组织，主要病理类型有鳞状细胞癌、腺癌、基底细胞癌、恶性黑素瘤等。外阴癌以手术治疗为主，对早期患者强调个体化、人性化手术治疗，而局部晚期和（或）晚期外阴癌患者则强调手术联合放疗的综合治疗。外阴肿瘤切除分为广泛外阴切除术、改良广泛外阴切除术和外阴扩大切除术。

（二）适应证

1.广泛外阴切除术 ①ⅠB期中心型外阴癌，病灶累及小阴唇前段；②所有Ⅱ期以上外阴癌，包括外阴鳞癌、外阴恶性黑素瘤、外阴基底细胞癌、外阴前庭大腺癌、外阴浸润性Paget病。

2.改良广泛外阴切除术 ①ⅠB期和部分Ⅱ期非中心型外阴癌；②对早期外阴恶性黑素瘤。

3.外阴扩大切除术 适用于ⅠA期外阴癌。

（三）禁忌证

1.外阴肿瘤病灶合并严重感染坏死。

2.肿瘤病灶过大，明显侵及尿道、肛门、直肠。

3.体质虚弱，有严重内科合并症不能耐受手术和麻醉的。

4.缺乏经验的手术者。

（四）手术操作指南

1.术前准备

（1）详细询问病史常见及症状：了解症状出现的时间、部位及伴随症状。

（2）全身体格检查及体表淋巴结（尤其腹股沟淋巴结）有无肿大。

（3）妇科检查明确肿块发生的部位、大小、形态及周围脏器受累情况。

（4）组织病理学是确诊外阴癌的金标准：局部肉眼或阴道镜下活检行组织病理学诊断对早期外阴癌尤为重要，组织病理应包括明显的肿瘤、癌周皮肤和皮下组织。对肿瘤直径≤2cm的早期外阴癌也可在局部麻醉下行肿块完整切除活检，经连续病理切片检查，准确评价肿瘤的浸润深度，指导早期外阴癌的个体化治疗。外阴恶性黑素瘤组织活检最好将病灶完整切除，切缘距肿瘤至少1cm。有些特殊病理类型恶性肿瘤需要辅助免疫组化技术确定诊断。术后病理肿瘤的病理类型、分级、浸润深度、有无淋巴脉管间隙受侵、手术切缘和肿瘤基底是否切净、淋巴结转移的部位、数目及是否扩散到包膜外等，确定肿瘤期别，并指导术后辅助治疗。

2.辅助检查

（1）血、尿、便三大常规，肝、肾功能和血清肿瘤标志物（如SCCA）等各项指标。

（2）影像学检查：采用CT或MRI或PET-CT等影像学检查确定肿瘤与周围器官的关系，有助于发现腹股沟和盆腹腔阳性肿大淋巴结、远处脏器的转移等。

（3）超声指引下细针穿刺活检可诊断腹股沟淋巴结有否转移。

（4）术前淋巴显影和核素检查可发现并识别腹股沟前哨淋巴结。

（5）膀胱镜和（或）直肠镜检查，了解尿道、膀胱和直肠黏膜受侵情况。

3.体位　膀胱截石位。

4.麻醉　推荐行全身麻醉或硬膜外麻醉。

5.手术操作范围及技术要点

（1）广泛外阴切除术切除范围：两侧外阴同时切除，其中癌旁切除的组织应≥3cm，内切缘至少1cm，为外阴毁损性手术，外阴的皮肤黏膜及皮下组织全部切除，创伤大。手术基底部需切至筋膜层，切缘缝合张力较大，部分肿瘤巨大者手术中需行转移皮瓣手术，切口一期愈合率较低。

（2）改良广泛外阴切除术切除范围：手术切缘在肿瘤外周边正常皮肤2～3cm，内周边至少切除1cm，深达筋膜或＜1cm的组织。较小的单侧肿瘤可保留对侧外阴，手术创伤和手术范围小于外阴根治性切除术。

（3）外阴扩大切除术切除范围：切缘应于病变边缘外0.5～1.0cm。对于术后病理报告手术切缘阳性的患者，可以再次手术切除，也可以直接补充放疗。

（五）围术期处理

1.术前评估及处理　术前评估同一般妇科恶性肿瘤，加强心理疏导。外阴癌患者多为老年人，术前指导患者深呼吸、咳嗽、床上翻身、术后适当活动等。原发病灶有溃破感染的患者，术前数日必须用高锰酸钾溶液坐浴，抗生素控制感染。若外阴癌病灶较大，肿瘤切除后常需使用游离皮瓣填补，除常规外阴备皮处理外，应扩大备皮范围至大腿内侧及下腹部。晚期外阴癌病灶累及肛门的患者需要做肠道准备。

2.术中处理　现今的手术倾向不做过大的破坏性手术，如果外阴肿瘤病灶居于前半部则后半部也应同时切除。如果病灶涉及尿道或肛门，尤其是手术损伤不可避免时，切除尿道不超过1/2或保留尿道1.5cm以上一般不会导致术后尿失禁。否则可采取术前及术后辅助放、化疗，待肿瘤缩小后施行保留尿道及肛门的手术治疗。在不影响治疗的前提下尽量保留阴蒂。行部分性外阴根治术时必须与病理科医师沟通，术中切除标本在边缘多处取材，报告切缘及切缘附近8mm以内有无癌细胞，以便保证局部病灶切除的彻底性。

3.术后处理　外阴癌术后局部组织缺损较大，皮肤黏膜受张力大、营养不良等因素影响，即使延期拆线，也可能发生切口裂开。外阴切口皮缘不同程度感染和坏死很常见，需要局部清创换药至切口完全愈合。局部皮缘因缺血、不感染发生的干性坏死不需要处理，待结痂自然脱落即可。

术后患者应取平卧双腿外展屈膝体位，腘窝下垫软枕以提高患者舒适度，减少术后切口加压包扎所致的疼痛，指导镇痛对症治疗。保持会阴清洁干燥，每日会阴冲洗。卧床期间应用支被架，减少会阴摩擦。加强引流管及导尿管护理，保持通畅，防止反流。鼓励患者加强躯体活动及功能锻炼，预防压疮和下肢静脉血栓的发生。

根治性外阴切除极大地破坏了外阴局部解剖结构，即便是进行了外阴皮瓣移植整复重建，术后患者两腿分开、下蹲时都会伴随不适感，性唤起的水平仅为术前的8%，性体像仅为术前的4%，性功能障碍成为外阴癌患者术后最大的精神心理创伤。因此，现今提倡外阴癌在安全治疗的基础上尽量施行保守性手术，有些患者选择放疗或术前后辅助放疗而不选择破坏性手术原因也在于此。根据具体情况，指导性生活，适当应用雌激素药膏改善其症状。

十、腹主动脉旁淋巴结、盆腔淋巴结、腹股沟淋巴结切除术

（一）概述

女性生殖器官和盆腔具有丰富的淋巴系统，淋巴结通常沿相应的血管排列，成群或成串分布，其数目及确切位置变异很大，分为外生殖器淋巴与盆腔淋巴。外生殖器淋巴分为深、浅两部分，腹股沟浅淋巴结收纳外生殖器、阴道下段、会阴、肛门及下肢的淋巴；输出管大部分汇入腹股沟深淋巴结，少部分汇入髂外淋巴结。腹股沟深淋巴结收纳阴蒂、腹股沟浅淋巴，汇入髂外及闭孔等淋巴结。盆腔淋巴分为3组，即髂淋巴组（由闭孔、髂内、髂外及髂总淋巴结组成）、骶前淋巴组和腹主动脉旁淋巴组。

外阴癌及阴道下段癌淋巴主要汇入腹股沟浅淋巴。阴道上段癌及宫颈癌淋巴回流大部分汇入髂内及闭孔淋巴结，小部分汇入髂外淋巴结，经髂总淋巴结汇入腹主动脉旁淋巴结和（或）骶前淋巴结。子宫内膜癌累及宫颈、深肌层或癌组织分化不良时，易发生淋巴结转移。转移途径与癌肿生长部位有关：宫底部癌灶常沿阔韧带上部淋巴管网经骨盆漏斗韧带转移至腹主动脉旁淋巴结。子宫角或前壁上部病灶沿圆韧带淋巴管转移至腹股沟淋巴结。子宫下段或已累及子宫颈管癌灶的淋巴转移途径与宫颈癌相同，可累及宫旁、闭孔，髂内、髂外及髂总淋巴结。子宫后壁癌灶可沿宫骶韧带转移至直肠淋巴结。约10%内膜癌经淋巴管逆行引流累及阴道前壁。卵巢癌淋巴转移途径有3种方式：①沿卵巢血管经卵巢淋巴管向上至腹主动脉旁淋巴结；②沿卵巢门淋巴管达髂内、髂外淋巴结，经髂总至腹主动脉旁淋巴结；③沿圆韧带进入髂外及腹股沟淋巴结。横膈为转移的好发部位，尤其右膈下淋巴丛密集、最易受到侵犯。输卵管癌于卵巢子宫有丰富的淋巴管沟通，常可转移至腹主动脉旁和（或）盆腔淋巴结。

（二）适应证

1.伴脉管浸润的ⅠA1期宫颈癌。

2.ⅠA1～ⅡA1期宫颈癌。

3.新辅助降期后手术治疗的ⅠB3期和ⅡA2期及ⅡB期宫颈癌。

4.Ⅰ～Ⅱ子宫内膜癌。

5.早期卵巢癌。

6.子宫平滑肌肉瘤、癌肉瘤。

7.卵巢交界性肿瘤。

8.外阴癌。

（三）淋巴结评估

术前评估主要是影像学评估，包括彩超、增强CT或MRI，甚至是PET-CT技术。术中评估包括淋巴结触摸、活检、取样、选择性和系统性切除等，其中以淋巴结系统性切除最为准确。前哨淋巴结的识别和活检是一种折中的评估手段，用来评估区域淋巴结状态，使无转移的淋巴结免受系统切除，而术后评估是病理学评估。

（四）腹膜后淋巴结切除路径、范围与技巧

腹膜后淋巴结可以通过开腹、腹腔镜和腹膜外3种方式切除包绕在腹腔、盆腔侧壁大血管及其分支、神经周围的脂肪和淋巴结缔组织（图4-5）。

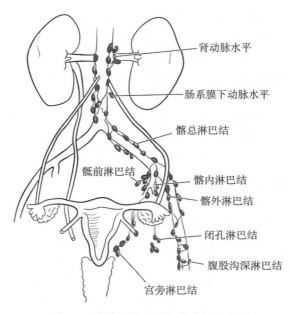

右侧标注（从上到下）：
肾动脉水平
肠系膜下动脉水平
髂总淋巴结
髂内淋巴结
髂外淋巴结
闭孔淋巴结
腹股沟深淋巴结

左侧标注：
骶前淋巴结
宫旁淋巴结

图4-5　腹膜后淋巴结切除术手术范围

1.盆腔淋巴结切除的范围与技巧　上界达髂内外动脉交叉处上3 cm处，切除髂总血管表面的髂总淋巴结；下界为旋髂深静脉横跨髂外动脉处，切除腹股沟深淋巴结；外界达腰肌表面与髂血管交界处；内界为输尿管外侧缘；底部常以闭孔神经为标志，也可以超越闭孔神经而达盆底肌肉表面。该范围内双侧髂总淋巴结、髂外淋巴结、髂内淋巴结、闭孔淋巴结和腹股沟深淋巴结脂肪组织都需要切除。

2.腹主动脉旁淋巴结切除的范围与技巧　腹主动脉旁淋巴结的切除包括两个水平：肠系膜下动脉水平和肾血管水平。对肾血管水平的淋巴结切除，在盆腔淋巴结切除、腹膜切开的基础上继续向上朝向横结肠系膜附着处打开后腹膜直达十二指肠横部下缘，充分暴露髂总动脉、腹主动脉、肠系膜下动脉周围及其上方的脂肪淋巴组织。在保护好血管神经的基础上，切除淋巴脂肪组织。术中需避免损伤十二指肠，同时注意避免损伤肾静脉、肠系膜下动脉，切忌强行牵拉和撕脱下腔静脉表面的淋巴脂肪组织，以防止静脉损伤。在进行双侧腹主动脉旁淋巴结切除时，还要充分游离暴露双侧输尿管的走行，避免损伤输尿管。左、右腰淋巴结的输出管在腹主动脉后方汇合成左、右腰干，在第1～2腰椎水平汇合成囊性乳糜池，向上延续为胸导管。术中要减少腰干损伤，降低乳糜漏的发生率。

3.前哨淋巴结（SLN）　是原发肿瘤引流区域发生转移时所经的第1站淋巴结，可以反映整个区域淋巴结累及的状态。通过颈局部3和9点或3、6、9、12点注射有色染料

直观观察或采用γ探测器识别放射性胶体锝-99，或采用荧光摄像显影吲哚菁绿（ICG）等方式术中识别前哨淋巴结，并切除任何可疑或肿大的淋巴结。前哨淋巴结通常位于髂外血管内侧、侧脐韧带外侧或闭孔窝上部。切除要点：①切除所有显影的淋巴结；②不论有无显影，切除任何可疑淋巴结；③一侧没有显影淋巴结时切除该侧髂内和髂外等高危淋巴结。

4.腹股沟淋巴结切除术切除的范围与技巧　可以通过开腹、腹腔镜两种方式切除腹股沟淋巴结，包括腹股沟浅、深淋巴结需同时切除，以降低腹股沟区淋巴结复发的风险。上界至腹股沟韧带上3 cm、外侧达髂前上棘、内侧至耻骨结节、下界至腹股沟韧带下10cm股三角顶点的菱形区域淋巴结，包括脂肪在内的整块切除。

（1）股沟浅组淋巴结清扫：由上往下，从外周向中心法逐步整块切断腹股沟浅淋巴结。暴露出大隐静脉，尽量保留汇入大隐静脉的5条静脉分支（腹壁浅、旋髂浅、股内侧、股外侧、阴部外静脉），切除大隐静脉两侧垂直组及卵圆孔周围的淋巴结及脂肪组织，保留大隐静脉主干。

（2）腹股沟深组淋巴结清扫：打开阔筋膜完全暴露股三角，切除位于股环附近及髂耻窝的上部及中部的上组腹股沟深淋巴结及周围脂肪组织，然后切除位于股深动脉及旋股内、外侧动脉起始部附近的下组腹股沟深淋巴结。

在正确掌握解剖的基础上进行股淋巴切除，技术操作上并不困难，术中谨慎操作，注意创面确实止血，尽量保留大血管分支，结扎大隐静脉周围淋巴管，减少淋巴瘘的形成。术后创口冲洗，引流的负压引流管底端放置在股三角的最低点。间断缝合，后腹股沟区皮肤感染、坏死、裂开、水肿渗出减少。下肢水肿可经利尿、补充蛋白、穿戴弹力袜等方式治疗。

（五）宫颈癌淋巴结切除观点

淋巴结转移是宫颈癌最主要转移途径之一，同时也是宫颈癌术后复发和死亡的主要危险因素。通常宫颈癌转移路径是先在盆腔沿宫颈旁、闭孔、髂内、髂外、髂总、骶前淋巴结渐进性、阶梯式的转移，然后再转移到腹主动脉旁淋巴结转移，发生"跳跃式"转移率＜1%，锁骨上淋巴结、腋窝及肠系膜淋巴结转移仅发生于肿瘤晚期。因此，对早期宫颈癌（ⅠA2～ⅡA期）患者主要实施系统性盆腔淋巴结切除是必要的，若髂总淋巴结转移才考虑进行腹主动脉旁淋巴结切除术。

（六）子宫内膜癌淋巴结切除观点

子宫内膜癌是发达国家最常见的妇科恶性肿瘤，发病率呈逐年上升趋势。完整的盆腹腔及腹主动脉旁淋巴结切除是全面手术分期的要求，临床Ⅰ期子宫内膜癌发生盆腔淋巴转移总的风险率约为9%，研究资料也显示淋巴结切除与否不是子宫内膜癌的独立预后影响因素，因此子宫内膜癌常切除淋巴结的分期和指导辅助治疗的意义远远大于其治疗价值。2014年NCCN指南提出：把SLN检测作为早期子宫内膜癌的手术方式，子宫颈部位注射是子宫内膜癌SLN检测的主要注射部位。术中应切除任何增大或转移的淋巴结。

Ⅰ期子宫内膜样腺癌，若为高中分化、浅肌层侵犯、没有侵犯宫颈、肿瘤直径＜

2cm者，没有增大的淋巴结，其发生淋巴结转移的风险低于2.5% ～ 4%，可以不考虑切除淋巴结以减少手术并发症，而超过这些范围的Ⅰ期子宫内膜癌则需切除盆腔淋巴结。若具备低分化、深肌层侵犯、盆腔淋巴结阳性、浆液性腺癌、透明细胞腺癌或癌肉瘤等特殊病理类型中任一条件都需切除腹主动脉旁淋巴结并达到肾静脉水平。

（七）卵巢癌淋巴结切除观点

卵巢癌是女性生殖系统死亡率最高的恶性肿瘤，后腹膜淋巴结切除是早期卵巢癌全面分期手术的一部分。早期卵巢癌淋巴转移率为3.3% ～ 14.2%，淋巴结转移直接影响后续治疗和预后，因此必须切除可以切除的增大腹膜后淋巴结。而晚期卵巢癌淋巴转移率高达40% ～ 73.7%，但淋巴结转移对卵巢癌预后的影响已不及腹腔转移，因此对晚期卵巢癌是否行后腹膜淋巴结切除迄今尚有争议。初次减瘤术达到R0的晚期患者，临床阴性淋巴结不需要切除。早期患者全面分期手术需要系统性切除盆腔和腹主动旁淋巴结，腹主动脉旁淋巴结切除术时，需将位于下腔静脉和腹主动脉表面及两侧的淋巴脂肪组织全部切除，上界至少达到肠系膜下动脉水平，最好达到肾血管水平。盆腔淋巴结切除术最好一并切除两侧髂总血管表面和外侧、髂内、外血管表面及内侧的淋巴脂肪组织以及至少闭孔神经前方的闭孔窝淋巴脂肪组织。ⅢB ～ Ⅳ期及中间型细胞减灭术患者只需要切除可疑和（或）肿大淋巴结。性索间质肿瘤可以不切除淋巴结。早期儿童或青春期生殖细胞肿瘤可以不切除淋巴结。手术耐受差和极度肥胖患者术中探查无肉眼转移灶可以行选择性盆腔及腹主动脉旁淋巴结切除，如果肿瘤为单侧，至少切除患侧淋巴结。

SLN技术在具体实施应用中由于卵巢癌的转移特点、示踪剂注射部位的不同、淋巴引流路径的复杂性和跳跃性等因素使其在卵巢癌中的应用中受到了限制。Ⅰ期膨胀型卵巢黏液性癌可不切除淋巴结，Ⅱ期膨胀型和所有浸润型卵巢黏液性癌推荐切除腹膜后淋巴结。

卵巢交界性肿瘤淋巴结切除可能提高分期但不影响总体生存率，任何期别的卵巢交界瘤都可以保留生育功能，保留生育功能者可以不切除淋巴结。

（八）子宫肉瘤淋巴结切除观点

子宫肉瘤以血行转移为主，因此不建议常规实施淋巴结切除术。低级别子宫内膜间质肉瘤不推荐切除腹膜后淋巴结。高级别/未分化子宫内膜间质肉瘤不推荐切除腹膜后淋巴结，除非发现肿大淋巴结。子宫癌肉瘤恶性程度高，参照子宫内膜癌处理原则，建议患者切除腹膜后淋巴结。子宫平滑肌肉瘤盆腔淋巴结转移率为6.6% ～ 11%，建议切除淋巴结。子宫腺肉瘤淋巴结转移率低，不建议切除淋巴结。

（九）外阴癌淋巴结切除观点

外阴癌是较罕见的妇科恶性肿瘤，发病率占妇科肿瘤的3% ～ 5%，淋巴结转移是决定外阴癌患者预后的重要因素。单侧或双侧腹股沟淋巴结切除是外阴癌的标准治疗方式。外阴癌腹股沟淋巴结切除应先以外阴切除，以避免癌灶污染。若患者体质虚弱不能承担同时手术，则淋巴结切除可以延期进行。

腹股沟淋巴结切除术分为腹股沟淋巴结根治切除术（腹股沟淋巴结清扫术）、腹股沟前哨淋巴结切除术和腹股沟淋巴结活检术。腹股沟淋巴结清扫术强调对区域淋巴结包括脂肪在内的整块切除，因为手术范围广，腹股沟浅、深淋巴组织切除得多，术后出现下肢回流障碍和淋巴水肿等并发症就多。

有研究表明，Ⅰ～Ⅱ期外阴癌患者腹股沟淋巴结的阳性率为10%～26%，因发病部位表浅、操作方便以及下肢的淋巴引流特征，因此SLN检测技术最早就被应用始于外阴癌。目前比较认可的外阴癌SLN的检测指征为：①肿瘤直径≤4 cm，浸润深度＞1mm的鳞状细胞癌；②原发肿瘤应未侵犯肛门、尿道、阴道；③没有固定融合的腹股沟淋巴结；④术前CT或MRI检查未发现直径＞0.5 cm的淋巴结。

腹股沟淋巴结活检术适应证：明确腹股沟区出现明显肿大淋巴结的性质。如淋巴结孤立、可活动，可以完整切除；如果已经融合固定，则可切除明确诊断后局部放疗。

（十）腹膜后淋巴结切除术的围术期处理

淋巴结切除术术中最常见的并发症是血管损伤，其次为输尿管损伤、肠管损伤和闭孔神经损伤；术后晚期并发症（6周后）主要为淋巴囊肿（SPOLs）和下肢淋巴水肿（LEL）。

第三节　乳腺癌手术术式

一、保留乳房手术

（一）概述

保留乳房手术（breast-conserving surgery）为：临床可触及肿瘤病灶患者，术中依据触诊，切除肿瘤及肿瘤外≥1 cm的乳腺组织；临床不可触及病灶的患者，根据术前肿瘤定位信息确定切除范围进行切除。

（二）适应证

1.经组织学或细胞学证实的早期乳腺癌女性患者，有保乳需求。

2.临床Ⅰ期、Ⅱ期，肿瘤最大径≤3 cm，且术后能够保留适宜的乳房体积和良好的乳房外形的患者。同一个象限的多个病灶（假定为同一个肿瘤来源）的患者也可以接受保留乳房手术。

3.临床Ⅲ期（炎性乳腺癌除外）经新辅助化疗降期达到保留乳房标准的患者也可以慎重考虑。

（三）绝对禁忌证

1.妊娠期并需要接受放疗的患者。

2.有多中心性病灶且病灶相隔较远，无法在一个区段内完整切除的患者。

3.存在大范围或弥漫性可疑微钙化病灶的患者。

4.炎性乳腺癌患者。

5.多次切除仍持续切缘阳性的患者。

6.拒绝接受保留乳房手术的患者。

（四）相对禁忌证

1.活动性结缔组织病患者，如硬皮病、系统性红斑狼疮或胶原血管疾病。

2.同侧乳房既往接受过乳腺或胸壁放疗的患者。

3.肿瘤最大径＞5 cm的患者。

4.乳腺癌遗传易感性强的患者，如有明确家族史和（或）*BRCA1*或*BRCA2*基因突变。

（五）手术操作指导

1.术前准备　术前一天清洗局部皮肤，剃除腋部及区域毛发。

（1）一般检查：同一般手术，确定无手术禁忌证，签署知情同意书。

（2）乳腺影像学检查：乳腺X线摄影和超声，有条件的中心，可考虑行乳腺增强MRI检查。

（3）术前采用空芯针穿刺对乳腺影像学检查发现的可疑病灶活检获得病理学诊断：体检不可触及肿瘤病灶者，应在手术前影像学手段引导下对肿瘤进行体表定位或标记，必要时应在活检部位放置定位标记。新辅助治疗的患者应对肿瘤体表范围进行标记或在肿瘤内植入标志物，为后续手术范围选择提供依据。

2.体位　患者取仰卧位，患侧垫高，患侧上肢外展90°。

3.麻醉　推荐行全身麻醉，也可高位硬膜外麻醉。

4.手术操作

（1）手术切口：切口可根据肿瘤部位、乳房大小和下垂度及美容效果的需要来选择。一般建议乳房和腋窝各取一切口，若肿瘤位于乳腺尾部，也可采用一个切口。选择肿块表面切口（上象限选择弧形、下象限选择弧形或放射状）、环乳晕切口和符合皮肤自然纹理切口。切口设计还需兼顾中转乳房全切除术的可能性。肿瘤表面皮肤可不切除或仅切除小片。如果肿瘤侵犯Cooper韧带，需考虑切除凹陷皮肤（图4-6）。

（2）手术范围及技术要点：乳房原发灶切除范围应包括肿瘤、肿瘤以外≥1 cm的乳腺组织，并根据肿瘤位置和乳腺厚度决定是否切除部分皮下组织及肿瘤深部的胸大肌筋膜。活检穿刺针道、活检残腔及活检切口皮肤瘢痕应尽量包括在切除范围内。新辅助治疗后保乳的患者，根据治疗后肿块的范围予以切除。对乳房原发灶手术切除的标本选择缝线和（或）墨汁染色准确标记切除标本上、下、内、外、表面及基底等方向的各切缘。术中采用快速冷冻病理学检查评价切缘状态。有钙化灶的肿瘤保乳手术时，术中应对标本行X线摄片，明确病灶是否被完全切除及病灶和各切缘的位置关系。乳房手术残腔止血、清洗，采用可吸收的合成材料缝线修复创面。放置4～6枚惰性金属夹（如钛夹）作为放疗瘤床加量照射时的定位标记。腋淋巴结临床阴性者行前哨淋巴结活检（sentinel lymph node biopsy，SLNB），根据活检结果决定是否进行腋淋巴结清扫术（axillary lymph node dissection，ALND）；腋淋巴结临床阳性者直接行ALND（图4-7）。若术中或术后病理学检查报告切缘阳性，扩大局部切除范围以达到切缘阴性。当再次扩大切除已经达不到美容效果或再次切除切缘仍为阳性时，改为全乳切除。

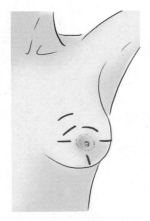

图4-6　保乳手术肿瘤切口设计

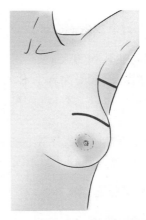

图4-7　保乳手术肿瘤切口及腋窝淋巴结清扫切口设计

（六）围术期处理

1.术前评估及处理　术前评估同一般妇科恶性肿瘤，应加强心理疏导。术前告知患者保乳术的获益与风险，包括存在因切缘阳性而需要二次手术的可能性；告知保留乳房手术患者术后需要联合全乳放疗、放疗费用、时间和可能的并发症。告知术后系统性辅助治疗的原则与乳房全切除术后相同。

2.术后处理　手术完毕后检查切口对合情况，伤口加压包扎。引流管保持通畅；术后48h内患侧肩关节轻度内收运动，48h后练习上肢活动。术后勿在患侧上肢输液，以免引起静脉炎，导致上肢水肿。术后2周拆线。

保乳术于放、化疗结束后3个月评价乳房美容程度，评价标准：双侧乳房是否对称，乳头间距离，皮肤改变。3年后乳房外形趋于稳定。

二、前哨淋巴结活检术

（一）概述

乳腺癌前哨淋巴结活检术（sentinel lymph node biopsy，SLNB）应用蓝染料和核素示踪剂进行前哨淋巴结活检，对于腋淋巴结阴性的患者和SLN 1～2枚转移的患者，可避免ALND，从而显著减少术后并发症，改善患者的生活质量。

（二）适应证

1.早期浸润性乳腺癌。

2.临床腋淋巴结阴性。

3.腋淋巴结阳性新辅助治疗后腋淋巴结临床阴性。

4.患者初始手术。

5.导管内癌接受乳房切除术。

6.新辅助治疗后临床腋淋巴结阴性。

（三）有争议的适应证

1. 预防性乳腺切除。

2. 导管内癌接受保乳手术。

3. 年龄＞70岁、LuminalA、有伴发疾病。

4. 妊娠患者。

5. 临床查体腋淋巴结阳性并经细针穿刺可疑。

6. 保乳术后同侧复发/再发患者。

（四）禁忌证

1. 炎性乳腺癌。

2. 临床查体腋淋巴结阳性并经空芯针穿刺证实。

3. 腋淋巴结阳性新辅助治疗后仍为阳性。

（五）手术操作指导

1. 术前准备　术前一天清洗局部皮肤，剃除腋部及区域毛发。一般检查、体位、麻醉选择同一般手术。确定无手术禁忌证，签署知情同意书。

2. 手术示踪剂的选择　乳腺癌SLNB的示踪剂包括蓝染料和核素示踪剂。联合应用蓝染料和核素示踪剂，可以使SLNB的成功率提高。经过严格的学习曲线和熟练操作后，也可以单用蓝染料或核素示踪剂。

（1）蓝染料：国外较多使用专利蓝和异硫蓝，国内较多使用亚甲蓝。

（2）核素示踪剂：推荐使用的是^{99m}Tc标记的硫胶体，煮沸5～10 min，标记率大于90%，标记核素强度（0.5～1.0）mCi/（0.5～2.0）ml。

（3）注射部位：蓝染料和核素示踪剂注射于肿瘤表面的皮内或皮下、乳晕区皮内或皮下及原发肿瘤周围的乳腺实质内成功率相似。内乳区SLNB，采用核素示踪剂注射于乳晕周围的乳腺腺体层内。

（4）注射时间：蓝染料示踪剂于术前10～15 min注射。核素示踪剂术前30 min皮内注射，皮下及肿瘤周围术前3～18 h注射。

3. SLNB术中确认与检出　SLNB应先于乳房手术。应用蓝染料要仔细检出所有蓝染的淋巴管，检出它们进入的第1个蓝染淋巴结。核素法要检出阈值超过淋巴结最高计数10%以上的所有淋巴结。术中γ探测仪探头要有序检测、缓慢移动、贴近计数。检出SLN后，腋窝区触诊发现的肿大质硬淋巴结也要作为SLN单独送检。

（六）围术期处理

术后并发症防治：SLNB的并发症较ALND少且轻得多，SLNB术后一般无须引流。SLNB术后并发症包括：切口感染（1%），积液（7.1%），血肿（1.4%），感觉障碍（8.6%），上肢活动受限（3.8%），上肢淋巴水肿（6.9%），腋蛛网综合征（SLNB术后腋上肢和肘窝部扪及触痛的条索）等。预防这些并发症要注意术中无菌操作，减少神经损伤，术后加压包扎，适当应用抗生素。

三、乳房单纯切除术

（一）概述

将乳头、乳晕和腺体组织全部切除，不行区域淋巴结清扫，称乳房单纯切除术（mastectomy）。

（二）适应证

1.有较重的心、肺疾病，不能耐受根治术的乳腺癌患者。

2.年龄较大，乳头溢血，细胞学检查有肿瘤细胞或疑有导管内癌者。

3.乳腺肉瘤及晚期乳腺癌伴有溃疡不宜根治术，尚未与胸壁固定者。

4.巨大良性肿瘤。

5.慢性囊性乳腺病，家族有乳腺癌病史，细胞学检查有增生乳管上皮细胞。

6.多发纤维腺瘤。

7.乳房结核，抗结核治疗无效，病变范围广或形成瘘管者。

（三）禁忌证

1.不能耐受手术。

2.不能行 R0 切除。

（四）手术操作指导

1.术前准备　术前备皮，如肿瘤破溃感染给予抗生素治疗。确定无手术禁忌证，签署知情同意书。

2.体位　患者取仰卧位，头略偏健侧，患侧上肢外展90°，患侧肩胛下略垫高。

3.麻醉　行全身麻醉、硬膜外麻醉或局部麻醉。

4.手术操作　以乳头为中心环绕乳房做梭形切口，可为横切口，也可为纵切口。恶性肿瘤切口距肿瘤边缘＞3cm。切开皮肤、皮下组织，分离切口两侧皮瓣，注意保留皮瓣的皮下毛细血管网。

皮瓣游离范围一般上至胸大肌锁骨部间隙，下至乳房下皱襞下1～2cm处，内至胸骨正中线，外至腋前线。沿乳房上缘，围绕乳房基底部边切边止血，直到切到胸大肌筋膜为止，将整个乳房及周围的脂肪组织从胸大肌筋膜上切除。

（五）围术期处理

1.术前评估及处理　术前评估同一般妇科恶性肿瘤，加强心理疏导。

2.术后处理　手术完毕后检查切口对合情况，切口加压包扎。保持引流管通畅；术后勿在患侧上肢输液，以免引起静脉炎，导致上肢水肿。术后2周拆线。

四、乳腺癌改良根治术

（一）概述

乳腺癌改良根治术（modified radical mastectomy）分为两种术式。

1. Patey 术式　切除全部乳腺，保留胸大肌，切除胸小肌。切除胸小肌是为了胸肌间淋巴结清扫且方便清扫锁骨下区域淋巴结。胸小肌切除可能损伤支配胸大肌的运动神经造成胸大肌萎缩影响生活质量。适用于胸肌发达肥胖的患者。

2. Auchincloss 术式　切除乳腺，清扫腋淋巴结，保留胸大肌和胸小肌。该术式的胸肌间淋巴结清扫通过游离胸大肌与胸小肌之间间隙的方法完成，避免了运动神经损伤和胸大肌萎缩，保证了胸壁外形。目前临床常用。但是该术式对于肥胖患者，其锁骨下区域显露不充分。

（二）适应证

1. 不适宜保乳术的早期乳腺癌。
2. 腋淋巴结转移。
3. 临床评价可以R0切除。

（三）禁忌证

1. 不能耐受手术。
2. 不能行R0切除。

（四）手术操作指导

1. 术前准备　同一般手术，确定无手术禁忌证，签署知情同意书。
2. 体位　Auchincloss术式：患者取仰卧位，向健侧倾斜15°～20°，患侧上肢外展90°。Patey术式：患者上肢上举90°，肘部屈曲并略向对侧牵拉，以利于暴露。
3. 麻醉　推荐行全身麻醉或高位硬膜外麻醉。
4. 手术操作

（1）Auchincloss术式

①切口：根据肿瘤位置及空芯针活检针道决定，横行切口创面美观度较好，切口设计推荐采用"平行四边形法"或"S"形。切口以肿瘤为中心，切除乳头乳晕复合体及肿瘤表面皮肤及穿刺针道和活检瘢痕。

②游离皮瓣：游离范围一般内至胸骨缘，外至背阔肌前缘，上至锁骨下缘，下至第6前肋水平。皮瓣游离在乳房组织浅筋膜浅层进行，使皮瓣基底厚，边缘薄，尽量保留真皮下血管网，避免皮瓣坏死。选择较低输出功率的高频电刀分离皮瓣能避免热损伤，减少出血。

③腋淋巴结清扫：切开喙锁胸筋膜，暴露腋静脉。除非局部淋巴结明显转移、外侵，腋静脉鞘一般不必打开，这样可以避免血管壁上的一些毛细血管、淋巴管损伤而导致术后上肢水肿。结扎腋静脉的胸肩峰血管分支。清扫胸大肌、胸小肌之间的胸肌间淋

巴结。注意避免损伤支配胸大肌的神经。在胸大肌与背阔肌间切开深筋膜显露腋静脉，向内上拉开胸小肌，清扫胸小肌后侧组淋巴结，即第Ⅱ水平淋巴结。注意保护前锯肌外侧胸长神经、肩胛下血管和胸背神经。清扫胸小肌外侧缘至背阔肌前缘之间的淋巴结，包括乳腺外侧组、中央组、肩胛下组及腋静脉淋巴结即第Ⅰ水平淋巴结。注意保护走行在腋静脉下方横穿腋淋巴脂肪组织的支配上臂内侧和后部皮肤感觉的肋间臂神经。将全部腺体、胸大肌筋膜及部分腹直肌前鞘一同切除。

④操作技巧：切除乳腺组织并完成腋淋巴结清扫后，彻底止血，腋下和胸骨旁各放置1枚多孔引流管，敷料覆盖伤口，酌情加压包扎。

（2）Patey术式：在清除胸大小肌淋巴结时应常规探查第Ⅲ水平淋巴结，如发现第Ⅲ水平淋巴结肿大，清除困难时采取该术式。术中需切断胸小肌，主要适用部分胸肌发达或肥胖的患者，如果不切断胸小肌无法暴露腋上群淋巴结，以及腋淋巴结有肿瘤转移且淋巴结彼此粘连的患者。

①切口、游离皮瓣及乳房和胸肌筋膜游离：同Auchincloss术式。

②操作技巧：胸大肌须与其深面的胸小肌、胸锁筋膜完全游离，并用拉钩将胸大肌向上、向内拉开。胸小肌上端予以游离，向上、向外抬起胸小肌，使其远离腋静脉，将胸小肌的喙突附着点切断下翻，注意不要伤及腋静脉。胸小肌可以和手术标本一起切除，胸前神经内侧支大部分术者均将其切断，但也有术者称可以保留。切开Halsted韧带外侧，腋静脉下缘胸锁筋膜，结扎腋静脉向下的分支，切除腋上群淋巴结。

（五）围术期处理

1. 术前评估及处理　术前评估同一般妇科恶性肿瘤，加强心理疏导。

2. 术中处理

（1）切口设计：在切缘安全的情况下，应考虑上、下皮瓣宽度对称合理，并留有足够的皮瓣以减少缝合张力。横行切口有利于乳房重建美容。

（2）淋巴结清扫：腋淋巴结转移的早期乳腺癌患者清扫≥10枚第Ⅱ水平淋巴结才能准确进行腋淋巴结分期评价。肥胖患者实施第Ⅲ水平淋巴结清扫在锁骨下方2 cm横行切开胸大肌能更充分地显露锁骨下区域。

3. 术后处理

（1）标本的处理：在病理申请单上注明腋淋巴结清扫手术的范围。手术标本标明方向。对重要或可疑的淋巴结应分别单独送病理检查。术后标本应根据不同检查的要求，分别予以合理的保存。

（2）引流管持续低负压吸引24h后至引流量少于20ml时，可拔除引流管，一般此过程常需要7～10d，有时更长。

（3）勿在患肢输液，指导患者适当的患肢功能锻炼。

（4）腋淋巴结清扫术后严重的并发症包括腋静脉的损伤或栓塞和臂丛神经的损伤，临床很少见。临床常见的并发症：切口皮下积血或积液，伤口感染，上肢肿胀，前臂内侧皮肤的麻木，翼状肩胛，同侧肩部功能的受损。临床医师应通过仔细正确的手术操作以避免并发症的发生。

五、乳腺癌根治术

（一）概述

切除乳腺和胸大肌、胸小肌，清扫同侧腋淋巴结及锁骨下淋巴结。乳腺癌 Halsted 根治术导致严重的胸壁畸形以及患侧上肢的淋巴水肿，严重影响患者的生活质量。目前已被改良根治术和保乳手术取代。

（二）适应证

1.实施改良根治术过程中发现肿瘤与胸大肌或其筋膜有粘连的早期乳腺癌。
2.腋淋巴结转移。
3.临床评价可以 R0 切除。

（三）禁忌证

1.不能耐受手术。
2.不能行 R0 切除。

（四）手术操作指导

1.术前准备　同一般手术，确定无手术禁忌证，签署知情同意书。
2.体位　患者取仰卧位，患侧上肢外展90°，肩胛部垫高。
3.麻醉　全身麻醉或高位硬膜外麻醉。
4.手术操作
（1）手术切口：切口根据肿瘤位置及空芯针活检针道决定，横行切口创面美观度较好，切口设计推荐采用"平行四边形法"或"S"形。切口以肿瘤为中心，切除乳头乳晕复合体及肿瘤表面皮肤及穿刺针道，切缘距肿瘤外侧大于 2 cm。皮肤切口内侧一般不要超过胸骨中线。外侧不宜进入腋窝。
（2）手术操作范围：皮瓣分离范围内侧达到胸骨中线，外侧为背阔肌前缘，上缘在锁骨下方，下界至肋弓水平。尽可能保留真皮下血管网以减少皮瓣坏死可能。切断胸大肌和胸小肌。第2、3肋间距胸骨缘1.5cm左右有较粗大的内乳血管穿支，应予结扎；应注意断扎胸小肌两侧的胸肩峰血管胸肌支、胸外侧神经和胸外侧血管、胸内侧神经。
（3）清扫腋血管周围淋巴结及脂肪组织：至少切除≥10枚第Ⅱ水平淋巴结。第Ⅱ、Ⅲ水平淋巴结有肉眼转移时清扫第Ⅲ水平腋淋巴结。可从喙肱肌及锁骨下肌表面切开喙锁胸筋膜，暴露腋静脉；清扫腋血管周围的淋巴结。注意腋静脉在腋窝走行中有时可存在2～3个分支，应留意观察，防止切断腋静脉分支；除非局部淋巴结明显转移、外侵，腋静脉鞘一般不必打开，这样可以避免血管壁上的一些毛细血管、淋巴管损伤而导致术后上肢水肿。将胸大肌的锁骨侧提起，清晰暴露腋血管、头静脉、胸肩峰血管，清扫其周围淋巴脂肪组织。腋窝内侧清除范围应达 Halsted 韧带，外侧应达背阔肌前缘。注意清扫背阔肌前缘、腋静脉、肩胛下血管构成的三角区域淋巴结，此部位的遗漏往往导致腋窝复发。腋血管和肩胛下血管夹角外侧有旋肩胛血管，应避免损伤；第2肋间臂神经在跨过肩胛下血管浅面后，沿腋静脉下方进入上臂，支配上臂内侧的皮肤感觉，予以保留，解剖肩胛下血管时，胸背神经与其伴行，注意保护。沿前锯肌表面下降的胸长神经贴近胸壁走行，应注意保护。将全部腺体、胸大肌和胸小肌一同切除。注意结扎内乳动脉的穿支。

（五）乳房重建与整形式围术期处理

同改良根治术。

六、乳房重建与整形术

（一）概述

乳房重建与整形术（breast reconstruction and oncoplastic surgery）为保乳手术中运用容积移位或容积置换技术，对缺损部位进行局部的充填；可以采用游离脂肪移植技术进行局部外形修复，也可以使用远处组织（皮）瓣进行修复重建。全乳切除术后乳房重建的方法包括植入物、自体组织及联合上述两种材料。

（二）适应证

准备或已经切除乳房的女性、保乳手术导致乳房明显变形的女性。

（三）禁忌证

1.有保乳指征的患者应首选保乳治疗。

2.有长期吸烟史和BMI超重为乳房重建手术的相对禁忌。

3.炎性乳腺癌患者手术需要切除大量的乳房皮肤，其生物学行为不良，患者在新辅助治疗和全乳切除术后，需要尽快接受辅助放疗，若选择进行即刻乳房重建应慎重。

4.乳头Paget病提示乳头乳晕有肿瘤累及和肿瘤伴乳头血性溢液患者是保留乳头乳晕复合体的全乳切除手术的禁忌证。

（四）手术操作

1.术前准备　同一般手术，确定无手术禁忌证，签署知情同意书。准备皮肤，标记胸大肌状况，评估对侧乳房形状、背阔肌、腹壁及一般状况。

2.体位

（1）背阔肌肌皮瓣乳房再造术：仰卧，上臂外展患侧向上，以软垫支撑。

（2）腹直肌肌皮瓣乳房再造术、健侧乳房皮肤组织复合瓣乳房再造术、臀大肌肌皮瓣乳房再造术：仰卧位。横位胸腹移位皮瓣乳房再造术：患侧在上的侧卧位。乳头乳晕缺失再造术：平卧位。

3.麻醉　乳头乳晕缺失再造术：局部麻醉。其他：全身麻醉。

4.乳房重建的类型

（1）根据重建的时机：分为即刻重建、延期重建及分期即刻乳房重建3类。

①即刻重建：乳房重建在全乳切除的同时完成。即刻重建保留乳房原有的重要解剖结构，如乳房下皱襞、乳房皮肤甚至乳头乳晕，可节省手术费用。

②延期重建：乳房重建在全乳切除术后的数月或数年后进行。延期重建中受区的组织条件相对较差，患者经受了失去乳房的痛苦，一般不会影响乳腺癌的治疗，但是需要多次手术，才能达到理想的美容效果。

③分期即刻乳房重建：乳房全切术前无法确定是否术后需要放疗，先置入扩张器，根据术后病理学改变情况，择期更换永久乳房假体或选择自体组织乳房重建。

（2）根据重建的材料：自体组织（皮瓣）重建、植入物重建及联合两种材料（如背阔肌联合植入物）的重建。

5.**乳房重建的原则** 任何乳房重建手术不应干扰乳腺癌的标准治疗。乳腺癌手术后的乳房重建应该由一支专业的多学科团队完成，在术前对肿瘤治疗方案、体形、患者及其家属的要求、合并的疾病及有无吸烟史等进行充分评估从而确定手术的安全切缘、全乳切除方式、乳房重建的最佳时机和方法、手术与辅助治疗的顺序安排。

（1）保留皮肤的全乳切除可以改善即刻乳房重建的乳房的美容效果。保留乳头乳晕复合体的全乳切除手术有助于提高乳房重建术后患者的满意度。疾病分期早、肿瘤与乳头有一定距离（肿瘤边缘至乳头乳晕复合体超过 2 cm），术中乳头乳晕下病理学评估无肿瘤累及者适合保留皮肤的全乳切除术。

（2）保乳手术过程中，在不影响肿瘤局部治疗效果的前提下，术前由肿瘤外科医师或整形外科医师对乳房的缺损进行评估，术中运用容积移位或容积置换技术，对缺损部位进行局部的充填；根据肿瘤部位、乳房大小和乳房下垂情况设计相应的切口。肿瘤切除和整形可以通过一次麻醉和手术过程完成，可以改善乳房的形态与外观。要在原术腔放置4～6枚惰性金属夹以备术后放疗时作为标记。手术标本常规标记切缘，进行术后病理学评估。一旦切缘阳性，进行区段切除，甚至行全乳切除，可考虑即刻乳房重建。完成了保乳手术治疗存在乳房局部凹陷、乳头移位、轮廓畸形患者，可采用延期的方式进行重建，也可以采用游离脂肪移植技术进行局部外形修复。已经接受放疗的乳房如存在明显畸形，应使用远处组织（皮瓣）进行修复重建，常用的是部分背阔肌肌（皮）瓣。

（3）全乳切除术后乳房重建的方法包括植入物、自体组织及联合上述两种材料。植入物首选硅胶假体，其手感、美观度要优于其他假体；植入物通常放置在胸大肌后方。植入物重建可用两步法，先放置组织扩张器，择期更换为永久假体。也可以即刻置入永久假体，适用于乳房皮肤缺损不多的患者。植入物联合脱细胞真皮、合成补片（如TiLOOP BRA）可缩短组织扩张时间，有利于直接置入假体，改善重建乳房的外观，降低严重包囊挛缩的发生率。自体组织重建应用显微外科技术取得自体带蒂或游离皮瓣，常用皮瓣包括：扩大背阔肌肌皮瓣、带蒂横型腹直肌肌皮瓣（transverse rectus abdominis musculocutaneous flap，TRAM flap）、游离横型腹直肌肌皮瓣（free-transverse rectus abdominis musculocutaneous flap，F-TRAM flap）、保留肌束的游离TRAM（muscle-sparing transverse rectus abdominis musculocutaneous flap，MS-FTRAM flap）、腹壁下血管穿支皮瓣（deep inferior epigastric artery perforator flap，DIEP flap）、臀上动脉穿支皮瓣（superior gluteal artery perforator flap，SGAP flap）等。

（五）围术期处理

1.乳腺肿瘤整形和乳房重建手术的目的是达到双侧乳房对称的美容效果，需要为对侧乳房缩乳成形、乳房提升、隆乳，联合脂肪移植技术。这些手术可以在部分患者中与患侧乳房重建同期进行，也可与患侧乳房重建分期进行。

2.乳头乳晕重建也是乳房重建手术，为了获得更为理想的对称度通常延期实施。

3.术者与患者的沟通非常重要，乳房重建可能需要多次修整方能达到理想的美容效果。

4.术后并发症有：皮瓣或肌皮瓣坏死、皮瓣或肌皮瓣下淤血或血肿形成、腹壁疝、感染、再造乳房硬化、脂肪液化。

5.术后并发症预防：有经验的整形手术团队术中操作正确仔细，术后引流通畅，合理应用抗生素，指导患者及时腹部锻炼等。

（郭金玲　胡菲菲　孙立春　唐丽萍）

第5章

麻 醉 管 理

外科手术治疗在女性恶性肿瘤的诊断、分期和治疗中发挥着重要作用，外科手术治疗辅以放疗、化疗、内分泌治疗、分子靶向治疗等方式，往往能获得比较好的近期及远期预后。随着女性恶性肿瘤整体诊疗水平的提升，近年来人们的关注点逐步转移到肿瘤患者的术后早期康复、远期转归和术后生存质量上。麻醉科医师通过在麻醉的实施和管理中采取优化策略，以达到患者围术期的快速康复。

第一节　麻醉前评估、麻醉前用药

一、病史采集、体格评估

（一）术前访视

术前访视的目的是为手术和麻醉程序设定预期，并提供有关术后护理计划的信息。术前教育和心理准备可减轻患者焦虑，提高患者满意度，改善患者疲劳，促进患者早日出院。术前教育在减少疼痛和恶心方面也很有效，在增加现有的ERAS方案时也能改善患者的健康状况。在妇科肿瘤外科的一项随机临床试验中，书面信息优于口头信息。理想情况下，患者应接受书面和口头形式的信息。患者及其家属或护理人员应与团队所有成员会面，包括外科医师、麻醉医师、营养师和护士。研究表明，患有妇科癌症的患者更喜欢获得充分的信息，在诊断时得到护士的支持可以在长达6个月的时间里降低压力水平。

（二）术前病史要点

拟行手术麻醉的患者需要关注术前病史，特别是心脏和肺功能、肾疾病、内分泌代谢疾病、与气道管理和区域麻醉有关的骨骼肌肉和解剖问题，以及既往对麻醉药物的反应和作用。

1.心血管系统　术前心脏评估可采用美国心脏病学会（American College of Cardiology，ACC）/美国心脏协会（American Heart Association，AHA）和欧洲心脏病学会指定的指南。心脏评估的重点在于确定择期手术前患者的状况能否得到改善、是否必须进行改善，以及患者是否符合进一步进行心脏检查的指征。通常，手术患者进行心血管检查的适应证和其他患者是一样的。拟行手术并不能改变诊断冠状动脉疾病所需检查如无创应激试验的适应证。

2.呼吸系统　围术期肺部并发症最明显的是术后呼吸抑制和呼吸衰竭，随着重度肥胖和呼吸睡眠暂停综合征发病率的增加，这些并发症也越来越常见。患者年龄≥60岁，合并慢性阻塞性肺病，运动耐量明显下降和功能依赖，以及合并心力衰竭确定为可能需要术前术后进行干预以预防并发症。术后肺部并发症与以下因素密切相关：ASA分级3级和4级患者相对于1级患者肺部并发症风险明显增高；吸烟、长时间手术（＞4h）、急诊手术、全身麻醉（与非全身麻醉相比）肺部并发症发生的风险增加；肺部并发症的预防应关注对高风险患者术前戒烟和术后肺复张；哮喘患者特别是未经良好控制者在气道操作中更易发生支气管痉挛；合理的镇痛和监测是避免睡眠呼吸暂停患者术后呼吸抑制的关键。

3.内分泌系统　过去10多年间对糖尿病和重症患者的血糖控制到底需达到什么样的目标一直存在争议。糖尿病控制和并发症试验表明，"严密"控制血糖到正常范围可改善1型糖尿病门诊患者的预后。择期手术于手术当日早晨测血糖已经很常用，但是许多择期手术糖尿病患者血糖并没有达到需要的范围，还有一些可能并不知道自己患有2型糖尿病的患者也会表现出血糖高于正常值，可通过测定糖化血红蛋白来简便快速地确定长期血糖控制是否有效。对糖化血红蛋白异常升高的患者进行宣教，教育其对疾病有所认识，指导其通过饮食控制和用药来改善其代谢，这可能对这些患者有益。明显高血糖的患者择期手术应延期；这一延期可能只是改变手术顺序，以为给患者输注胰岛素以便在手术前将患者血糖控制至正常。

4.凝血异常　术前评估必须明确3个重要的凝血问题：①如何管理长期服用华法林的患者；②如何管理服用氯吡格雷及相关血小板抑制药的患者；③如何对那些长期接受抗凝治疗的患者或在围术期需要接受抗凝治疗的患者安全实施区域麻醉。对于第一类患者，若接受的不是小手术，则大多需在术前停用华法林5d，以避免大量失血。对此需要解答的关键问题是在停用华法林后是否需用另外一种抗凝血药进行过渡治疗。

对于血栓高风险患者（如心瓣膜置入或心房颤动者，既往血栓性卒中史者），应静脉使用肝素替代华法林，或更常用的是肌内注射肝素以降低血栓风险。在接受过渡治疗的患者中，死于大量出血的风险要远远低于不进行过渡治疗因梗死而致死或致残的风险。血栓低风险患者可停用华法林，术后再恢复用药。如何进行过渡治疗，要根据患者的实际病情、血栓性疾病病史及风险程度谨慎评估，特别是对正在服用氯吡格雷和相关血小板抑制药及阿司匹林（双联抗血小板治疗）的冠心病置入支架后患者的用药指导。这类患者若为了手术而突然停用氯吡格雷（或相关药物）和阿司匹林，则急性心肌梗死的风险大大增加。因此，建议对冠状动脉介入治疗后患者应推迟所有择期手术到至少1个月以后。而且若患者在冠状动脉介入治疗后12个月内需要进行手术的话，则应对其选择除药物洗脱支架（需长时间进行双联抗血小板治疗）以外的治疗措施。因为可供选择的药物、治疗措施和专家共识指南都在不断更新，我们建议服用此类药物的拟行手术患者应咨询心内科医师。

5.胃肠道消化系统　胃内容物的误吸一直被认为是手术麻醉可能发生的严重肺部并发症。而且人们早已认识到一些特殊人群误吸的风险较高，如最近一次用餐后胃没有排空者和患有严重的胃食管反流性疾病（gastroesophageal reflux disease，GRED）的患者。尽管已经就饱胃的患者处理有了共识，但很少有共识指出择期手术前患者到底应该禁食多长时间，而许多医院对禁饮食的规定比较严格。事实上对于健康的择期手术患者，尚无好的数据支持全身麻醉诱导前需限制液体摄入超过2h（任何种类和剂量）；实际上，有证据表明对非糖尿病患者应鼓励其在全身麻醉诱导前2h饮用含糖液体。

有胃食管反流病史的患者管理比较棘手。对于只是偶有症状的患者，按无GERD处理；对于症状持续（一周数次）的患者采用药物治疗（非颗粒性抗酸药如柠檬酸钠），而在麻醉选择上都按误吸的风险增加处理（如选择气管插管而非喉罩）。

（三）术前体格检查的要点

术前病史和体格检查互为补充，体格检查可能会发现病史中表现不明显的异常，而病史也有助于进行有重点的体格检查。对健康无症状患者的检查应当包括测定生命体征（血压、心率、呼吸频率和体温），采用视、触、叩、听的标准技术进行气道、心脏、肺和肌肉骨骼系统检查。在神经阻滞、区域麻醉或有创监测等操作前应对相关解剖结构进行检查；操作部位的感染或解剖异常可能导致禁忌进行某些操作。当可能采用区域麻醉时进行简要的神经系统检查很重要。术前神经系统检查可以明确在神经阻滞实施前是否有神经缺陷。

在实施任何麻醉前，麻醉科医师都必须检查患者气道。应明确患者是否存在牙齿松动、缺损、人造牙冠、桥或假体。对于无牙齿或面部畸形的患者应考虑到面罩可能无法贴合面部。小颌畸形（颏部下颌骨之间距离缩短），上门牙突出，大舌头，颞颌关节或颈椎活动受限，颈短或粗都提示直接喉镜下气管插管困难。

二、麻醉前用药的种类原则

女性恶性肿瘤患者手术麻醉前使用药物，希望能达到以下目的：①缓解焦虑，充分镇静；②产生遗忘，预防或者减少术中知晓；③提高疼痛阈，加强术中麻醉用药的镇痛作用；④减少气道分泌物；⑤预防自主反射反应，稳定血流动力学；⑥减少胃液分泌量，提高胃液pH；⑦预防术后恶心、呕吐；⑧有利于麻醉诱导平稳；⑨减少麻醉药用量；⑩预防变态反应。由于患者的心理状态、身体状况和年龄不同，手术种类持续时间不同，决定了给予术前用药要做到个体化，防止药物不足及过量。对于年龄过大或过小、生理储备少、低血容量或者昏迷的患者，为保证麻醉安全一般不给予术前用药。

术前用药采用口服时，应在患者进入手术室前60～90min给予，喝水量控制在150ml以内；采用肌内注射时，应在患者到达手术室前30～60min给予，才能达到全效。常用药物种类如下。

（一）神经安定类药物和镇静催眠药物

1.苯二氮䓬类药物　此类药物作为术前用药最受欢迎，它具有抗焦虑、遗忘、镇静和预防局部麻醉药中毒的作用，对于预防全身麻醉术中知晓发生亦有良好的作用。苯二氮䓬类药的主要副作用是产生暂时性烦躁不安、谵妄，并可能诱导幻觉；有时会出现对中枢神经系统抑制过深过长，特别是使用劳拉西泮时。

（1）地西泮（安定，diazepam）：地西泮为弱安定类药，解除恐惧和焦虑情绪，具有催眠和遗忘作用，只产生轻微的呼吸循环抑制，尤其适用于一般情况差、合并心脏病、休克而精神紧张的妇科手术患者，与东莨菪碱合用，催眠、遗忘作用加强。一般常用剂量为0.1～0.2mg/kg，口服、肌内注射或静脉注射均可。由于地西泮不溶于水，必须溶于有机溶剂（丙二醇、苯甲酸钠），经静脉及肌内注射产生疼痛，静脉注射后可以诱发静脉炎，因此推荐口服用药。地西泮的消除半衰期较长，为 20 ～ 100h，地西泮的半衰期与患者的年龄有相关性，粗略估计约为每增加 1 岁延长 1h。

（2）劳拉西泮（lorazepam）：劳拉西泮的药效是地西泮的 5 ～ 10 倍，其遗忘效果优于地西泮。由于劳拉西泮的作用受组织再分布的消除量影响不如地西泮迅速，因此更易产生长时间镇静，不适用于行妇科门诊手术的患者，其对循环抑制轻微，故适用于有严密监测的住院行大手术及入住 ICU 的患者。劳拉西泮的常规剂量为 25 ～ 50μg/kg，可产生 4 ～ 6h 的镇静、顺行性遗忘作用，多数文献建议成人剂量不超过 4mg。

（3）咪达唑仑（midazolam）：咪达唑仑有产生抗焦虑镇静和遗忘的作用，降低全身麻醉术中知晓的发生率，其强度是地西泮的 2 ～ 3 倍。一般一次静脉注射量为 1.0 ～ 2.5mg，肌内注射量为 0.05 ～ 0.1mg/kg，口服剂量为 7.5 ～ 15mg，用药后起效迅速，30 ～ 60min 后出现峰效应，其消除半衰期较短，随年龄增长，咪达唑仑的半衰期可延长为 8h，咪达唑仑在术前用药方面基本上取代了地西泮，也适用于门诊手术患者。

2. 巴比妥类药物　此类药物具有镇静、引导睡眠、预防局部麻醉药中毒的作用。作为术前用药基本上已被苯二氮䓬类药物取代，但由于其费用低，常规剂量很少出现呼吸循环抑制，在某些情况下仍然可以使用。

（1）司可巴比妥：通常成人口服剂量为 50 ～ 200mg，60 ～ 90min 起效，镇静作用持续 4h 或以上。

（2）戊巴比妥：此药可经口、静脉或肌内注射用药。成人常用口服剂量为 50 ～ 200mg，生物转化半衰期约为 50h，因此不适用于短小手术及门诊手术的术前用药。

（二）镇痛药

麻醉性镇痛药具有较强的镇痛作用，同时也有镇静、抗焦虑作用，可以提高患者疼痛阈；与全身麻醉药有协同作用；减轻气管插管的心血管反应。但其可以长时间降低二氧化碳对延髓呼吸中枢的刺激作用，具有呼吸抑制的副作用；干扰外周血管平滑肌的代偿性收缩，可以引起直立性低血压；此外可以导致恶心呕吐、皮肤瘙痒等，因此一般只有术前疼痛患者需要注射麻醉性镇痛药。新的非甾体抗炎药，环氧化酶-2（COX-2）抑制剂术前应用可以有效减少妇科经腹手术术后阿片类药物的使用剂量。

1. 吗啡（morphine）　吗啡注射后可以引起组胺释放，故禁用于合并胆道、支气管痉挛性疾病的妇科患者，亦不适用于老年患者、一般状况差及危重的妇科患者。

2. 哌替啶（pethidine）　哌替啶镇痛强度约是吗啡的 1/10，成人肌内注射剂量为 1 ～ 2mg/kg，麻醉前 30 ～ 60min 注射，15min 起效，60min 达峰效应，一般持续 2 ～ 4h 后作用消失。成人静脉注射剂量为 0.5 ～ 1.0mg/kg，麻醉前 10 ～ 15min 注射，5min 起效，20min 达峰效应。此外，哌替啶可以抑制术中和术后的肌颤，其恶心呕吐、呼吸抑制等副作用均比吗啡轻，可以使呼吸道腺体分泌减少，支气管平滑肌松弛，有抗组胺作用，可解除支气管痉挛，引起血压轻度降低，可替代吗啡作为麻醉前用药。

3. 芬太尼　属强效麻醉性镇痛药，药理作用与吗啡类似。动物实验表明，其镇痛效力约为吗啡的 80 倍。镇痛作用产生快，但持续时间较短，静脉注射后 1min 起效，4min 达高峰，维持作用 30min。肌内注射后约 7min 起效，维持 1 ～ 2h。本品呼吸抑制作用较吗啡弱，不良反应比吗啡小。

4. 环氧化酶-2（COX-2）抑制剂　COX-2抑制剂具有良好的镇痛作用，而且几乎没有胃肠道反应，可以作为妇科患者超前镇痛的用药，有口服制剂塞来昔布和静脉制剂帕瑞昔布钠。

（三）抗胆碱能药

抗胆碱能药通过阻断节后胆碱能神经支配的效应器上的胆碱受体，抑制腺体分泌，减少呼吸道黏液和唾液的分泌，具有干燥呼吸道的作用，此外，抗胆碱能药也具有镇静和遗忘作用。

1. 阿托品（atropine）　阿托品成人常用剂量0.5mg肌内注射，对心脏迷走神经反射的抑制作用并不明显，可引起心率增快，但老年人或新生儿心率增快并不明显；可引起瞳孔散大，对正常人眼压影响不大，但可致窄角青光眼眼压进一步升高，故不适用于合并青光眼的妇科患者。

2. 东莨菪碱（scopolampne）　东莨菪碱成人常用剂量0.3mg肌内注射，对腺体分泌的抑制作用则比阿托品稍弱，但有中枢镇静作用，可协同苯二氮䓬类药物、麻醉性镇痛药增强镇静和遗忘功效。老年人、小儿或剧痛患者应用后，有可能出现躁动和谵妄副作用，此类患者更适合选择阿托品。

3. 盐酸戊乙奎醚（长托宁）　盐酸戊乙奎醚作为选择性作用于M_1、M_3和N_1、N_2受体的新型抗胆碱药，对心脏和神经元突触前膜的M_2受体无明显作用，因此在减少唾液和呼吸道腺体分泌的同时，不引起心率加快对患者心肌耗氧量无明显影响，尤其适合于合并窦性心动过速、甲状腺功能亢进、心脏疾病和老年妇科患者的麻醉前给药。此外，长托宁作为麻醉前用药，作用于中枢M_1受体，可以产生中枢镇静作用。健康成人肌内注射量为1～2mg，静脉注射量为0.02g/kg，长托宁在体内吸收速度很快，20～30min达到峰值血药浓度，达峰时间快于阿托品，而半衰期是阿托品的2.5倍。

（四）抗组胺药

组胺作用于H_1和H_2两种受体。H_1受体主要分布在平滑肌和血管，组胺与H_1受体作用引起平滑肌痉挛，可致支气管痉挛肠痉挛和子宫收缩；引起小动脉和毛细血管扩张，通透性增高，可致血管神经性水肿，表现为皮肤潮红、荨麻疹和低血压，甚至喉头水肿和休克，这些作用可被抗组胺药所阻滞。

常用的H_1抗组胺药主要为异丙嗪（promethazine）和异丁嗪（trimeprazine），基本药理作用主要有：①消除支气管和血管平滑肌痉挛；②抑制中枢神经，产生镇静、抗焦虑、降低基础代谢率；③抑制呕吐中枢；④协同增强麻醉性镇痛药、巴比妥类药、苯二氮䓬类药物的作用；⑤抑制唾液腺分泌。

（五）调节胃液pH及胃液量的药物

健康的妇科择期手术患者在禁食、水后麻醉过程中的误吸发生率很低，因此没有必要常规给予预防用药。但急诊手术、肥胖、疾病史、其他原因导致的胃麻痹（糖尿病、肾透析）的妇科患者，可以给予药物预防，以防止发生误吸。

使用 H_2 组胺受体阻滞药可做到胃液酸度降低而又不增加胃内容物容量。胃动力药甲氧氯普胺不仅可排空胃内容物，同时又可增加食管下端括约肌张力。非微粒性抗酸药如橼酸钠可碱化停滞的胃液，升高胃液 pH（酸度降低）。

（六）α_2 肾上腺素能激动药

可乐定是中枢性 α_2 肾上腺素能激动药，具有镇静、消除气管插管及手术刺激诱发的高血压和心动过速作用，可用于合并高血压的妇科患者，但其存在不可逆性的交感反应减退，可干扰潜在血容量丢失及其代偿情况的正确判断。术前用药剂量为 $2.5 \sim 5\mu g/kg$。

所有术前用药应有目的地使用，而不应作为不经思考的常规做法。

第二节　麻醉方式

一、椎管内麻醉

（一）椎管内麻醉特点

椎管内麻醉是将局部麻醉药物注入椎管内不同的腔隙，阻滞相应区域的交感神经，感觉神经阻滞，运动神经阻滞，从而阻滞脊神经相关支配区域，阻断手术不良刺激，如手术疼痛刺激、手术牵拉刺激等，进而满足手术需要。椎管内麻醉根据药物注入位置不同，包括硬膜外阻滞麻醉、蛛网膜下腔阻滞、骶管阻滞麻醉和腰硬联合麻醉。妇科手术以经腹手术和经阴式手术为主，椎管内麻醉可以满足大部分盆腔手术切口所需要的麻醉镇痛肌松需求，因此椎管内麻醉是妇科手术麻醉的一个良好选择。妇科手术患者中大多数为已婚女性，少数患者为学龄儿童和未婚女性，所以妇科手术患者年龄范围相对比较大，中老年女性可能具有一些合并疾病，青少年患者常具有恐惧心理，这对于麻醉科医师进行椎管内麻醉带来了一定的挑战。

椎管内麻醉不仅具有抗应激、减少术中出血、降低高位手术患者围术期死亡率、通过硬膜外麻醉管实现术后镇痛的优点，而且还能改善肿瘤患者的远期预后。椎管内麻醉技术要求麻醉医师有熟练的操作技巧、及时准确处理椎管内麻醉并发症的能力、良好的循环管理、急诊急救技术、全身麻醉复合椎管内麻醉管理等。

1.女性恶性肿瘤手术椎管内麻醉适应证

（1）开腹手术。

（2）无气腹腔镜手术。

（3）会阴区域手术。

（4）乳腺手术。

2.妇科手术椎管内麻醉禁忌证

（1）患者及其家属拒绝。

（2）穿刺部位有感染或败血症、化脓性脑膜炎等。

（3）脊柱外伤、畸形、结核、肿瘤等。

（4）低血容量性休克。

（5）月经期女性，凝血功能障碍，正在接受抗凝、抗血小板等相关治疗的患者。

（6）严重心脑血管疾病患者或心功能低下患者。

（7）严重的腰背部疼痛患者。

（8）不能配合的患者，如精神疾病患者。

此外，大部分妇科恶性肿瘤患者需进行清扫相应区域淋巴结等操作，多数患者术后可能会遗留相应下肢感觉异常的并发症，对此并发症，麻醉医师应当注意并向患者及其家属着重交代这一风险，患者及其家属认可后再行椎管内麻醉。

（二）使用抗凝血药患者进行椎管内麻醉的处理原则

1.近期停用华法林患者实施椎管内麻醉需极其谨慎　必须在停用华法林4～5d后，且凝血功能检查国际标准化比率（PT/INR）正常时方可实施椎管内麻醉。同时使用其他抗凝血药（NSAID、肝素、低分子量肝素）不影响国际标准化比率却增加出血的风险。如果已经留置了硬膜外导管，同时已经开始口服华法林，则应该按下列情况处理：①拔出硬膜外导管前每天监测国际标准化比率（PT/INR）；②在INR＜1.5时方可拔出管内导管；③在导管留置期间和拔除导管后至少24h内必须监测感觉运动功能。

使用普通肝素患者的处理原则：如果皮下使用肝素每天2次、总剂量不超过10 000U，则不是实施椎管内麻醉的绝对禁忌证。大剂量、频繁使用肝素者将增加出血风险，不推荐实施椎管内麻醉。在使用肝素前实施椎管内麻醉可能发生血肿的风险降低。如果患者使用肝素时间超过4d，应当检查血小板计数，以防肝素引起的血小板减少症。推荐严密监测患者神经功能。静脉使用肝素需停药4～6h方能实施椎管内麻醉，实施麻醉操作前必须确认APTT功能正常

2.使用低分子量肝素患者的处理原则　①术前使用低分子量肝素原则：术前使用预防剂量低分子量肝素的患者，椎管内穿刺必须在末次使用低分子量肝素至少10～12h后实施。术前使用大剂量低分子量肝素患者，椎管内穿刺必须在末次使用低分子量肝素至少24h后才可实施。推荐监测抗凝血因子a水平以观察治疗效果，但这不能预测评估椎管内出血的风险。与低分子量肝素同时使用抗血小板制剂或口服抗凝血药增加椎管内血肿的风险。②术后使用低分子量肝素的原则：单次预防性使用时术后首次使用应在术后6～8h，首次使用24h之内不能使用第二次椎管内导管，必须在末次使用低分子量肝素至少10～12h后拔除，且拔除导管后至少2h内不许使用。每日2次中等剂量或治疗剂量的低分子量肝素可以增加椎管内血肿的发病率，术后24h后方可首次使用低分子量肝素，椎管内导管拔除后2h内也不许使用低分子量肝素。如果怀疑椎管内穿刺置管操作已经具有损伤性，术后至少24h方可使用低分子量肝素，因为损伤性操作增加椎管内血肿的风险。

二、全身麻醉

（一）全身麻醉的特点

由于女性恶性肿瘤患者大多数都存在焦虑恐惧心理，椎管内麻醉不能满足患者的需求；另外，例如恶性肿瘤根治术等手术刺激大、程序复杂、耗费时间长，由于椎管内麻

醉的局限性有时不能够胜任此类手术的麻醉任务，此外，对于一些术前同时患有循环系统、呼吸系统以及内分泌系统等疾病的患者来说椎管内麻醉在麻醉效果术中管理、患者安全等各个方面均存在着一定的局限性，因此，实施全身麻醉受到了妇科医师与患者的欢迎。

全身麻醉的目的是使患者遗忘、意识消失、无痛、降低术中应激反应和肌肉松弛、提供最佳的手术条件和维持患者重要脏器生理功能。除个别小手术可用一种全身麻醉药完成外，绝大多数手术都需要多种药物复合，以扬长避短，使麻醉的可控性做到最好，对脏器功能影响最小，既能创造良好的手术条件，又能更大限度保证患者的安全和迅速苏醒。全身麻醉适应证，广义来讲全身麻醉可适用于所有手术，妇科手术中全身麻醉适用于盆腹腔大范围手术，需要长时间保持大角度头低足高位的腹盆腔手术、气腹腹腔镜手术、患者要求全身麻醉等情况。

女性恶性肿瘤手术中的妇科手术主要经下腹部或会阴区实施，理论上椎管内麻醉可以满足大部分女性恶性肿瘤手术（包括乳腺癌手术）麻醉需要，然而由于女性患者心理、病理等各方面因素的影响临床上的情况并非如此。很多妇科手术需要实施全身麻醉方能顺利开展，与椎管内醉相比，全身麻醉具有如下特点：①全身麻醉可以彻底解除患者紧张焦虑状态，没有对手术过程的记忆；②有创操作可于全身麻醉后进行操作；③全身麻醉适应证广泛，适于合并呼吸循环等系疾病的危重患者；④牵拉不会给患者带来不适。然而，相比之下，全身麻醉也有如下不足之处：①气道管理复杂；②对患者生理状态干扰大；③需要设备复杂，费用较高；④全身麻醉可能引起肺部感染、肺不张等并发症。

（二）全身麻醉方法的选择

根据麻醉科医师的经验和医院设备情况，可以选择适合医师本人操作和患者病情的全身麻醉方法。全身麻醉可以采用下面几种具体的实施方法：从诱导方式分为静脉诱导和吸入诱导全身麻醉；从气道管理方法分气管插管全身麻醉和喉罩通气全身麻醉；从维持方法分为吸入全身麻醉和静脉全身麻醉，也可将不同的全身麻醉方法相互结合运用而形成静吸复合全身麻醉。麻醉科医师可以选择自己最擅长、同时设计对患者最有利的麻醉方案，以保障患者的安全。

1.静脉诱导与吸入诱导全身麻醉诱导　是指使患者由清醒状态进入可以进行手术操作状态而采取的措施，根据使用药物的种类可以分为静脉诱导与吸入诱导。主要使用静脉全身麻醉药物使患者由清醒状态进入可以进行手术操作状态的诱导方式为静脉诱导，而主要使用吸入全身麻醉药的诱导方式为吸入诱导。从最初使用乙醚等吸入麻醉剂的吸入诱导到使用以硫喷妥钠为代表的静脉全身麻醉药的静脉诱导发展到今天，临床上根据具体情况可以十分灵活地应用丙泊酚、脂溶性依托咪酯等静脉全身麻醉药安全地进行静脉诱导，也可以方便快捷地使用七氟烷等吸入全身麻醉药安全地进行吸入诱导。在整个麻醉技术的发展过程中，这两种麻醉诱导方式依次为人们所应用，并在不断的改进中相互促进，不断发展，也体现了现代科技对麻醉专业的推动作用。目前这两种诱导方法都能实现快速诱导。丙泊酚静脉麻醉诱导起效快，意识消失时间、插管时间短，是目前常用的麻醉诱导方式。依托咪酯静脉麻醉诱导、氟烷吸入麻醉诱导对心率的影响更小，诱导更平稳，是危重患者、休克患者全身麻醉诱导可以选择的方法。由于诱导快，诱导过程平稳安全，在实施小儿麻醉诱导方面，七氟烷吸入麻醉诱导具有不可替代的优势。临床上可以根据患者身体状态、具体病情、麻醉科医师自己的熟悉程度以及麻醉科设备条件选择合适的诱导方法。

2.气管插管通气与喉罩通气 全身麻醉过程中必须实施气道管理，其基本目的是保证通气和氧合，维持患者组织氧供需平衡，防止机体缺氧，使患者机体在麻醉状态下仍然能够维持生命活动。实施气道管理的常用器具有面罩、口咽通气道、鼻咽通气导管、喉镜、气管导管和喉罩。术中气道管理维持通气常用气管插管通气与喉罩通气。气管插管通气是传统的全身麻醉气道管理办法，具有通气效果确切、气道密闭效果好、适应证广等优点，但也存在需要复杂器具与技术气管导管介入易引起感染等不足之处。喉罩通气是自20世纪80年代开始发展起来的一种气道管理技术，具有置入不需要使用喉镜、不插入气管、刺激小、容易耐受、对气道的损伤少、置入和拔除对血流动力学的影响小、置入所需时间短、易于掌握等优点，但也有位置容易变动妨碍通气管理、有误吸的危险适应证相对狭隘等缺点。

3.静吸复合全身麻醉与全凭静脉麻醉 根据维持麻醉使用药物可以分为静吸复合全身麻醉与全凭静脉麻醉，静吸复合麻醉需要有良好的麻醉机、吸入麻醉药挥发罐等设备，全凭静脉麻醉需要使用注射泵或者靶控输注泵。如果应用恰当，这两种麻醉维持方法均可以满足麻醉需要，麻醉结束后均可以较快苏醒。

三、超声在女性恶性肿瘤手术麻醉中的应用

超声在麻醉科的应用日益广泛，超声引导下的深静脉穿刺和各种类型的神经阻滞等可视化技术，已经逐步成为麻醉学科发展的重要方向。

1.引导动脉穿刺术 在临床工作中，进行有创动脉血压监测时，偶尔能遇到桡动脉穿刺或置管困难，很多人会选择对侧手臂或者选择足背再试，有些人放弃有创改选无创血压监测。有了超声引导后，不仅可以通过判断动脉的体表投影位置很容易选择最佳穿刺点，而且可以观察动脉的走向以进一步确定穿刺方向，甚至对体表不能扪及搏动的动脉也可以尝试穿刺。

2.引导肥胖患者的浅静脉置管 肥胖常常导致浅静脉置管困难，几乎每个麻醉科医师都经历过。超声下手背浅静脉的显像非常清晰，用超声引导进行肥胖患者的浅静脉置管，成功率很高，避免了盲目地反复试穿给患者带来的心理上和生理上的伤害。

3.引导PICC置管 头静脉或者贵要静脉是PICC置管常用的途径，然后有些患者皮下脂肪较厚，静脉很难寻找，上臂的静脉在超声的显像是非常清晰的。在超声引导下，上臂的头静脉穿刺置管一针见血率大幅度提升。此方法可以彻底解决外周浅静脉置管困难的问题。

4.判断气管导管是否进入气道 气管导管是否在气管内的判断标准有很多，也已足够成熟。但是超声也可以用于鉴别。如果气管导管误入食管，患者环状软骨平面，探头放置于左侧颈部气管旁，短轴超声成像时，可以看到气管左后方有环形的气影。

5.判断上下棘突及背部中轴线的位置 一般患者硬膜外穿刺间隙很容易扪及，然而对重度肥胖或者脊椎畸形的患者，有时会因为棘间隙难以确定而导致硬膜外穿刺失败。

超声遇到骨质时，也会有特殊的显影，所以可以通过超声采用"十"字法定位上下棘突及中轴线的位置，以明确硬膜外穿刺进针点。

6.判断膀胱是否充盈，导尿管是否在位　如果膀胱有尿液，很容易通过低频探头观测到膀胱的充盈程度，还可以看到导尿管的球囊，以确定导尿管是否在位。这个方法有时在围麻醉期可能用到。

7.看腹壁厚度　一些做腔镜手术的肥胖患者，偶尔会遇到戳卡不够长的现象，在麻醉后，可以使用超声测量一下戳卡位置的腹壁厚度，为是否准备加长的戳卡提供依据。

8.判断有无气胸、液胸，并可引导胸腔穿刺　肺组织、气体、液体在超声下显像区别较大，所以将超声探头置于肋间隙，可以清晰观察肺内情况，了解是滞气胸、液胸还是正常，为临床决策提供依据，同时用以引导胸腔穿刺，还可以避免伤到肺组织造成气胸。

9.快速、粗略评估中心静脉压和动脉压力　将超声探头置到右颈部环状软骨平面，容易观察到颈内静脉和颈内动脉，将探头加压可以观察到颈内静脉和颈内动脉依次压闭，探头加压所需的压力与中心静脉压或动脉压力显著相关，故可以用于快速粗略地判断两者的压力。

10.协助乳腺外科准确定位肿块大小、深度、位置并画出体表投影　多数乳腺外科的肿块外科通过触诊即可准确定位，然而一些较肥胖或肿块较深、较小者则很难通过触诊定位。借助超声图像，可以探及肿块的边缘，通过"井"字法，画出体表投影，并测量大致的深度，为外科手术提供有价值的参考。

11.协助妇科医师术中定位肌壁间子宫肌瘤　在妇科手术中，有些肌壁间的小肌瘤很难从子宫表面扪及，这导致手术过程剜除肌瘤无从下手。我们可以使用无菌塑料膜将超声探头包住，投至手术台上，并由妇科医师使用探头探测肌瘤的位置，以确定切开的位置。

12.抽血气定位动脉　在没有连续有创动脉监测下，抽血气通常是依靠动脉搏动来定位动脉位置，有超声后，再可通过超声定位，提高穿刺的准确性和减少误抽静脉血的概率。

第三节　麻醉管理

一、乳腺癌手术的麻醉管理

对于乳腺癌根治术等创伤较大、持续时间较长的手术，常采用全身麻醉、全身麻醉复合神经阻滞技术。

（一）全身麻醉

全身麻醉是应用最广泛的乳腺癌手术麻醉方法。

1.靶控输注技术、静吸复合麻醉、麻醉深度监测及肌松监测在全身麻醉管理中的合理应用，有利于手术患者术毕快速苏醒。气道管理一般可选择气管插管、喉罩维持呼吸道的通畅。喉罩作为一种声门上的通气装置，是介于气管导管和面罩之间的一种特殊人工气道，术中可保留自主呼吸，可行机械通气。与气管插管相比，应用喉罩可适当减少麻醉药用量，可在不使用肌松药的情况下顺利置入，有利于加快术后肌力恢复和患者苏醒，降低诱导和苏醒期血流动力学的剧烈波动，避免了肌肉松弛药和拮抗药的过多使用。但需要注意的是，喉罩不能完全隔离气道和食管，可能发生误吸，对于饱胃、呕吐、上消化道出血的患者不宜使用。

2.麻醉药物的选择：总的选择原则是选择起效迅速、消除快、作用时间短、镇痛镇静效果好、心肺功能影响轻微、无明显副作用和不适感的药物，多主张采用速效、短效、舒适的药物。临床上，丙泊酚、依托咪酯、瑞芬太尼、七氟烷和地氟烷等全身麻醉药物，具有起效快、作用时间短、恢复迅速、无蓄积等优点。丙泊酚能减少术后恶心呕吐的发生，苏醒质量高，已成为目前乳腺癌手术应用最广的静脉麻醉药。而且，靶控输注技术的发展使得静脉麻醉药使用更精确，可控性更好。依托咪酯除起效快、作用时间短和恢复迅速外，最显著的特点是对循环功能影响小，呼吸抑制作用也较轻。瑞芬太尼是新型超短时效阿片类镇痛药，消除迅速，但术后疼痛的发生时间也较早，故应根据手术进程适当联合使用其他镇痛药物。短效镇痛药阿芬太尼较芬太尼作用持续时间短，亦适用于短时手术的麻醉，但长时间输注后维持时间可能迅速延长。吸入麻醉药如七氟烷因具有容易调节麻醉深度术中易于维持血流动力学稳定的特点，而被广泛应用。肌肉松弛药使用应根据手术情况选择，对于保乳手术等短时间手术，一般不需要使用肌肉松弛药，需要完成气管插管或在手术中需要肌肉松弛时可根据情况选择中短效的肌肉松弛药。

3.术中监测常规监测项目包括：心电图、无创血压、脉搏血氧饱和度，全身麻醉时监测呼气末CO_2分压，条件允许时还可进行神经肌肉功能及麻醉深度的监测，其余监测项目可根据患者及术中具体情况采用。

（二）硬膜外阻滞

适用于手术范围大或不适宜行全身麻醉的乳腺癌根治手术患者。一般选择$T_{2\sim3}$间隙穿刺向头侧置管，若能选择0.25%的罗哌卡因，适当控制容量，则能最大限度地减少对运动神经纤维的阻滞而减轻对呼吸的抑制。尽管如此，麻醉期间必须加强对呼吸功能的监测，避免发生呼吸抑制。现硬膜外阻滞已被椎旁阻滞、胸神经阻滞及前锯肌平面阻滞替代。

（三）外周神经阻滞

1.椎旁阻滞（paravertebral block，PVB） PVB作为区域性神经阻滞技术之一，在乳腺手术镇痛中的重要性逐渐引起国内外麻醉科医师重视。局部麻醉药在PVB中的最佳剂量和浓度暂无统一数据，因椎旁间隙血管丰富，推荐使用较低浓度的局部麻醉药以降低局部麻醉药中毒的风险。使用较低浓度局部麻醉药行神经阻滞时镇痛持续时间和质量无法保证，同时局部麻醉药持续输注对心脏和中枢神经系统毒性的剂量依赖性使得连续PVB应用受到一定限制，在行PVB时可向局部麻醉药中添加佐剂提高镇痛质量。佐剂或添加剂因其协同作用可延长局部麻醉药的阻滞时间，在保证效果的同时减少了局部麻醉药的累积剂量。

2.胸神经阻滞（pectoral nerves block） 对于乳腺癌改良根治手术来说，想要获得完善的阻滞效果，必须阻滞胸外侧神经和胸内侧神经、胸长神经和胸背神经、$T_{2\sim6}$肋间神经，另外，在一些特殊的手术中还需阻滞来自颈丛的锁骨上神经胸外侧神经和胸内侧神经附着于胸大肌与胸小肌，是一组运动神经，但是研究提示，它们同时可以传导感觉冲动，对于胸大肌和胸小肌的牵拉和膨胀反应明显，将局部麻醉药注射到胸大肌和胸小肌的筋膜之间，即可阻滞该组神经。胸长神经走行于前锯肌表面支配前锯肌、胸背神经相比于胸长神经的位置更加靠后，走行于侧胸壁的前锯肌与背阔肌之间支配背阔肌，阻滞该组神经可以为部分侧胸壁和腋窝区域提供镇痛效果。Ⅰ型胸神经阻滞（pectoral nerves Ⅰ，Pecs Ⅰ）是将药物注入胸大肌和胸小肌的间隙，阻滞胸外侧神经和胸内侧神经，Ⅱ型胸神经阻滞（pectoral nerves Ⅱ，Pecs Ⅱ）是在 Pecs Ⅰ 的基础上再于胸小肌和其深面的前锯肌之间注射局部麻醉药物。Pecs Ⅱ 阻滞主要阻滞第 2～6 肋间神经外侧皮支、肋间臂神经、胸长神经。对于准备行腋窝清扫的乳腺癌根治术患者，联合应用 Pecs Ⅰ 和 Pecs Ⅱ 阻滞能够提供良好的镇痛效果，不仅减少了阿片类药物的使用，术后恶心呕吐的发生率也明显降低。

3. 前锯肌平面阻滞（serratus anterior plane，SAP） 在第5肋间腋中线水平，将局部麻醉药注射在前锯肌的表面或前锯肌深面，阻滞肋间神经、胸长神经、胸背神经及 $T_{2～9}$ 胸壁外侧和部分后侧的神经，可用于乳腺癌手术的术中和术后镇痛。

二、妇科腹腔镜手术麻醉管理

自从20世纪开始，妇科肿瘤手术逐渐由开放性手术转为腹腔镜微创手术。近年来，随着器械和技术的发展，先进的腹腔镜技术应用于老年人和病情更复杂的患者，相应地也增加了麻醉技术的复杂程度。一方面，腹腔镜手术操作过程影响心、肺功能；另一方面，介绍给患者的信息是腹腔镜安全、简单、损伤小和疼痛轻等优点，实际上此类手术的麻醉风险并不比其他手术的风险低，相应地增加了一些与腹腔镜相关的特殊问题，这就给临床麻醉提出了更高的要求。

（一）人工气腹和手术体位对人体生理的影响

目前主要使用 CO_2 人工气腹实施腹腔镜手术，在 CO_2 人工气腹期间腹压升高、CO_2 吸收、麻醉、体位改变、神经内分泌反应及患者基本状态之间相互作用可以导致呼吸、循环系统一系列变化，引起其他系统的常见并发症及不良生理学反应，如皮下气肿、影响肝脏代谢和肾功能等。

1. CO_2 人工气腹和手术体位对心血管系统的影响 CO_2 气腹对循环系统功能的影响主要与腹腔内压力（IAP）升高影响静脉回流，从而影响回心血流（前负荷）以及高碳酸血症引起交感兴奋儿茶酚胺释放、肾素血管紧张素系统激活、血管升压素释放导致血管张力（后负荷）增加有关，气腹期间 IAP 一般控制在 12～15mmHg。一方面，由于机械和神经内分泌共同介导动脉血压升高，体循环阻力增加心脏后负荷加重，气腹可使心排血量降低 10%～30%，心脏疾病患者心排血量可进一步下降；另一方面，增加的腹压压迫腹腔内脏器，使其内部血液流出，静脉回流增加，CVP升高，心脏前负荷增加，心排血量增加，血压上升。而当 IAP ＞ 15mmg 时，由于下腔静脉受压，静脉回流减少，CVP降低，心脏前负荷降低，心排血量降低，血压下降。由于 CO_2 易溶于血液，人工气腹过程中不断吸收 CO_2，当 $PaCO_2$ 逐渐升高至 50mmHg 时，高碳酸血症刺激中枢神经系统，交感神经张力增加，引起心肌收缩力和血管张力增加，CO_2的直接心血管效应使外周血管扩张，周围血管阻力下降，引起反射性儿茶酚胺类递质分泌增加，增强心肌兴奋性，可能诱发室上性心动过速、室性期前收缩等心律失常。在置入腹腔穿刺针或Trocar过程中人工气腹引起腹膜受牵拉、电凝输卵管刺激、CO_2气栓等情况均可引起迷走神经反射，导致心动过缓；而CO_2人工气腹引起的高碳酸血症引起交感兴奋儿茶酚胺释放、肾素血管紧张素系统激活可导致患者心动过速。CO_2人工气腹对患者术中循环系统的影响并非表现为前述某一个方面的情况，而是上述各方面因素综合作用的结果。心血管功能正常的患者通常可以耐受人工气腹导致的心脏前、后负荷的改变。患有心血管疾病、贫血或低血容量的患者可能无法代偿人工气腹IAP改变引起的心脏前、后负荷改变，人工气腹充气、补充容量和变换体位时需要特别谨慎。IAP对心脏前负荷的影响还与机体自身血容量状态有关。在手术中由于患者迷走神经过度兴奋，人工气腹IAP过高，腹膜牵拉，CO_2刺激反射性引起迷走神经兴奋，过度的迷走神经兴奋可抑制窦房结，致脉率及血压下降。高碳酸血症时心肌对迷走神经的反应性增强，如果同时存在低血容量状态，易引起心搏骤停。

腹腔镜手术人工气腹期间患者体位对循环系统的影响比较复杂，头高位时回心血量减少，心排血量下降，血压下降，心指数降低，外周血管阻力和肺动脉阻力升高，这种情况让人容易与麻醉过深引起的指征相混淆，临床麻醉过程中应注意区分相反，当头低位时回心血量增加，心排血量增大，血压升高，肺动脉压力、中心静脉压及肺毛细血管楔压增高。

2. CO_2人工气腹和手术体位对呼吸系统的影响　由于腹腔内充入一定压力的CO_2，可使膈肌上升，肺底部肺段受压，胸肺顺应性降低，通气血流比失调，气道压力上升，功能残气量（FRC）下降，潮气量及肺泡通气量减少，从而影响通气功能。气腹IAP在12～15mmHg时可以使肺顺应性降低30%～50%、使气道峰压和平台压分别提高50%和81%。IAP达25mmHg时，对膈肌产生$30g/cm^2$的推力，膈肌每上抬1cm，肺的通气量就减少300ml，尤其是肥胖患者术前胸廓运动受阻，横膈提升，双肺顺应性下降，呼吸做功增加、耗氧量增多等，加上术中建立气腹，进一步增加腹压，膈肌上抬明显，使功能残气量明显下降，导致患者出现通气血流比失衡，甚至带来严重的不良后果。呼吸功能不全的患者则应慎行腹腔镜手术，因呼吸功能不全的患者腹腔镜手术中建立CO_2气腹后，肺顺应性降低，潮气量减少，同时易产生高碳酸血症和CO_2潴留。人工气腹后，CO_2的高溶解度特性，使之容易被吸收入血，加上IAP升高导致的胸肺顺应性下降、心排血量减少致通气血流比失调，容易形成高碳酸血症。随着气腹时间延长，人体排出CO_2的能力减弱，高碳酸血症进一步加剧。此时，呼气末CO_2浓度已经不能反映血液中CO_2浓度的真实情况。临床上长时间CO_2人工气腹时应当进行动脉血气分析监测。

妇科腔镜手术采用头低足高位时，可使功能残气量进一步减少，肺总量下降，肺顺应性降低10%～30%，对呼吸系统影响加重。头低位时，腹腔内容物因重力和气腹压的双重作用，可使膈肌上抬，胸腔纵轴缩短，肺活量及功能残气量降低，呼吸系统顺应性下降，气道阻力增大，从而影响患者的通气功能，且随着气腹时间延长，变化越来越明显。

3. CO_2气腹对肝脏代谢的影响　CO_2人工气腹时IAP急剧升高压迫腹内脏器和血管使血液回流受阻，体内儿茶酚胺递质释放增加，同时CO_2气腹引起的高碳酸血症，引起肠系膜血管收缩，使肝血流量减少，肝血流灌注不足是影响肝功能的直接原因。由于肝脏缺血缺氧，使肝细胞内ATP合成下降，引起各种离子出入细胞内外，导致细胞生物膜细胞骨架及线粒体功能障碍，造成肝细胞损害。另外，手术结束时突然解除气腹，血流再通，内脏血流再灌注，出现一过性充血，在纠正缺血缺氧的同时，亦会产生缺氧再灌注损伤不可避免地引起活性氧自由基增多，使磷脂、蛋白质、核酸等过度氧化损伤进一步造成肝细胞损伤，甚至坏死。

4. CO_2气腹对肾功能的影响　CO_2气腹条件下对肾功能的影响主要表现在对尿量、肌酐清除率、肾小球滤过率、血肌酐及BUN的影响。CO_2人工气腹引起IAP升高，直接压迫肾脏，使肾皮质灌注血流下降，可导致肾脏尿排出量减少。这已在动物实验和临床中得以证实，而且气腹压越高，尿量减少就越明显。CO_2气腹还影响肾脏中的激素水平，人工气腹机械刺激导致血浆肾素血管紧张素系统被激活，引起肾血管收缩降低肾血流量，影响肾功能。

5. CO_2人工气腹对颅内压的影响　由于妇科腹腔镜手术CO_2人工气腹期间发生的高碳酸血症IAP升高、外周血管阻力升高及头低位等因素的影响，引起脑血流量（CBF）增加，颅内压升高。人工气腹期间CO_2弥散力强，腹膜面积大，CO_2经腹膜和内脏吸收，致血CO_2分压及呼气末CO_2分压（$PERCO_2$）上升，很容易形成碳酸血症，可使CBF明显增加，且随着气腹时间延长，CBF增加更加明显。一方面由于CO_2吸收引起高碳酸血症，而CBF对CO_2存在正常的生理反应性，当$PaCO_2$在2.7～8.0kPa范围内与CBF呈直线相关，$PaCO_2$每升高0.13kPa（1mmHg），CBF增加1～2ml/（100g·min）；另一方面是腹压增高刺激交感神经，导致平均动脉压增高，同时伴有微血管痉挛而致血流减少，CBF增加主要体现在局部大血管，形成脑充血，从而使脑组织氧摄取和利用减少。

6. CO_2气腹对神经内分泌和免疫系统的影响　腹腔镜手术对神经内分泌的影响明显轻于同类开腹手术，CO_2气腹可引起血浆肾素、血管加压素及醛固酮明显升高。结合时间效应曲线分析，可发现上述三者与外周血管阻力（SVR）及MAP变化密切相关；促肾上腺皮质激素、肾上腺素、去甲肾上腺素、皮质醇和生长激素虽有增加，但变化不显著，而且在时间上也晚于血管加压素等。泌乳素则依据气腹中是否使用过阿片类镇痛药而有不同改变。腹腔镜手术与开腹手术后白细胞介素均有升高，但开腹手术患者的升高水平比腹腔镜手术患者明显，因此腹腔镜手术免疫抑制程度小。研究表明，CO_2具有免疫下调作用。

此外，CO_2人工气腹期间易发生皮下气肿，可能因为腹腔镜手术早期，Trocar多次退出腹腔，Trocar偏离首次穿刺通道致腹腔处有侧孔，腹腔内气体移入皮下所致。

（二）人工气腹腹腔镜手术麻醉方法选择

1. 全身麻醉　虽然腹腔镜手术对局部的损伤小，但是如前所述，人工气腹腹腔镜手术过程中对患者的呼吸循环功能影响较大，因此应该选择全身麻醉实施手术。这样就利于术中患者气道管理，调节合适的麻醉深度，控制不良刺激引起的有害反射，有利于保证适当的麻醉深度和维持有效的通气，又可避免膈肌运动，利于手术操作，在监测$PERCO_2$下可随时保持通气量在正常范围。全身麻醉期间宜应用喉罩或者气管插管进行气道管理，时间短小、术中体位变化不大、采用低压人工气腹技术时，可以在应用喉罩通气道的情况下安全实施手术；而由于气管插管全身麻醉是最确切、安全的气道管理技术，因此，目前临床上大多数人工气腹腹腔镜手术都是采用这种气道管理方式，尤其是手术时间长，术中体位变动大的情况更是应该实施气管插管。

2.椎管内麻醉椎管　椎管内麻醉镇痛确切、肌松效果良好，可以基本满足腹腔镜手术的麻醉镇痛需要，但是CO_2人工气腹升高的IAP、手术操作牵拉腹膜、CO_2刺激等均可导致迷走神经反射性增强；CO_2人工气腹期间导致的高碳酸血症也使心肌迷走神经反射增强；椎管内麻醉阻滞部分交感神经，导致副交感神经相对亢进；椎管内麻醉不能满足手术过程中所有的需要，患者舒适度差，可以辅助静脉镇静镇痛药，使用不当则会影响到呼吸、循环系统的稳定。上述这些因素都是导致患者术中出现腰背肩部不适，甚至虚脱、恶心呕吐等症状，使手术无法继续进行，而且这些因素也是麻醉过程中发生不良事件的潜在风险，麻醉管理起来相当困难，因此目前已基本不选择椎管内麻醉实施人工气腹腹腔镜手术。诊断性检查或短小手术，可考虑选择椎管内麻醉。

（三）妇科腹腔镜手术麻醉监测

妇科腹腔镜手术麻醉过程中，在选择了合适麻醉方法的基础上必须进行合理的监测来及时发现异常情况和减少麻醉并发症。妇科腹腔镜手术麻醉时通常需要常规监测心电图、无创动脉血压、脉搏血氧饱和度、体温、气道压PrCO$_2$、肌松监测、尿量等项目，对于肥胖患者、血流动力学不稳定患者及心肺功能较患者，术中需要实施动脉穿刺置管严密监测血压变化、定时监测血气分析。

1. PETCO$_2$监测　是妇科腹腔镜手术麻醉期间最常用的无创监测项目，用以代替PaCO$_2$来评价人工气腹期间肺通气状况。然而应该特别注意的是人上气腹时由于通气/血流不相匹配致使PETCO$_2$与PaCO$_2$之间浓度梯度差可能增加，此时两者的浓度梯度差已不是普通手术全身麻醉时的两者之间相差$3 \sim 5mmHg$，而是因患者心肺功能状态、人工气腹IAP大小等因素而异。因此，我们无法通过PETCO$_2$来预测心肺功能不全患者的PaCO$_2$，故在这种情况下就需要进行动脉血气分析来评价PaCO$_2$以及时发现高碳酸血症。对于肥胖患者、术中高气道压、低氧血症或PETCO$_2$不明原因增高患者也需要监测动脉血气分析。

2.监测气道压的变化　妇科腹腔镜手术机械通气时术中监测气道压的变化有利于及时发现IAP过高。当IAP升高时，由于膈肌抬高，胸肺顺应性降低，导致气道压升高，故当术中发现气道压较高时，排除气道梗阻、支气管痉挛等情况后，应当提醒术者注意IAP是否太高。

3.监测肌松状态　妇科腹腔镜手术期间应监测患者肌松状态。一方面，术中肌肉松弛，以使腹壁可以有足够的伸展度，使腹腔镜有足够的操作空间、有清楚的视野，同时可以降低IAP；另一方面，足够的肌松状态也可以确保患者术中不会突然运动，导致意外损伤腹腔内组织器官。

（四）妇科腹腔镜手术麻醉管理要点

妇科腹腔镜手术的特点决定了麻醉的特点，除遵循常规的麻醉原则外，尚需针对妇科腹腔镜手术的特点注意相应的特殊问题。一般地，腹腔镜手术麻醉过程中，首先，要维持手术时适宜的麻醉深度，合适的肌肉松弛状态，以防术中患者突然运动造成腹腔内组织器官损伤；其次，CO_2人工气腹腹腔镜手术时，要适当过度通气，以维持体内酸碱平衡状态；最后，妇科腹腔镜手术时体位改变也可能对患者造成一定的影响，应当注意防止体位改变引起的损伤。这里主要叙述CO_2人工气腹腹腔镜手术时全身麻醉的管理要点。

1.麻醉维持　提供适当的麻醉深度，保障循环和呼吸平稳，适当的肌松状态并控制膈肌抽动，慎重选择麻醉前用药和辅助药，保证术后尽快苏醒，早期活动和早期出院。妇科腹腔镜手术时间一般较短，因此要求麻醉诱导快、苏醒快、并发症少。适合于此类手术麻醉维持的药物及方式有：①丙泊酚、芬太尼罗库溴铵静脉诱导吸入异氟烷、七氟烷维持麻醉，术中适量追加肌松药；②丙泊酚、芬太尼、罗库溴铵静脉诱导，静脉靶控输注丙泊酚、瑞芬太尼或可调恒速输注丙泊酚瑞芬太尼，维持麻醉术中适量追加肌松药；③吸入七氟烷麻醉诱导，吸入或静脉麻醉维持。

2.妇科腹腔镜手术麻醉循环管理　腹腔镜手术人工气腹IAP在20cmH₂O以下时，中心性血容量再分布引起CVP升高，心排血量增加。当IAP＞20cmH₂O时，压力压迫腹腔内血管影响右心充盈而使CVP及心排血量降低，麻醉过程中应当考虑这些因素对循环的影响，采取相应的措施。当人工气腹头低位时，要注意由于头低位可能引起回心血量增加，前负荷增加，引起血压升高，并非是麻醉深度不足的表现，不要一味地加深麻醉而致麻醉药过量。腹腔镜手术过程中可能由于人工气腹压力升高、手术操作牵拉腹膜等因素，引起迷走神经反射，导致心动过缓，应及时发现，对症处理。术中根据手术出血量情况适当输血补液，维持患者血容量正常。

3.妇科腹腔镜手术麻醉呼吸管理　目前腹腔镜手术多数是在CO_2人工气腹下实施的，腹内压升高可致膈肌上抬而引起胸肺顺应性下降，潮气量下降，呼吸无效腔量增大，FRC减少，PETCO₂或PaCO₂明显升高，BE及pH降低，PA-aCO₂增加，加之气腹时腹腔内CO_2的吸收，造成高碳酸血症，上述变化在头低位时可更显著。人工气腹后，腹式呼吸潮气量降低，胸式呼吸潮气量与总潮气量比值增加均说明腹部呼吸运动受限，因此要求人工机械通气实施过度通气。常规实施PETCO₂监测，及时调节呼吸参数，使PETCO₂维持在35～45mmHg。

4.苏醒期管理　妇科腹腔镜手术结束后早期，即使是已经停止了CO_2人工气腹，由于手术过程中人工气腹的作用，患者仍然有可能存在高碳酸血症，这种状态一方面可以刺激患者呼吸中枢，使患者呼吸频率增快，通气量增加；另一方面也导致患者PETCO₂升高。如果在此期间由于麻醉药物残留患者呼吸功能尚未完全恢复，通气量不足，更加容易加重高碳酸血症状态，导致严重后果，此时就需要延长机械通气时间，等待患者通气功能完全恢复后方可停止机械通气。术前患有呼吸系统疾病的患者可能无法排出多余的CO_2导致高碳酸血症甚至呼吸衰竭。患有心脏疾病的患者可能由于腹腔镜人工气腹导致的高碳酸血症而引起血流动力学状态不稳定。麻醉科医师必须关注这些腹腔镜手术结束时特有的情况，并且予以及时处理。

5.术后镇痛　虽然与开腹手术相比，腹腔镜手术后患者的疼痛程度相对轻，持续时间也没有开腹手术疼痛时间长，但是腹腔镜手术后也是相当痛的，因此也需要预防和处理。通常可以使用局部麻醉药、非甾体抗炎药和阿片类镇痛药来进行处理，可以手术开始前非甾体抗炎药等实施超前镇痛，也可以这几种药物联合应用。

三、妇科开放肿瘤根治术麻醉管理

（一）椎管内麻醉术中管理

1.椎管内麻醉辅助镇静　　妇科手术大部分器官在盆腔内，只要自T_6到骶神经完全阻滞，就能满足手术的镇痛、肌松的要求。椎管内麻醉术中应给患者辅助应用充分的镇痛镇静药，减轻患者焦虑，提高患者的疼痛阈，预防牵拉反应，保证麻醉效果，必要时可以使用止呕剂以预防患者由于牵拉、低血压等引起的恶心呕吐，这一措施在妇科手术中尤其必要。尤其是妇科患者常常过度焦虑、紧张，更有必要实施镇静镇痛。常用药物有咪达唑仑、丙泊酚、右美托咪定等。虽然椎管内麻醉本身无镇静作用，但由于多节段的脊神经被阻滞，使得向大脑传递的兴奋性刺激被削弱，大脑中枢的镇静阈值有所降低，对镇静药物的敏感性会增加，临床表现在广泛的椎管内神经阻滞后镇静药物的镇静作用增强，全身麻醉用药量减少。需要注意的是必须在椎管内麻醉效果确切、麻醉平面足够时方能使用镇痛镇静药，所用剂量也应根据患者个体差异分别对待，预防因镇痛镇静药过量引起呼吸抑制。

2.循环管理　　腰麻后低血压和心动过缓较为常见，严重者可出现心搏骤停。椎管内麻醉后心血管改变主要是因为交感传出神经阻滞引起的，全身血管阻力降低，高龄患者降低更多，容量血管扩张，心排血量下降动静脉均扩张（静脉影响占优势）引起低血压。腰麻后心率、血压降低，如果不积极进行处理，就会引起严重并发症，甚至极严重后果。腰麻后心血管事件主要与如下因素有关：①术前心动过缓；②麻醉平面高于T_5水平；③腰麻后继发的交感神经和副交感神经平衡被破坏引起迷走神经亢进；④血液重新分布于容量血管，回心血量降低。腰麻后快速处理低血压和心动过缓是维持患者正常状态的关键。椎管内麻醉开始时预防性快速静脉输注晶体液或胶体液对维持患者血容量有效，有利于维持椎管内麻醉患者血压平稳，但是在术前准备阶段使用晶体液无效，这可能是液体再分布后无益于补充麻醉后容量血管缺失量的原因。应根据临床实际情况纠正椎管内麻醉后的血压与心率降低，既要考虑到纠正周围血管阻力降低，又要考虑使用药物对心排血量的影响，如去氧肾上腺素和间羟胺可以有效增加周围血管阻力，但是可能因此增加心脏后负荷，导致心排血量降低，反而无益于纠正循环紊乱。如果心率和外周血管阻力都很低，则每搏量对恢复血压的代偿能力有限。因此在治疗严重低血压时先快速补液同时还需给予血管活性药物。对纠正椎管内麻醉引起的低血压兼有α和β受体激动作用的药物优于单纯α受体激动药。临床常用麻黄碱，每次用量为5～10mg，也可选择小到中等剂量的多巴胺（1～2mg静脉注射）。需长时间应用时，多巴胺优于麻黄碱。但必要时单纯α受体激动剂（如去氧肾上腺素）在纠正主要由外周血管张力下降引起的低血压可能是较好的选择。如果应用麻黄碱后心率仍然缓慢，则应静脉给予阿托品对症治疗，0.3～0.5mg阿托品静脉注射可以用来处理中等程度的心动过缓。麻醉科医师确定何时处理椎管内麻醉引起的心血管功能紊乱，应根据患者心功能储备的耐受力、血压下降速度、对液体治疗的反应以及相对血压、心率安全下限等综合因素给予及时处理。确保患者心率、血压维持在合适和安全范围内，避免剧烈波动，对老年人、患有心血管疾病者尤为重要。截石位妇科手术在术中可增加下肢的静脉回流，手术结束后，将下肢恢复到平卧位时同样也可以减少静脉回流。产生突发的低血压，可引起老年人严重的心血管并发症，甚至心搏骤停。术毕应加强监测并将两腿分别缓慢放置到平卧位，减少血压的剧烈波动。

3.呼吸管理　在无呼吸疾病的患者，无论脊髓麻醉还是硬膜外麻醉若阻滞平面超过 T_2 水平，大部分肋间肌和腹肌松弛，现为胸式呼吸减弱，腹式呼吸增强，此时肺功能、气体交换和呼吸调控的储备基本可以满足患者代谢需要。肺总体功能得以维持的原因是人体主要呼吸肌——膈肌的神经支配是由颈丛（ $C_{3～5}$ ）发出的神经完成的。而腹肌和肋间肌等辅助呼吸肌在呼气相起重要作用，故椎管内麻醉阻滞平面过高时呼气峰流速明显降低，有效呼气功能减弱，这就可能影响患者咳嗽功能，从而损伤气道清除分泌物功能，没有并存严重肺疾病的患者可以耐受这些轻微的改变。尽管有时每分通气量正常或高于正常，患者仍会有呼吸困难不适感觉而十分紧张，这可能是患者呼气时感觉不到胸廓运动或确为呼吸费力所致，给予患者解释与安慰可有效减轻不适。若患者说话声音正常，通常提示通气功能正常，若说话声音无力或说不出话，呼吸不适加剧，则必须警惕因呼吸肌或膈肌麻痹引起的呼吸衰竭，并且要及时给予面罩供氧和辅助呼吸。然而也有患者由于紧张而过度通气导致 $PaCO_2$ 降低，这也可能与椎管内麻醉时胸壁、腹壁本体感受器传入减少有关。椎管内麻醉期间偶尔可能会发生呼吸停止，这可能是由于心排血量下降继发的脑干低灌注引起的，而不是局部麻醉药对脑干的直接作用。呼吸停止者则应及时辅助/控制通气，直至呼吸功能恢复。

4.椎管内麻醉对消化系统、泌尿生殖系统的影响　椎管内麻醉后交感神经阻滞导致胃肠蠕动增强、括约肌松弛，副交感神经亢进引起分泌物增加。麻醉过程中常见的并发症是恶心呕吐，其原因可能有：①严重低血压引起脑供血不足兴奋呕吐中枢；②椎管内麻醉交感神经阻滞，迷走神经相对亢进引起胃肠蠕动增加；③术中手术操作对内脏牵拉刺激；④麻醉使用阿片类药物或过去有眩晕病史者均会使恶心呕吐发生率增加。应针对病因对症处理，如纠正低血压和心率减慢（阿托品常有效），充分供氧，减少刺激和应用小剂量氟哌利多、地塞米松、昂丹司琼（或其他 5-HT$_3$ 受体拮抗剂）等抗呕吐药物。如果麻醉过程中血流动力学稳定，与平均动脉压密切相关的肝脏血流可以得到维持，肾血流和肾功能同样得以维持。脊髓麻醉术后尿潴留的发生率约为15%，因此尿潴留是麻醉科医师脊髓麻醉时必须考虑的临床问题。在脊髓麻醉开始6s后排泄功能就会丧失，直到麻醉感觉平面消退到 S_3 节段才能恢复，使用长效局部麻醉药会使排尿功能恢复时间延长，脊髓麻醉后可能导致尿潴留。

（二）妇科恶性肿瘤手术全身麻醉管理

麻醉前必须熟悉妇科肿瘤患者的病情，了解肿瘤的大小、部位，与周围组织的关系以及是否侵犯了周围器官等情况，需要如何实施手术以及手术涉及范围等，因为这些是决定麻醉科医师如何制订麻醉方案与实施哪些麻醉监测项目的依据。

某些妇科恶性肿瘤患者，由于慢性或急性失血引起患者贫血。慢性贫血患者通常已经适应贫血状态，在贫血状态下仍然能够基本维持生理功能。而因异位妊娠破裂，短时间内急性失血导致的贫血往往令患者很快出现失血性休克症状。无论急性失血还是慢性失血导致的贫血，均会降低机体耐受缺氧状态的代偿能力，麻醉期间应当注意维持组织循环灌注和组织氧供，及时补充红细胞，保持血红蛋白在70g/L以上。麻醉诱导和围术期要维持患者血压平稳，避免出现低血压情况，以防患者组织缺氧，进而发生代谢性酸中毒。必要时使用血管活性药物以维持血压在正常水平，保证各器官组织氧供。

恶性肿瘤患者可能已经实施过多次手术治疗，亦可能实施过放、化疗等诊治措施。由于疾病本身的特点以及经过上述治疗措施，患者身体状况可能很差，存在贫血、脱水、营养不良和腹水等状态，为患者开通静脉输液通路可能比较困难；使用化疗药物可能引起心、肺功能损伤，如使用博来霉素可能导致肺损伤，尤其是与长春新碱或顺铂合用时肺毒性增加。术前应该特别注意X线胸片的情况以确定是否有肺损伤及其损伤程度，严重肺损伤患者全身麻醉术后可能需要维持一段时间机械通气直到患者呼吸功能恢复能够满足机体需要方可；柔红霉素、多柔比星是具有心脏毒性的化疗药物，这些药物引起的心脏病理改变可能在很早就出现，也可能是迟发的，表现为急性ST-T改变和心律失常，呈隐匿性发作，通常发作后很快发展为充血性心力衰竭，故需请心内科会诊并调整患者状态以适应手术麻醉刺激。使用化疗药物通常伍用激素，故围术期应给予一次负荷剂量，以避免出现肾上腺危象。使用长春新碱、环磷酰胺和紫杉醇进行化疗的患者通常会发生周围神经病变，应在术前记录具体神经缺陷以便术后进行相应的对比；多次手术的患者手术区域可能组织粘连严重，手术操作难度增加，创面渗血量会增加，术中出血量增大，麻醉过程中必须严密监测出血量，及时输血补液。

通常妇科手术采用仰卧位，由于某些盆腔器官位置较深，显露术野与手术操作有一定的难度，这就要求全身麻醉时提供良好的肌肉松弛状态；此外，妇科医师在探查、手术过程中需要牵拉盆腔、腹腔内韧带、膜和器官时容易引起相应的牵拉反应，这需要维持足够的麻醉深度以及术中严密的监测，一旦发现心率减慢等表现应及时处理。

妇科经会阴区手术常采用截石位，这种体位容易引起某些周围神经损伤，尤其是在全身麻醉后，患者不能感觉到体位异常引起的肢体不适，无法做出相应的反应。髋关节过度的屈曲、外展、外旋可能导致坐骨神经、腓神经损伤及闭孔肌损伤和腓侧皮肤损伤，因此手术过程中应注意保持舒适适当的体位，应用保护垫以防止肢体与坚硬的支架表面直接接触，防止出现因手术体位引起的损伤。截石位时双下肢高于躯干，静脉压力低，下肢容量血管内空虚，当手术结束恢复体位时血液将充盈下肢容量血管，使全身短时间内血容量相对减少，如果恢复体位过快，容易引起低血压，尤其是血管弹性差的患者表现会更加明显。因此，在手术结束后恢复体位时应分两侧分别缓慢放回下肢，防止患者发生快速低血压。截石位手术过程中术者可能根据手术情况调节体位为截石头低位，患者肺血流量增加，同时肺动脉压升高，增加了肺循环的灌注压。如果时间较长，患者有潜在肺间质水肿的可能，此时应注意严密监测患者的循环状态，避免快速输入大量液体。如果是在截石头低位情况下实施腹腔镜手术，气腹与头低位双重作用可能导致颅内静脉回流阻力增加，引起颅内压升高。

妇科常见手术多位于盆腔内，常选择经腹或经阴道入路实施手术。妇科手术多数是涉及生殖器官的肿瘤切除术，如卵巢、子宫、宫颈、阴道及外阴等处的肿瘤切除，妇科恶性肿瘤侵犯的范围通常较广，常需实施肿瘤根治术，手术步骤复杂、创伤大、出血多，用时较长，一般选择全身麻醉下实施手术。由于此类手术除对子宫和附件进行手术操作以外，常涉及直肠、膀胱、输尿管、尿道和淋巴结等组织器官，因此对机体的生理干扰较大。妇科手术探查腹腔、盆腔，牵拉腹膜等操作对患者的刺激增加，因此在手术过程中要维持适宜的麻醉深度，以阻断这些刺激对机体产生的不良反射。在实施恶性肿瘤根治术时，由于手术范围广、时间长，手术创面缓慢渗血，最终的总失血量会比较大，往往不会引起术者注意，此时麻醉科医师应当密切关注失血量，警惕失血引起的血容量严重不足，以免延误处理潜在休克的最佳时机，从而增加了麻醉处理的难度。

第四节　麻醉并发症的处理

一、低血压、高血压

（一）低血压

1.发生机制及临床表现　引起血压下降的药物有两类，其中一类为硬膜外局部麻醉药，对交感神经阻滞，可引起有效循环血量不足，特别是较大手术、术中失血较多的患者；另一类是椎管内吗啡，其对外周和脑血管的扩张可引起直立性低血压。

2.处理措施　治疗补充液体，增加有效循环血容量，必要时适当给予小剂量血管收缩药。麻醉期间低血压常见的原因有麻醉过深、严重缺氧、内脏牵拉反射，中大量失血、急性心肌梗死，过敏反应等。对术中出现的低血压，一般首先考虑减浅麻醉，然后根据病因不同给予针对性处理。如过敏反应引起过敏性休克首选肾上腺素治疗。对失血性休克应补充液体和输血，恢复有效循环血量牵拉性反射引起的低血压应暂停手术牵拉，必要时给予阿托品、麻黄碱治疗，若因心肌梗死引起心排血量不足，必须应用正性肌力药物，保持冠状动脉血流灌注。

（二）高血压

术中高血压更常见于麻醉过浅，麻醉恢复期高血压常与气管内吸痰刺激、术中补液超负荷和升压药使用不当、术后疼痛、寒战、患者膀胱极度膨胀、导尿管刺激、缺氧和CO_2蓄积有关，术前未控制的高血压或术前突然停用抗高血压药也是引起术中和麻醉恢复期血压升高的原因。血压升高的患者心血管调节能力减退，容易导致心脑血管意外，特别是老年人合并有糖尿病、冠心病的高血压更是如此。对术中和麻醉恢复期高血压的处理原则是针对诱发高血压的不同因素先解除病因，如麻醉过浅加深麻醉。对重症高血压患者在通气功能和血流动力学稳定时，因尽早拔除气管导管或在拔管前3～5min给予利多卡因1mg/kg或异丙酚1mg/kg，减少拔管刺激。经积极处理后血压仍持续增高的患者，应给予抗高血压药物治疗如硝酸甘油、硝普钠、乌拉地尔、地尔硫䓬等。

二、呼吸抑制

1.病因　多见于未插管的全身麻醉及气管拔管后。麻醉中如果呼吸抑制轻度或中度，在充分供氧的情况下，这时脉搏氧饱和度可为正常，但存在CO_2蓄积。因此用呼气

末 CO_2 动态监测和辅助呼吸更为安全。拔管后无论是中枢或外周性呼吸抑制，更多见于麻醉药的蓄积和肌松残余效应引起，均要积极寻找病因，给予正确处理。

2. 发生机制及临床表现　呼吸抑制发生的主要机制是过量的阿片类药物抑制了低氧和 CO_2 蓄积对延髓呼吸中枢的刺激作用。临床表现为呼吸频率降低、每分通气量下降和血氧饱和度降低。静脉 PCA 时，引起的呼吸抑制的危险因素有：连续输注；由护士或医师控制给药；同时合用镇静催眠药；患者肝、肾肺功能受损；呼吸暂停综合征及肥胖等。由于吗啡水溶性较强，经硬膜外吸收并沿脑脊液到大脑中枢缓慢，因此硬膜外吗啡还可引起延迟性呼吸抑制，最迟可发生在给药后 10 ～ 12h。

3. 治疗　暂时停用或降低阿片类镇痛药剂量，经鼻管吸氧。严重呼吸抑制的同时患者一般都伴有过度的镇静，因此若呼吸频率低于 8 次 / 分，辅助通气的同时应给予纳洛酮拮抗。美国疼痛协会（APS）推荐治疗呼吸抑制的方法为将 0.4mg 纳洛酮稀释至 10ml，每 2 ～ 3min 静脉推注 1ml，同时观察呼吸状况，务必不要过度拮抗，因为纳洛酮为广谱阿片类药物拮抗剂，小剂量时可拮抗副作用，大剂量时拮抗镇痛作用后会引起明显的撤药反应，患者会出现强烈的疼痛和烦躁。

三、气道阻塞

全身麻醉后的上呼吸道阻塞多因舌后坠而发生口咽部阻塞，喉阻塞可因喉痉挛和喉水肿所致。常表现为吸气性呼吸困难。舌后坠可通过抬下颌，放置口咽或鼻咽通气道而改善。喉痉挛要避免浅麻醉，局部刺激轻者可通过面罩给氧而缓解。重者可经静脉给予小剂量氯化琥珀胆碱，通过面罩加压给氧维持通气或进行气管插管控制通气。喉水肿则给予氢化可的松减轻水肿。严重者应立即行气管插管，有时需紧急气管切开处理。下呼吸道阻塞常为气管、支气管内分泌物或支气管痉挛所致。临床表现为呼吸困难伴有痰鸣音或哮鸣音，应给予气管内吸痰和解除支气管痉挛的治疗。对既往有呼吸道慢性炎症或支气管哮喘史的患者应给予激素、支气管扩张药、抗生素等，并做好术前准备，尽量避免使用诱发支气管痉挛的药物来预防或减少支气管痉挛的发生。

四、反流、误吸和吸入性肺炎

全身麻醉后意识消失、食管下段括约肌张力下降以及缺乏吞咽和咳嗽反射能力，对在全身麻醉诱导期、维持期及苏醒期反流或呕吐到咽喉部的胃内容物不能得到反射保护性排出，即可发生误吸。随着误吸物的 pH、容量、颗粒不同，对患者肺的损害不同，患者的临床症状和预后差别亦很大，尤其对产科患者、饱胃、肠梗阻、老年患者反流误吸发生率较高的高危患者在实施全身麻醉时应积极采取预防措施。主要包括严格禁食、禁水，给予抗吐药和抗酸药，清醒气管插管或快速诱导插管等。一旦发生误吸应给予支气管冲洗，机械通气治疗，其他还包括糖皮质激素、抗生素等支持治疗。

五、苏醒期躁动、苏醒期延迟

（一）苏醒期躁动

在麻醉诱导期和未插管的静脉麻醉维持期部分患者出现兴奋躁动，经加深麻醉可以控制。同样在全身麻醉恢复期也有部分患者发生情感波动，表现出患者不能控制的躁动不安。躁动出现除了与术前（东莨菪碱）、术中（氯胺酮，依托咪酯、丙泊酚）用的药物有关外，术后疼痛也是引起躁动的重要因素。精神病病史是术后发生谵妄、躁动的危险因素。低氧、高碳酸血症，胃胀气、膀胱膨胀及导尿管刺激也可引起躁动。临床应密切观察，针对具体情况给予治疗或排除潜在因素。对强烈躁动患者要给予必要的防护措施，防止意外伤害。

（二）苏醒期延迟

全身麻醉后超过 2h 意识仍不恢复，在排除昏迷后可认为是麻醉苏醒延迟。常见原因有麻醉药物过量或蓄积引起的药物作用延长，低氧血症，低温，肝、肾功能障碍使麻醉药物代谢和排泄减慢，严重水、电解质、酸碱平衡紊乱或中枢性神经系统损伤（脑缺血、脑出血、脑栓塞等）。处理原则是在保持呼吸循环功能正常的前提下，明确病因并进行相应的检查和处理，等待患者意识恢复正常，必要时请内分泌或神经内科进行会诊与治疗。

（王　玉　朱喜东　邓　琳　郑晓瑜　王立萍）

第6章

围术期疼痛的管理

　　不同个体对疼痛感受是具有差异化的，这与其社会角色、心理状态都有较大关系。但大部分研究认为女性与男性相比，对疼痛的耐受程度更低、疼痛敏感性更高，围术期女性患者的疼痛严重程度、发作频率、疼痛评分较男性更高。此外，女性患者晕动症发生率更高，术后恶心呕吐风险更高，这些都影响着麻醉科医师对女性患者围术期的镇痛方案的制订。

　　女性无论在社会、家庭生活中都扮演着重要角色，手术术式常涉及切除子宫、卵巢等器官，常影响患者妊娠、内分泌等，女性患者常容易产生痛苦、恐惧、内疚、不适等情感压力，从而出现围术期焦虑。这种焦虑状态可能会持续整个围术期，因此麻醉科医师对患者心理状态的评估和认知并理解患者的压力对于麻醉管理十分重要。

　　术后剧烈疼痛不但可使患者在精神上承受巨大痛苦还可对生理功能产生一系列不良影响，如血压升高、心率加快、血管阻力增加、心肌耗氧增加，腹部伤口疼痛及腹带固定限制了腹式呼吸，使潮气量降低，肺内分流增加低氧血症和使肺部感染概率增加。剧烈疼痛时，交感神经张力和括约肌张力增加，使肠道及膀胱运动减弱、肠麻痹和尿潴留。应激和疼痛后血小板黏附性增加，纤溶抑制，使机体处于高凝状态，血栓的发生率明显增加。积极的术后镇痛治疗不仅能够缓解疼痛，消除焦虑情绪还能加速康复过程。

第一节　术前疼痛评估和预防性镇痛

一、疼痛程度评级预估

（一）疼痛发生机制

　　1. 创伤　手术切割、器官牵拉可直接导致外周伤害感受器的激活，组织细胞的破坏所释放的H离子、K离子、5-HT和组胺等都可以直接刺激神经末梢产生疼痛。

　　2. 炎症反应　局部组织损伤（如外科手术）可以直接诱导或通过释放的细胞因子（Fa、IL-1等）、有丝分裂原和生长因子引起的炎症反应，这些细胞因子具有很强的外周或中枢神经系统致痛作用，同时还可刺激COX-2及PGE大量释放，在巨噬细胞、单核细胞、内皮细胞中亦可以见到COX-2诱导表达。COX-2可以催化花生四烯酸转化为前列腺素和其他炎症介质。前列腺素又通过增加血管通透性和增大肾素5-HT和组胺等炎性介质的致炎性作用来引起并维持整个炎症过程。

　　3. 肠胀气　手术刺激、吸入性麻醉气体和阿片类药物均可抑制肠蠕动，引起术后肠麻痹、肠胀气、肠绞痛。肠功能异常又可导致患者恶心呕吐，从而加重伤口的疼痛。

4. **焦虑紧张**　女性作为一个特殊群体比男性更易于焦虑，焦虑程度在术前明显高于男性，术前焦虑抑郁程度高的患者术后会体验到更严重的疼痛。

（二）疼痛特点

1. **疼痛强度**　单纯开腹子宫及附件切除术术后平均疼痛评分为6～8分（10分制）。若是恶性肿瘤需行子宫附件切除及淋巴结清扫，则手术创伤大时间长，所以术后疼痛评分要高一些，平均为7～9分。随着微创手术技术的不断提高和逐渐普及，现在大多数妇科手术都可在腔镜下完成，其创伤明显减轻，术后疼痛强度也有大幅度的下降，腹腔镜手术后疼痛强度平均为3～5分。

2. **持续时间**　当术中麻醉药物作用消失后，患者开始出现疼痛，下腹部切口的患者，如单纯子宫、附件切除，一般静息疼痛高峰在术后12～24h，24h后静息痛会明显减弱，即患者不活动时可无明显的疼痛。对于创伤较大，切口扩大至上腹部的手术，如卵巢癌根治淋巴结清扫术等，静息痛会持续36～48h。腹腔镜手术24h后，基本无明显疼痛。

3. **疼痛性质**　创伤性和炎症性疼痛多表现为烧灼样刀割样跳痛。而肠胀气引起的疼痛多表现为胀痛和绞痛。

（三）疼痛强度评估

临床医师需使用有效的疼痛评估手段来跟踪患者对术后疼痛治疗的反应，并相应调整疼痛治疗计划。疼痛本身是主观的，所以患者的自我报告是所有疼痛评估的主要基础。在任何情况下，临床医师不应该仅仅依靠"客观"的测量方法，例如与疼痛相关的行为或生命体征来代替患者的自我报告，以便准确判定疼痛的存在和疼痛强度。对于不能充分报告的患者，临床医师需要使用评估工具，并征求护理人员的意见来评估疼痛强度。

疼痛评估方法见表6-1。

表6-1　疼痛评估方法

评估方法	评级系统
数字等级评定量表（numerical rating scale，NRS）	用0～10数字的刻度标示出不同程度的疼痛强度等级，"0"为无痛，"10"为最剧烈的疼痛，"4"以下为轻度疼痛，"4～7"为中度疼痛，"7"以上为重度疼痛
视觉模拟评分法（visual analogue scale，VAS）	一条长100mm（或10cm）的标尺，一端标示"无痛"，另一端标示"最剧烈的疼痛"，患者根据疼痛的强度标定相应的位置
语言等级评定量表（verbal rating scale，VRS）	将描绘疼痛强度的词汇通过口述表达为无痛、轻度痛、中度痛、重度痛
疼痛温度计（pain thermometer）	可视温度计与疼痛强度的口述相结合
颜色模拟评分（color analogue scale CAS）	白色表示"无痛"，红色表示"最剧烈的疼痛"
面部表情量表（faces rating scales，FRS）	修订版面部表情疼痛量表（faces pain scale-revised） Wong-Baker面部表情量表（Wong-Baker faces pain rating scale）

二、预防性镇痛

预防性镇痛是围术期多模式镇痛中的重要环节，指对患者术前、术中、术后全程进行疼痛管理，达到预防外周和中枢敏化的效果，从而避免使急性疼痛向慢性疼痛转化，只要术中产生的外周伤害性刺激信号没有被阻断，在术中或术后予以镇痛治疗，也可以获得镇痛效果。

1.预防性镇痛的优势　①加速患者术后康复，表现为缩短患者住院时间，缩短肛门排气时间、排便时间，增加每日下床活动时间，减少住院费用；②减轻患者术后疼痛程度并减少阿片类药物使用剂量；③未增加术后并发症发生率。

2.预防性镇痛方案中的药物　包括非甾体抗炎药物、局部麻醉药物、糖皮质激素。研究发现联合使用上述药物既能降低患者术后疼痛程度，又能加速患者术后康复，其机制如下：①非甾体抗炎药物抑制体内环氧合酶水平，减轻炎症反应，降低患者术后疼痛及呕吐发生率；②糖皮质激素降低术后疼痛及减轻炎症反应；③局部麻醉药物降低外周伤害性刺激的传入，减少中枢敏化，降低疼痛程度。同时，局部麻醉药还能减轻局部组织的炎症反应。

女性肿瘤患者无论接受腹腔镜手术或是接受开腹手术，只要正确、合理地应用围术期预防性镇痛策略，均能使患者获得良好的术后镇痛及术后康复效果。

第二节　术后急性疼痛的管理

一、多模式术后镇痛

女性恶性肿瘤手术后疼痛是影响患者术后恢复的重要因素，严重疼痛可导致术后并发症发生率高、住院时间延长、再入院率高、医疗费用增高。传统的仅依赖阿片类药物进行术后镇痛模式会导致恶心、过度镇静发生率高，同时也增加阿片药物成瘾的风险，最终导致相关的经济和社会成本增加。

多模式镇痛是指联合应用作用机制不同的镇痛药或不同的镇痛技术，作用于疼痛传导通路（外周神经或中枢神经系统）的不同靶点，可联合非药物干预措施发挥镇痛的相加或协同作用，使每种镇痛药物的剂量减少，副作用相应减轻，以达到安全、持续有效的镇痛。多模式镇痛是ERAS中术后疼痛管理的基础。

（一）镇痛方式选择的原则

由于患者个体之间所需镇痛药存在明显差异，以及不同病理生理改变和不同治疗方法相互作用的差异和不同患者对疼痛的体验不同，使得术后疼痛治疗常常很难达到绝对的满意。具体选择什么样的镇痛方法，除主要考虑镇痛外，还应依照其对预后的影响、治疗费用、住院时间来决定最适合的镇痛方式，即现在提倡的个体化镇痛。

（二）硬膜外镇痛

由于大多数妇科手术均可在椎管内麻醉下完成，此硬膜外管可继续留置用于术后镇痛，硬膜外镇痛是妇科手术最常用的镇痛方法之一。凡有硬膜外麻醉禁忌证的患者均不适宜应用此方法，如凝血功能障碍、穿刺部位感染中枢神经系统疾病、脊柱严重畸形、患者拒绝等。

硬膜外单次注射常用药物有长效局部麻醉药（以布比卡因、罗哌卡因为主），阿片类药（主要有吗啡、芬太尼、曲马朵），可单独应用或联合应用，单独硬膜外应用局部麻醉药镇痛时间为 $4 \sim 6h$。吗啡（$1 \sim 2mg$）的镇痛时间可长达 $12 \sim 24h$，芬太尼作用时效较短，很少单独用于单次硬膜外注射镇痛。硬膜外连续输注镇痛作用持久，满意率高。常用药物为 $0.10\% \sim 0.15\%$ 罗卡因或布比卡因复合 $2g/ml$ 芬太尼或 $0.05mg/ml$ 吗啡，速度 $2 \sim 3ml/h$。患者自控硬膜外镇痛适用于创伤大，有可能需随时调整镇痛药物量的患者，此方法可控性好，镇痛满意率高，对于行腹部大手术的危重患者，硬膜外镇痛的确能够改善围术期预后和降低围术期心血管事件的发病率、肺部并发症和感染等。

（三）躯体外周神经阻滞

超声技术的发展完善了神经阻滞导管置入技术，单次阻滞或进行连续阻滞均可提供良好的镇痛效果，可减少肿瘤患者围术期阿片类药物的使用，降低相应并发症的发生率，并可以避免吗啡类阿片类药物成瘾及对肿瘤患者免疫功能的影响。

1. 腹横肌平面阻滞（transversusabdominis plane，TAP） 用于腹前部 $T_7 \sim L_1$ 脊神经支配区域的手术。对抑制躯体痛有效，对内脏痛效果较差。在某些情况下，因为注入的局部麻醉药容量、压力等因素可扩散到椎旁间隙阻滞交感神经，从而表现出对内脏痛的镇痛效果。根据阻滞位置不同，可分为肋缘上 TAP 阻滞（主要覆盖 T_7、T_8 脊神经支配区）、肋缘下 TAP 阻滞（主要覆盖 T_9、T_{10} 脊神经支配区）、侧边肋缘下 TAP 阻滞（主要覆盖 T_{11}、T_{12} 脊神经支配区）等。应用于开腹和腹腔镜下的各种腹腔内手术，采用低浓度、高容量局部麻醉药，$0.2\% \sim 0.25\%$ 罗哌卡因（总量不超过 $3mg/kg$）或 0.125% 左旋布比卡因（总量不超过 $1.5mg/kg$），可放置导管连续阻滞，$5 \sim 10ml/h$ 持续输注。

2. 胸神经阻滞和前锯肌平面阻滞 对于行腋窝清扫的乳腺癌根治术患者，联合应用 Pecs I 和 Pecs II 阻滞能够提供良好的镇痛效果，不仅减少了阿片类药物的使用，术后恶心呕吐的发生率也明显降低。在第 5 肋间腋中线水平，将局部麻醉药注射在前锯肌的表面或前锯肌深面，阻滞肋间神经、胸长神经、胸背神经及 $T_2 \sim T_9$ 胸壁外侧和部分后侧的神经，单次注射或置管连续阻滞可用于乳腺癌手术的疼痛治疗。

（四）全身给药

1. 口服给药 适用于神志清醒的乳腺、妇科肿瘤术后患者（胃肠道功能恢复良好）的轻、中度疼痛的控制；也可作为其他镇痛（如硬膜外镇痛）后以口服镇痛药作为延续。口服给药有无创、使用方便、患者可自行服药等优点。主要药物有阿片类（吗啡、羟考酮、可待因）、非甾体抗炎药（芬必得、醋氨酚、扶他捷）、选择性环氧化酶 2 抑制剂（西乐葆）等。大部分镇痛药物均可经口服给药。

2. 静脉给药镇痛 大部分妇科患者术后疼痛强度为中、重度，采用静脉镇痛也能达到良好的镇痛效果。静脉镇痛起效快，使用方便。常用药物为阿片类药（主要有吗啡、芬太尼或曲马朵）和非甾体抗炎药（酮洛酸、氟比洛芬酯）。由于阿片类药物个体差异较大需要及时调整剂量才能达到满意的镇痛效果，否则对重度疼痛镇痛效果欠佳。给药方式可采用单次注射、连续输注或患者自控镇痛（PCA）3 种方式。单次注射可选用作用时效比较长的药物，阿片类药物有吗啡、舒芬太尼或哌替啶，非甾体抗炎药可选用氟比洛芬酯。单次给药相对简单、便宜，但镇痛满意度不如连续输注或患者自控镇痛。

3. 皮下给药　皮下输液管可留置于三角肌内侧，经皮下镇痛起效比静脉慢，但副作用相对少，对于术后不需常规静脉输液的患者是一种比较可取的镇痛方式。药物主要以阿片类为主，剂量和输注速度、单次冲击剂量和锁定时间等设置同静脉给药。

4. 直肠给药　适用于口服不方便的患者。主要药物包括曲马朵、吲哚美辛（消炎痛）缓释剂、吗啡，但术后许多患者不易接受经直肠给药。

5. 舌下给药　药物吸收后直接进入循环，避免药物的首过代谢。主要药物有丁丙诺非二氢埃托非。

6. 肌内注射　注射本身可有疼痛，且注射后药物吸收波动大，要 30 ～ 60min 达到峰值。其结果就是接受注射治疗的患者镇痛不完全或过度镇痛，副作用发生率高。肌内注射不宜用于需多次给药的长时间镇痛。

（五）切口浸润

局部单次浸润可用于浅表或小切口手术如腔镜下手术。镇痛时间为 4 ～ 6h。切口皮下导管连续输注，此项技术是新近开发的一种镇痛方法，主要药物为局部麻醉药。手术结束前，由手术医师将多孔导管沿一端切口方向置于肌筋膜和皮下软组织之间，另一端连接持续输注泵。常用药物为 0.2% ～ 0.5% 布比卡因。此方法的优势在于不但能提供良好的术后镇痛，增加患者满意度，还可减少吗啡用量及其相关副作用，特别是减少恶心呕吐的发生。伤口处直接应用局部麻醉药镇痛机制包括两个方面：一方面局部麻醉药直接阻止疼痛信息自伤害性传入神经的传递；另一方面不断有证据显示局部麻药可以抑制组织损伤后的炎症反应，从而减低因炎症引起的疼痛和痛觉过敏。目前的研究表明，切口局部输注局部麻醉药不会增加伤口感染的概率。

二、低阿片或无阿片类镇痛药物镇痛

女性恶性肿瘤术后疼痛管理中，传统模式以阿片类药物为主，随着研究和认识的深入，发现患者对包括阿片类药物的反应存在很大差异，这与遗传差异有关。药物基因组学是个体化医学中一个新兴的领域，药物代谢酶、转运体、受体和药物靶点的遗传多态性，可能解释了药物疗效和毒性的个体间差异。阿片类药物应用于术后疼痛治疗的个体化具有重要意义，一项研究显示，使用药物遗传学引导输入，阿片类药物的使用减少了50%，镇痛效果也很好。

近年来，减少阿片类药物的处方越来越受到重视，尤其是手术后患者。多项调查显示，外科医师在出院时开了过多的阿片类药物，不同医师开出的处方也存在很大差异。人们普遍认为，6% 的阿片类药物初治患者术后会变成慢性阿片类药物使用者，而那些术后需要化疗的患者这一比例高达21%。改进外科医师及其团队对阿片类药物的管理是减少阿片类药物使用的一个重要方面，可以使用标准化的指导方针成功实施。一项大规模的前瞻性研究评估了患者术后阿片类药物的使用情况，发现大部分患者术后可以很少或不使用阿片类药物局部麻醉药。一个多模式的术后镇痛方案可成功地减少阿片类药物的使用，无论是在医院还是出院时。可以通过使用非阿片类口服药物、局部麻醉和切口浸润注射来减少全身用药的需要。通过药物基因组学评估和阿片类药物处方计划减少阿片类药物的使用和改善阿片类药物的管理，以减少术后对阿片类药物的依赖。

（一）局部麻醉药

主要作用在神经膜上钠通道，可减少伤害性刺激引起的神经兴奋性传导，缓解疼痛。通过局部浸润对神经末梢阻滞或通过椎管内对某一区域内的神经根阻滞产生镇痛作用。局部麻醉药除了抑制疼痛的传导外，还有抗炎作用，如减少中性粒细胞释放炎症介质和在内皮细胞上的黏附，减少氧自由基形成，减低水肿。常用局部麻醉药有布比卡因和罗哌卡因两种长效局部麻醉药。常用浓度为 0.062 5% ～ 0.500%。罗哌卡因为是新型局部麻醉药，其心脏毒性和神经毒性较布比卡因低，它的另一优点是低浓度时感觉和运动阻滞分离，即对感觉神经的亲和力较运动阻滞强，感觉神经阻滞同时运动神经无明显阻滞。

（二）环氧化酶抑制剂

环氧化酶（COX）可催化花生四烯酸氧化代谢生成前列腺素正常生殖过程中的排卵、受精、植入、蜕膜化和分娩均有前列腺素的参与。子宫内膜异位症、原发痛经、原发性月经过多、多囊性卵巢综合征也多与前列腺素过度合成有关。目前已知的环氧化酶至少有两种：COX-1 和 COX-2。两者结构类似，但活化位点上的氨基酸序列有关键性区别。COX-1 是构成和参与维持内环境稳态所必需的，花生四烯酸经 COX-1 代谢生成的前列腺素，对维持胃肠道黏膜的完整性、正常血小板聚集功能和肾功能是必需的，抑制COX-1 可引起胃肠道、肾脏和出血、凝血疾病。COX-2 由各种炎症介质诱导产生，参与疼痛和炎症反应。已证实，COX-2 明确参与多种正常妇科生理过程和一些妇科疾病的病理发生。创伤可诱发 COX-2 和 PGE2 分泌及释放，从而引发炎症反应。另一方面，前列腺素可以增加受创伤组织中伤害性感受器的敏感性，并使非兴奋性感受器（"静息伤害性感受器"）转变为易兴奋状态，以此来引起疼痛。

环氧化酶抑制剂镇痛的主要机制是通过抑制环氧化酶，降低前列腺素 E 合成，除对乙酰氨基酚外大部分环氧化酶抑制剂主要作用部位在外周。主要环氧化酶抑制剂有对乙酰氨基酚（泰诺）、非选择性环氧化酶抑制剂，即传统非甾体抗炎药（NSAID）如布洛芬、酮洛酸、双氯酚酸、美洛昔康等，以及选择性环氧化酶2抑制剂塞来昔布（商品名：西乐葆）。除对乙酰氨基酚外，环氧化酶抑制剂有较强消炎作用，对伴有炎症反应的疼痛有效，同时可协同阿片类的镇痛作用。但单独应用时，不能有效缓解中度以上的疼痛。所有非选择性环氧化酶抑制剂（对乙酰氨基酚除外）均对血小板有抑制作用。另外，由于前列腺素合成受到抑制，使胃黏膜分泌黏液和 HCO_3 减少，易导致溃疡形成。大量使用非甾体抗炎药可促成急性肾功能不全、肾小球坏死，特别是对于肾功能本身有问题的患者。因此创伤较大的手术不宜在围术期应用非选择性环氧化酶抑制剂。与传统 NSAID 相比 COX-2 抑制剂的主要优势为对胃肠道和血小板功能无明显影响，不会增加术后胃溃疡和出血，另外对于高敏患者不会增加支气管痉挛的发生率，较适合用于围术期镇痛治疗，其抗炎和镇痛的作用与传统NSAID相当。但值得注意的是，COX-2抑制剂对肾功能的副作用与NSAID无差异，高危患者围术期禁用。塞来昔布使用方法：首次剂量口服400mg，之后每12h服用200mg。

（三）曲马朵

曲马朵为人工合成非阿片类药物，中枢性镇痛药，虽然也可与阿片受体结合，但其亲和力很弱，对μ受体的亲和力相当于吗啡的1/6000，对κ和δ受体的亲和力则仅为对μ受体的1/25。曲马朵具有双重作用机制，除作用于μ受体外，还抑制神经元突触对去甲肾上腺素和5-羟色胺的再摄取，并增加神经元外5-羟色胺浓度，从而调控单胺下行性抑制通路，影响痛觉传递而产生镇痛作用。与阿片类药物相比无镇静、呼吸抑制、胃肠道抑制或潜在滥用等副反应。曲马朵代谢较慢，大部分为原型经肾脏排泄。曲马朵的常见副作用有出汗、口干、头晕、恶心、呕吐和嗜睡。可以口服、肌内注射和静脉注射给药。肝脏首关效应为20%，经口服生物利用度较高，为70%。口服剂量50mg；必要时可增加到100mg，每日2～3次。静脉注射1～2mg/kg，可采用IV-PCA，24h剂量＜400mg。

（四）其他辅助镇痛药物

1.氯胺酮　氯胺酮为NMDA受体拮抗剂多项研究证明，围术期给予镇痛剂量的氯胺酮（0.5mg/kg）可有效降低手术切口部位的痛觉过敏提高镇痛效果。但即使小剂量氯胺酮也会产生精神病样作用和认知功能障碍，因此目前还没有有力证据证明吗啡和氯胺酮合用用于术后镇痛的优势。

2.糖皮质激素　手术导致的炎症、代谢、激素和免疫反应在组织切开时迅即被激活，地塞米松和其他激素由于其抗炎和免疫抑制活性可有利于减少这些术后不良反应。平衡镇痛不但能改善术后镇痛效果，而且还可减少每种镇痛药的剂量，因此减低总体不良反应发生率。许多研究报道表明皮质激素的另一潜在优势是有效预防和治疗术后恶心呕吐。地塞米松的生物半衰期是24～48h，地塞米松的作用时程刚好符合术后炎症反应最强的时间，也就是创伤最初愈合的3～4d。最佳剂量和给药方式尚不确定，但有充分证据证明皮质激素能增强外科术后镇痛效果而且很安全。激素不良反应与治疗时程和强度相关，健康患者短期用于急性术后镇痛是安全的。皮质激素会独立增加一系列胃肠道事件的风险，如胃炎、溃疡形成和胃肠道出血，与NSAID联合应用会协同增加胃肠道事件的发生率。皮质激素对肾功能和系统循环动力学的副作用主要是增加水钠潴留，尤其是对心肾功能不全患者风险性增加。皮质激素还会升高正常人和高血压患者的血压。术后镇痛管理时需关注这些不良反应。

3.α₂肾上腺素能受体激动药高选择性　α₂肾上腺素能受体激动药，通过作用于中枢神经系统和外周神经系统的α₂受体产生相应的药理作用。有抗焦虑、降低应激反应、稳定血流动力学、镇痛等作用，与阿片类镇痛药联合应用时，可减少镇痛药用量、PCA按压次数和补救性镇痛药物的次数，降低患者术后疼痛评分及术后恶心呕吐发生率，提高患者镇痛满意度，有助于改善术后睡眠，降低术后谵妄发生率，并不增加术后不良反应（嗜睡和低血压等），但心动过缓或心脏传导阻滞患者应慎用或禁用。老年或病态肥胖患者应酌情减量或不予输注。推荐右美托咪定的输注剂量为 $0.03 \sim 0.05\mu g/(kg \cdot h)$，PCA单次推注剂量为 $0.06 \sim 0.1\mu g/kg$。

第三节　患者自控镇痛

患者自控镇痛（patient-controlled-analgesia，PCA）是围术期疼痛治疗的标准技术，患者可以根据预先设定好的镇痛药物剂量自行给药，具有起效快、无镇痛盲区、血药浓度相对稳定等优点，可通过冲击剂量及时控制爆发痛，也可以记录患者的使用信息，例如总需求量、在之前 $1 \sim 24h$ 时的药物输送量。这些信息有助于针对患者个体化需求优化药物输注，具有用药个体化、患者满意度高等优点。是目前术后镇痛最常用和最理想的方法，适用于手术后中到重度疼痛。

一、PCA镇痛特点

（一）PCA常用参数

1.负荷剂量　术后立刻给予，药物需起效快，阿片类药物最好以小量分次的方式给予，以达到滴定剂量目的。手术后镇痛剂量应既能避免术后出现镇痛空白期，又不影响术后清醒和拔除气管导管。也可术前使用作用时间长的镇痛药物，有降低术后疼痛和减少阿片类药物用量的作用。

2.持续剂量或背景剂量　目的是希望达到稳定的、持续的镇痛效果。静脉PCA不主张使用芬太尼等脂溶性高、蓄积作用强的药物，且最好不用背景剂量，以达到满意的镇痛效果，并减轻可能发生的副作用。

3.单次注射剂量　又称冲击剂量，可使用速效药物。一般冲击剂量相当于日剂量的 $1/15 \sim 1/10$。

4.锁定时间　保证在给予第一次冲击剂量达到最大效用后，才能给予第二次剂量避免药物中毒。部分镇痛泵设定1h限量（如吗啡 $10 \sim 12mg$），4h限量等。

（二）PCA的优点

PCA单次给药方便，可以小剂量频繁给药，患者的疼痛能快速得到缓解，疼痛缓解不需要护士，不需要等待，不需要肌内或皮下注射，如果使用得当，经过 $3 \sim 4h$，镇痛药滴定理论上可以产生稳定的血药浓度，避免相关的波峰和波谷。PCA可以避免围术期阿片药物使用不足造成的康复不良、胸廓扩张受限、不愿运动。PCA可以避免过高的药物峰浓度导致的呼吸抑制和镇静状态。两个Meta分析证明，和肌内注射阿片药物比较，使用PCA患者满意度高，镇痛效果好，而副作用没有差异。PCA和传统阿片药物镇痛比较得出了相反的结论。一些研究认为PCA非常好而其他研究认为没有差别。PCA镇痛效果是否良好，以是否安全并达到最小副作用和最大镇痛作用来评定。评价指标包括：平静时VAS评分 $0 \sim 1$，镇静评分 $0 \sim 1$，无明显运动阻滞。副作用轻微或无，PCA泵有效按压/总按压比值接近1，无睡眠障碍，患者评价满意度高。

（三）PCA的缺点

PCA的安全使用要求患者能控制镇痛装置。增加阿片药物的血浆浓度在临床出现明显呼吸抑制之前通常先出现镇静状态。镇静常损害患者使用PCA的能力。护理人员和家庭成员都必须理解这点，只能患者按压自控键。理想情况是患者、护士、家庭成员应该接受PCA使用的教育。不是每个患者都适合使用PCA，患者必须合作，理解PCA的使用，必须有能力按自控键。PCA可能不适合很年轻的孩子、精神病患者或身体有缺陷的患者。

另外，因为在患者中药物代谢动力学和药效学的可变性，传统PCA设置需要个体化调整，调整中会出现镇痛不足或副作用的发生。反复过度使用PCA（患者不理解镇痛目标）导致过度镇静。也有患者不信任PCA或害怕药物过量或成瘾。

二、PCA的种类

根据不同给药途径分为静脉PCA（PCIA）、硬膜外PCA（PCEA）、皮下PCA（PCSA）和外周神经阻滞PCA（PCNA）。

1. PCIA采用的主要镇痛药有阿片类药（吗啡羟考酮、舒芬太尼、氢可酮、芬太尼、布托啡诺、地佐辛等），曲马朵或氟比洛芬酯、酮咯酸等。阿片类药物镇痛强度的相对效价比如下：哌替啶100mg ≈ 曲马朵100mg ≈ 吗啡10mg ≈ 阿芬太尼1mg ≈ 芬太尼0.1mg ≈ 舒芬太尼0.01mg ≈ 羟考酮10mg ≈ 布托啡诺2mg ≈ 地佐辛10mg。

NSAID药物在给予负荷量后可酌情持续静脉注射或分次给药，药物镇痛作用有封顶效应，不应超剂量给药。但阿片类药物应个体化给药，分次给予负荷剂量（如非阿片成瘾者，吗啡负荷量为每次1～4mg），给药后应观察5～20min至最大作用出现，并酌情重复此量至NRS评分＜4分。

2. PCEA适用于术后中、重度疼痛。常采用低浓度罗哌卡因或布比卡因等局部麻醉药复合芬太尼、吗啡、布托啡诺等药物。舒芬太尼0.3～0.6μg/ml与0.062 5%～0.125%罗哌卡因或0.05%～0.1%布比卡因外周神经阻滞能达到镇痛而对运动功能影响轻，较适合于开放性妇科恶性肿瘤根治术的围术期镇痛，见表6-2。

表6-2　硬膜外镇痛药物和输注浓度

局部麻醉药物及浓度	可配伍的阿片类药物
罗哌卡因0.2%	氢吗啡酮5μg/ml
布比卡因0.1%～0.125%	舒芬太尼0.4～0.8μg/ml
左旋布比卡因0.1%～0.125%	芬太尼2～4μg/ml
	吗啡20～40μg/ml

3. PCSA适用于静脉穿刺困难的患者。药物在皮下可能有存留，如阿片类药物生物利用度约为静脉给药的80%。PCSA起效慢于静脉给药，镇痛效果与PCIA相似，如采用留置管应注意可能发生导管堵塞或感染。常用药物为吗啡、曲马朵、羟考酮、氯胺酮和

丁丙诺啡。哌替啶具有组织刺激性不宜用于PCSA。

4. PCNA 神经丛或神经干留置导管采用PCA持续给药，如连续的TAP阻滞，适用于腹腔镜妇科肿瘤手术。连续性PECS阻滞，适用于乳腺癌手术镇痛。

（刘　洋　隋海静　王立萍）

第7章

围术期液体管理和输血

第一节　目标导向液体治疗

妇科恶性肿瘤围术期可因晚期肿瘤衰竭，营养不良，术前禁食，手术创伤，感染，失血，合并心、肺、肝、肾器质性病变及糖尿病等多种因素影响，机体代偿调整能力不足，而出现水电解质、酸碱平衡失调，因此适当及时的补液治疗成为患者围术期治疗的重要组成部分。随着近年来快速康复外科理念的兴起及应用，补液治疗不仅局限于纠正术前患者的体液缺失及离子紊乱，维持血流动力学稳定，保障器官及组织灌注，更能减轻术后患者胰岛素抵抗程度，减少术后相关并发症的发生，改善患者预后，促进患者快速康复。因此，临床上应针对患者实施个体化的液体治疗方案，并反复评估，根据不同的治疗目的、疾病的状态及阶段进行不断地调整和修正。

一、血容量评估

通过详细的病史、体格检查、实验室检查可以快速直观地获得择期手术患者术前、术中及术后的容量状态，经验性地评估液体容量并指导液体治疗。

（一）体液平衡调节的生理基础

人体体液分为细胞内液（ICF）和细胞外液（ECF），主要成分是水和电解质。体液量与性别、年龄、体重有关，成年女性的体液量约占体重的55%，其中细胞内液约占体重的35%。细胞外液由组织间液（IFV）和血浆（PV）组成，分别约占体重的15%和5%。细胞内液与细胞外液的组成有较大不同，细胞内液以K^+为主，细胞外液以Na^+为主，二者之间通过细胞膜上Na^+/K^+-ATP泵进行调控，进而维持细胞内、外离子浓度和渗透压的平衡。细胞内液和细胞外液保持相同的渗透压（290～310mmol/L），正常血管内皮允许水分子和小分子离子自由通过，但限制大分子物质（如白蛋白）通过，使其保留在血管内，因此白蛋白是维持细胞外液胶体渗透压和血管内血浆容量的主要物质。

正常人每日通过饮水（1000～1500ml）和饮食（700ml左右）补充水分，通过排尿、排便、呼吸、排汗丢失水分（2000ml左右），二者保持着动态平衡。体液中除水以外，还包含电解质及葡萄糖、尿素等非电解质，细胞内、外液成分差别较大，而血浆、组织液中除蛋白以外成分相似。

晚期妇科恶性肿瘤患者，特别是合并呕吐、营养不良、糖尿病等合并症患者，围术期常需要补充液体治疗，首要的是根据临床表现分析患者有否存在血容量不足的可能，其次是评估水、电解质缺失，确定液体治疗的时机、种类和数量，制订规范的、个体化的诊疗方案对患者术后康复是非常重要的，也是现代外科围术期快速康复理念的要求之一。

（二）常用的临床指标和实验室检查

1.无创检查　包括心电监护和脉搏血氧饱和度监测（SpO_2 吸空气＞90%，吸氧情况下＞95%）、血压（＞90/60 mmHg）、脉搏（60～100次/分）、呼吸（12～20次/分），在多数情况下可完成对一般患者的容量评估。

2.有创检查　包括中心静脉压（CVP）、每搏输出量（SV，50～80 ml）、心排血量（CO，4500～6000 ml）、每搏量变异度（SVV，＜13%）、脉压变异度（PPV，10.5%）和中心静脉血氧饱和度（$ScvO_2$，60%～80%）等，少数择期大手术患者可能需要。

3.术前常规检查　包括血常规、凝血功能、肝肾功能、电解质和pH（7.35～7.45）等，评估患者的血红蛋白、电解质平衡、酸碱平衡、凝血功能状态。术中需要检测的特殊指标包括：乳酸含量（0.5～1.7mmol/L）、动脉血二氧化碳分压（$PaCO_2$，33～46 mmHg，平均40mmHg）、标准碳酸氢盐（SB，22～27mmol）和尿量等。术后需要检测指标有电解质、血红蛋白、红细胞、白细胞和白蛋白水平等。

（三）围术期低血容量状态评估策略

首先，对于收缩压＜100mmHg，心率＞90次/分，毛细血管再充盈时间＞2s，被动抬腿试验阳性，中心静脉压（CVP）＜4 mmHg，可能存在低血容量、血流动力学异常、组织灌注不足及器官功能不全的患者进行评估。如果判定阳性则进行液体复苏治疗：首先分析病因，进行快速补液试验，15min内快速输注500ml钠浓度130～154mmol/L的平衡盐液或胶体液。低蛋白血症时，可考虑使用5%的白蛋白溶液进行扩容治疗。

其次，再评估是否仍需液体复苏，如果输入液体量超过2000ml仍然不足，继续快速输晶体或胶体250～500ml。完成液体复苏治疗后再根据临床监测和实验室检查结果，确定患者液体和电解质的需要量，给予维持治疗。正常人生理需要液体量25～30ml/（kg·d），1 mmol（/kg·d）的Na^+、K^+、Cl^-，50～100 g/d葡萄糖。对于肥胖患者根据实际体重计算，一般不超过3L/d，心肺功能不全、营养不良的患者可适当减少液体量20～25ml/（kg·d）。能经口或胃肠道补充所需液体和电解质的患者停止液体治疗，改为经胃肠道补充治疗。

再次，评估是否存在液体不足或过量、异常丢失、异常分布等情况，如果不存在上述情况，则需要在监测评估后及时终止治疗，否则必须继续纠正液体失衡及再分布。当患者因原发疾病、手术或外科并发症导致水、电解质失衡、消化液丢失或体液异常分布，如组织水肿、严重脓毒症、高钠或低钠血症、心肝肾功能受损、术后液体积聚或再分布、营养不良等，患者总体液量可呈过负荷表现，但仍有效循环血量仍存在不足的可能，治疗过程中必须给予重视。另外，还要注意因呕吐、腹泻、胃肠减压引流、结肠造口液丢失、失血、发热、多尿所致液体或电解质丢失的治疗。因此，对接受静脉液体治疗的患者须进行反复再评估，及时调整液体治疗方案。

二、围术期补液

（一）围术期常用的治疗液体

1.晶体液　晶体液溶质分子质量小，可自由通过毛细血管壁，维持血管内外相同的晶体渗透压，扩容效果差，维持时间短。对血糖、脑灌注压、凝血、肝肾功能基本没有影响。输注后主要分布于细胞外液，仅约20%的输液量保留在血管内，可有效补充人体生理需要量及电解质，但长时间大量输注容易导致组织水肿和肺水肿。

（1）生理盐水：即0.9%的氯化钠溶液，用于等渗性脱水，引起的休克、呕吐、腹泻、大量出汗等。因Cl^-的浓度高于血浆，大量输注可导致高氯性酸中毒，故不作为液体复苏的常规选择，仅作Na^+的补充液或药物输入的载体。

（2）葡萄糖液：5%的葡萄糖液是最常用的等渗的不含电解质的晶体液，用于补充水分、提供热量、纠正饥饿性酮血症，不作为扩容，大量输注可导致电解质紊乱。高浓度葡萄糖液仅用于重症和衰弱者的供能，一般不用于术中使用。

（3）乳酸林格液：乳酸林格液电解质含量与血浆相近，乳酸盐可代谢为碳酸氢盐增强体内对酸中毒的缓冲作用。乳酸的代谢有赖正常的肝脏功能，大量输注和肝功能受损时可致高乳酸血症。

（4）醋酸平衡盐溶液：其电解质浓度、酸碱度及渗透压均接近细胞外液，输注后可迅速补充细胞外液，改善微循环，补充电解质，纠正酸中毒和乳酸血症，适用于肝功能不良、糖尿病和酸中毒患者的治疗。失血性休克暂无血液补充时最为合适。

（5）高渗盐水：5%或7.5%的氯化钠溶液，较高的渗透梯度可使水分从血管外间隙向血管内移动，减少细胞内水分，可减轻水肿、兴奋钠离子敏感系统和延髓心血管中枢，适用于失血性休克后迅速需要纠正低钠血症，恢复细胞外液和渗透压，从而升高血压的患者。由于高渗盐水对外周血管有较强的刺激性，故输注速度不宜过快，控制钠浓度在160mmol/L以下，总量不宜超过400 ml。

2.胶体液　胶体溶液分为人工胶体液和天然胶体，胶体溶液溶质分子质量大，不能自由通过毛细血管。胶体溶液的优点是可在血管内维持长时间的、较高的胶体渗透压，保持血容量的稳定；缺点是存在过敏、干扰凝血功能及肾损伤等不良反应。目前，人工胶体因作为天然胶体的替代品，因其扩容效果强、作用时间久、使用方便等优点，已经被广泛应用于患者围术期的液体治疗和复苏治疗。

（1）羟乙基淀粉（HES）：是人工合成的胶体液，渗透压与血浆相似，半衰期为25.5h，主要用于扩充围术期及创伤患者的有效血容量和维持血压，应根据失血量、失血速度、血流动力学状态及血液稀释度决定输注剂量和速度。24h成人量为500～1500ml，滴速100滴/分左右，可引起血红蛋白减低或凝血功能障碍。HES对重症特别是严重脓毒症和肾功能受损患者可致肾功能损害，因此不建议用于重症、严重脓毒症和有肾损伤的患者。

（2）明胶：由牛胶原水解而制成，胶体渗透压和电解质与血浆相似，改良明胶具有较好的补充血容量效能。临床常用的是4%，血浆半衰期2～3h。临床主要用于失血性休克、败血症等低血容量的补充，循环超负荷、严重肾功能损伤、明胶过敏者忌用。

（3）胶体复方电解质溶液：区别于传统方式，将胶体物质溶解于醋酸平衡盐溶液制成胶体复方电解质溶液，可显著提高HES注射液的安全性，在有效维持血容量的同时，避免可能出现的高氯性酸血症。

（4）新鲜冷冻血浆：新鲜冷冻血浆含有凝血因子及白蛋白，主要用于纠正凝血功能障碍，不作为常规扩容剂使用。也可用于严重创伤、大出血休克时全血的替代品，用以扩充和维持血容量。

（5）白蛋白：白蛋白约占血浆蛋白总量的60%，半衰期为20d，是血浆胶体渗透压的主要决定因子及酸碱缓冲体系的重要组成部分。临床输注5%的白蛋白可增加等体积的血容量，而输注20%～25%的白蛋白可达到高于输注溶液4～5倍体积的扩容效果。白蛋白主要用于出血或创伤性休克、低蛋白性血症、肝硬化或肾病所致的水肿及颅内水肿等。

（二）围术期术前补液的特殊人群

在多数情况下术前一般可以不补液，但老年人、晚期肿瘤衰竭患者、身体营养不良或伴有心、肺、肝、肾等器质性病变以及糖尿病患者等应仔细进行水、电解质的评估。有以下情况者更应重视补液治疗的问题。

1.儿童　因为儿童体液所占比例大，缓冲能力小。要求术前补糖，进行适量糖原储备。

2.非晨起开始手术的患者　特别是下午进行手术时，术前紧张焦虑及禁食时间较长，糖原消耗较多，同时麻醉科医师多不在术中补糖，这会加重患者糖异生，产生许多有害物质，增加机体负担，对病情不利。因此，要求该类患者术前补糖。

3.糖尿病　糖尿病患者糖原储备更低，所以不论是在上、下午手术都要求补糖，且要求补糖时一定要在糖液中加胰岛素，3～5g糖可加1U的胰岛素。至于补糖的量的问题，可适当掌握：①500ml 10%葡萄糖含50g糖；②不可使糖的浓度过高，应控制在20%以下；③必要时为增加补糖效率可适当加入50%的葡萄糖；④正常人体内成人糖原储备300～400g；⑤随着糖、胰岛素、低渗液的逐步补充，患者可能出现低钾血症，对于术后2d内不能进食的患者监测血钾是必要的。

（三）术前补液的选择和量

1.术前补液原则　先扩容后调整电解质和酸碱平衡。扩容时，先用晶体液后用胶体液。先快后慢，先盐后糖，见尿补钾。静脉滴注速度通常为60滴/分，相当于每小时250ml。但要注意心、脑、肾功能障碍者补液应慢，补钾时速度应慢，抢救休克时速度应快，应用甘露醇脱水时速度要快。体液丢失的主要是胃肠液、血浆或组织液，这些液体都是等渗的。为了恢复血容量，就应当用等渗的液体来补充。葡萄糖液体虽然也是等渗的，甚至有高渗的（如10%葡萄糖），但输入后很快代谢变为水和二氧化碳，达不到恢复血容量的目的。脱水患者的钾的总量是不足的，但在缺水的情况下，血液浓缩，患者的血钾不一定降低，再额外补钾就可能使血钾升高，引致高钾血症。只有尿量达到每小时40ml以上时，钾的补充才是安全的。

2.对围术期液体需要量的评估　应当从两个方面考虑：维持性液体治疗需要量和补

偿性液体治疗需要量。

（1）维持性液体治疗：指患者术前因进食障碍或禁食而导致的液体丢失，包括隐性失水和显性失水两部分。

①隐性失水是通过皮肤蒸发和呼吸丢失的水分，机体能量消耗的25%用于隐性失水的散失，每1kcal能量消耗可引起0.5ml水分丢失。机体每日能量消耗的估计有两种方法。以体重为单位计算方式：0～10kg为100kcal/（kg·d）；11～20kg为50kcal/（kg·d）；20kg以上为20kcal/（kg·d）。以体表面积计算：1800～2000kcal/（m²·d）（1kcal＝4.184kJ）。

②显性失水主要是指通过尿液排泄而引起的水分丢失。根据测算，每100kcal能量的消耗约可引起65ml水分丢失。

（2）补偿性液体治疗：补偿性液体治疗是指对由于疾病、麻醉、手术、出血等原因导致的液体丢失进行补充。它包括术前液体损失量（即禁食禁饮）：体重为1～10kg按4ml/（kg·h）；11～20kg按2ml/（kg·h）；21kg以上按1ml/（kg·h）。对于特殊患者还应包括呕吐、腹泻、高热、异常引流量。麻醉和手术丢失量：小手术丢失量为4ml/（kg·h），中等手术为6ml/（kg·h），大手术为8ml/（kg·h）。额外丢失量，主要为手术中出血量。

3.酸碱的调整　除幽门梗阻以外，几乎所有的脱水都伴有程度不等的酸中毒，常用5%碳酸氢钠来纠正。对于中度以上的脱水通常采用每输入800ml生理盐水，输入5%碳酸氢钠100ml。

4.先快后慢　特别是治疗重度脱水的患者，先快后慢尤其重要，即先快速输入盐水使血压回升至正常，然后再根据情况减慢输液速度。

5.量入为出　患者在就诊前的失水量是根据患者的脱水表现来估计的，不是很准确。就诊后的失水量应该准确测量并记录下来。以后的继续失水量就应该按记录的失水量损失多少，补充多少。

（四）术前补液的方法

1.等渗性缺水　常见因呕吐等引起的钠和水等比例丢失性缺水，如果临床出现脉搏细速、血压下降、血液浓缩，提示细胞外液丢失约占体重的5%，所以静脉快速滴注生理盐水或乳酸钠林格液2000ml，以纠正血容量不足。如无血容量不足，则输液量只给1/2～2/3，约1500ml或稍多。等渗液缺水也可按血细胞比容计算补液量为：

补等渗盐水量（L）＝（血细胞比容上升值/血细胞比容正常值）×体重（kg）×0.20

除补缺水外，尚应补给每日需要量，一般为2000ml，含钠4.5g。腹部大手术全血丢失时可输入浓缩红细胞，胶体液和晶体液。在纠正等渗性缺水后，尿量达40ml/h时，注意补钾。

2.低渗性缺水　多由输液总量较多而钠盐相对不足所致。＜135mmol/L属轻度低钠血症，＜130mmol为中度缺钠，＜120mmol/L为重度缺钠。临床表现为头晕、视物模糊、软弱无力、脉细速，重则神志不清、肌疼挛性疼痛，出现木僵，甚至昏迷。其严重性与低钠血症的严重程度、血容量水平特别是血钠浓度改变的速度具有相关性。治疗以含盐溶液或高渗盐水静脉注射，以纠正低渗状态和补充血容量，最根本的是同时纠治病因。

轻、中度缺钠：一般输入5%葡萄糖盐水2000ml即可，NaCl丢失量按每千克体重0.5g计，一般当天先补给总量1/2（另一半第2天再补），再加上日要量4.5g，另根据缺水程度再补液体量。

重度缺钠：若出现休克时，先补足血容量，以改善微循环和组织器官灌注。晶体液如乳酸复方氯化钠林格溶液、等渗盐水和胶体溶液如血浆蛋白溶液、羟乙基淀粉等都可有效补充血容量，晶胶比（2～3）：1，补充血容量后应速用2.5% NaCl 200～300ml或5%NaCl 200ml高渗盐水纠正低血钠，并进一步恢复细胞外液量和渗透压。如果血气分析显示酸中毒未恢复，还应补充1.25%碳酸氢钠溶液100～200ml或平衡盐溶液200ml。

3.**高渗性缺水**　多因摄水不足或静脉输入大量高渗盐水，或高热大汗导致水丢失过多，血清钠高于150mml/L。轻度：缺水量为体重的2%～4%，表现为轻度口渴；中度：缺水量为体重的4～6%，表现为极度口渴、乏力、尿少，尿比重高；重度：缺水达体重的6%以上，临床除上述症状外，伴随躁狂、幻觉、健忘甚至昏迷。首先考虑大量口服饮水治疗，不能口服的患者，静脉滴注5%葡萄糖或0.45%氯化钠液或5%葡萄糖生理盐水以补充失的水分。

$$补水量（ml）=［血钠测量值（mmol/L）-血钠正常值（mmol/）］×体重（kg）×4$$

此液当日补一半，需加上每日需要量1500～2000ml，因血液浓缩，实际上体内总钠还是缺少，故补水同时注意补钠与钾。

4.**低钾血症**　慢性营养不良、禁食钾摄入量不足或丢失过多所致，轻度可表现为精神淡漠、乏力倦怠及心律失常等，严重可致肌张力下降，腱反射减弱或消失等。临床一般需要根据血清钾测定值决定补钾量，经口服或静脉补充。静脉每日补钾一般不宜超过100～150mmol，速度不超过20 mmol/h。通常是以10%氯化钾20～30ml加入5%～10%葡萄糖溶液1000ml。静脉补钾不得过多、过速，否则可引起心脏停搏。同时要注意监测尿量，维持水、电解质及酸碱平衡。

5.**高钾血症**　血K^+浓度＞5.5mmol/L时称为高钾血症，多为补充K^+过多所致，因此要停止给予含钾的药物、溶液或食物。血清K^+浓度5.5～7.0 mmol/L 时可致肌肉兴奋性增强，出现轻度震颤及手足感觉异常。血清K^+浓度7.0～9.0 mmol/L 时，可致肌无力及腱反射减弱或消失，甚至出现迟缓性麻痹。高钾血症还可影响心肌细胞的兴奋、自律与传导，导致心电图异常。根据病情可选用静脉输注葡萄糖酸钙对抗高钾，缓解K^+对心肌的毒性作用。先静脉推注5%NaHCO₃溶液60～100ml后，再继续静脉滴注100～200ml，使K^+转入细胞内。或10%葡萄糖400ml，加胰岛素30U，持续24h，每分钟6滴静脉滴注。上述治疗后，当血钾仍不降低，应做透析治疗。

6.**代谢性酸中毒**　是因细胞外液中H^+增加或HCO_3^-丢失导致的，以HCO_3^-浓度降低为特征的酸碱平衡紊乱。轻者可表现为疲乏无力、呼吸短促、食欲差等症状，通过补液纠正缺水自行缓解。多采用乳酸林格液或醋酸平衡盐溶液作为载体，有助于避免高氯性代谢性酸中毒等不良反应。重者甚至出现血压下降、心律失常及昏迷等呼吸及循环功能障碍症状，需要输注5%NaHCO$_3$纠正。按公式计算：

$$所需［HCO_3^-］的mmol量＝［HCO_3^-正常值（mmol/L）－HCO_3^-测得值（mmol/L）］$$
$$×体重（kg）×0.4$$

由公式计算得出的应输NaHCO$_3$液的量为参考值，还应做调整。通常先输应给量的1/2，在2～4h输完，避免过快纠正酸中毒，否则容易引起手足抽搐、惊厥或K$^+$转移至细胞内。

7.代谢性碱中毒　积极治疗原发病，通常补1000～1500ml等渗盐水或葡萄糖盐水恢复细胞外液，纠正低氯性碱中毒，碱中毒几乎都伴有低钾血症，因此要同时注意补氯化钾。氯缺量的计算公式为：

$$所需［Cl^-］的mmol量＝［Cl^-正常值（mmol/L）－Cl^-测得值（mmol/L）］$$
$$×体重（kg）×0.2$$

碱中毒不宜过快完全纠正，可先给补缺量的1/2，另一半在12h后再根据血气分析和血电解质测定结果决定是否补给。

8.呼吸性酸中毒　针对病因治疗，解除呼吸道梗阻，使用呼吸机或呼吸中枢兴奋药。

9.呼吸性碱中毒　因人工辅助呼吸所致者通过减少通气量来纠正，非机械因素所致者需要治疗原发病。

（五）外科患者液体治疗的目标

目标导向液体治疗（goal-direct-ed fluid therapy，GDFT）指根据患者性别、年龄、体重、疾病特点、术前全身状况和血循环容量状态等指标，采取个体化补液方案。

目标导向液体治疗的原则是重视心、肺基础性病变，优化心脏前负荷，按需而入，既维持有效循环血容量、保证微循环灌注和组织氧供，又避免组织水肿。结合术前3 d和手术当天患者的症状和体征，制订合理的补液方案。进而减少住院天数，降低术后并发症的发生率。

实施GDFT过程中需要连续、动态监测患者容量反应性指标，维持血压不低于正常值的20%，心率不快于正常值的20%，CVP处于4～12 mmHg，尿量维持在0.5ml/（kg·h）以上，血乳酸不超过2mmol/L，中心静脉血氧饱和度（ScvO$_2$＞65%），每搏出量变异度（SVV）不超过13%。规范化的液体治疗是降低外科患者围术期全身及局部并发症发生率的关键途径。液体治疗的良好结局有赖于明确的治疗目标及其对患者、治疗时机、治疗液体的正确评价和选择。

第二节　输　　血

妇科恶性肿瘤手术往往具有手术时间长、创伤大、出血量多的特点，故恶性肿瘤患者围术期经常需要输血治疗，无论是各种人工血液制品或是成分输血在围术期都有广泛、大量的应用。

一、肿瘤患者输血安全性评估

输血本身存在较多副作用，如导致多种疾病传播、因输血造成感染及重要器官功能损伤等，虽然目前感染性疾病检测技术的灵敏度和特异度不断提高，经输血传播性疾病的发生率显著降低，但由于病毒窗口期的存在，并不能完全避免输血引起的感染。除此之外围术期输血可引起非特异性免疫抑制，从而增加恶性肿瘤患者的复发率。但也有些人认为影响肿瘤患者手术预后的混杂因素很多，其主要原因可能不是输血本身或由此引起的免疫抑制，而是与肿瘤本身的生物学特性和治疗情况以及患者的身体状况有关，不过对于治疗过程中存在严重贫血或肿瘤切除困难以及手术时间长、术中失血量大的患者围术期输血还是必要的。但从自体输血与同种异体输血的肿瘤患者来看，显然更多人认为异体输血是可以增加肿瘤复发风险的。

目前各大医院随着医疗技术的发展，其临床用血的患者也急剧增加，然而血源供应不足以及围术期输血对免疫功能、肿瘤生长的影响也使得临床实践中更倾向于少输血或者输成分血、回输自体血，在血红蛋白≥70g/L时无输血最佳。如何做到合理输血，避免对肿瘤产生负面影响，是临床医师给患者输血前应关心的问题。

二、肿瘤患者合理输血措施

（一）血液的种类

1.全血 将人体内血液采集到采血袋内所形成的混合物称为全血，包括血细胞和血浆的所有成分。全血适合用于抢救患者的大量用血。全血中的主要有效成分是红细胞，其余成分的浓度还是较低的，并且有的已丧失功能和活性，并不能起到治疗作用，故输注全血疗效与红细胞相似，但不良反应却比红细胞多。且大量输全血可导致循环超负荷，产生急性肺水肿等。以下情况者禁用全血输注：血容量正常的贫血；心、肺功能不全尤其是伴有心力衰竭时的输血；儿童及老年体弱的慢性贫血以及同种异体器官或组织移植者。

2.红细胞 多用于血容量正常的贫血患者，目的为纠正贫血并提高血液的携氧能力。建议用于血红蛋白<70g/L时。以下为常用的红细胞。

（1）浓缩红细胞：浓缩红细胞实际是通过一种制备方法把血浆分离出去，然后留下红细胞就是浓缩红细胞。浓缩红细胞里面只含抗凝剂，临床上主要用于增加红细胞，治疗贫血而血容量正常的患者，以及新生儿或对所有添加剂过敏的患者，但是现在浓缩红细胞使用率很低。浓缩红细胞实际一个单位为100～120ml，它含有200ml全血所有的红细胞，但是只含10%左右的血浆，血浆量含量很少。

（2）红细胞悬液：红细胞悬液是将采集的全血，经离心后去除大部分血浆，加入红细胞保存液制备而成的，其目的是使浓缩红细胞的黏稠度下降，使输注更方便。红细胞悬液也称悬浮红细胞，由于去除了大部分血浆，可减少血浆引起的不良反应，是目前红细胞成分应用的最佳制剂，适合绝大多数情况，如适用于慢性贫血患者，在药物治疗措施无效时；重度贫血时可以改善缺血缺氧造成的器官损害症状，如心慌、气短、乏力等症状；急性失血时也可选择输注红细胞悬液。

（3）洗涤红细胞：所谓的洗涤红细胞是悬浮红细胞或者是全血经过生理盐水洗涤3次或6次，然后制备而成的一种红细胞悬液，其血浆及血浆蛋白的含量大大减少。它实际不是血液，而是制备红细胞。洗涤红细胞保存期很短，一般6h之内要输注。如果因其他特殊原因没有输注，可在2～4℃冰箱里面保存24h。洗涤红细胞适用范围比较窄，一般用于血浆过敏的患者、自身免疫性溶血引起的贫血、高血钾及肝肾功能不全者或肝肾功能障碍患者、钾离子比较高的患者，或有临床输血反应的患者也主张使用洗涤红细胞。此外老年人、宫内输血等也建议使用洗涤红细胞。

（4）去白细胞的红细胞：是将白细胞从血液中分离出来，剩下的血液成分的血液制品。去白细胞可减少由白细胞引起的不良反应，目前有专门除去白细胞的滤器，过滤法可以去除白细胞率达96.3%～99.6%，红细胞回收率＞90%；手工洗涤法去除白细胞率达79%±1.2%，红细胞回收率＞74%±3.3%；机器洗涤法去除白细胞率可达＞93%，红细胞回收率＞87%。去白细胞的红细胞适用于由于反复输血已产生白细胞或血小板抗体引起非溶血性发热反应的患者；拟行器官移植的患者；需要反复输血的患者，如再生障碍性贫血、白血病、重型珠蛋白生成障碍性贫血等患者，可以从第一次输血起就选用本制品。

（5）低浓度红细胞：是全血经高速离心后将部分血浆分离出去，使制备的血细胞比容在53%～60%，是制备红细胞最简单的方法，也是应用最广泛的一种。同体积的低浓度红细胞与全血相比，其携氧能力提高20%左右。

3.血小板　是哺乳类动物血液中的有形成分之一，是从骨髓成熟的巨核细胞胞质裂解脱落下来的，具有生物活性的小块胞质。其在止血、伤口愈合、炎症反应、血栓形成及器官移植排斥等生理和病理过程中有重要作用。目前临床上血小板的用量越来越大，主要原因是分离纯度较前提高，输注后见效较快。

4.血浆　主要成分是凝血因子和一些白蛋白成分，主要用于一些明显功能异常，有肝衰竭、感染或者妇产科羊水栓塞之后凝血因子大量消耗，然后用血浆来补充凝血因子，来避免和治疗广泛出血。目前临床常用的血浆有新鲜冷藏血浆、新鲜冷冻血浆和冰冻干血浆。新鲜冷藏血浆是从新鲜全血中提取不到24h的血浆；新鲜冷冻血浆是新鲜全血离心提取的血浆在6h以内冻成固体。前者要求在短时间内输注，后者应在−18℃以下保存，保存期为1年。冰冻干血浆则不要求从新鲜全血中提取，可在采血后的1周内提取并冻成固体，在−30℃保存，保存期5年。新鲜血浆和冷冻血浆的区别在于不稳定凝血因子Ⅴ和Ⅷ的含量不同，而其他稳定凝血因子是相同的。

5.白蛋白　人血白蛋白是血液制品的一种。它是从健康人的血液中提炼加工而成，直接静脉注射到患者体内，其主要功能是扩容和纠正低蛋白血症、增强人的免疫力和抵抗力。

（二）成分输血

目前临床选用学有滥用情况，若输血指征掌握不严格，不仅形成浪费，更重要的可能会造成某些血液疾病的传播。

1.红细胞　输注指征为：①失血＞20%血容量（＞900～1000ml）；②Hb＜70g/L者；③Hb＜100g/L合并肺气肿或缺血性心脏病等严重疾病；④Hb＜100g/L的自体输血者；⑤Hb＜100g/L依赖呼吸机者。

恶性肿瘤患者伴有严重贫血或出现相应症状是输注红细胞的指征。目前常用的红细胞制品有红细胞悬液、去白细胞红细胞悬液及洗涤红细胞。目前提倡使用去白细胞的红细胞制品，特别是采用特殊的白细胞过滤器处理，可减轻血液本身对肿瘤患者的免疫抑制作用，减少肿瘤复发的风险。同时成分输血有很多优点，其突出优势为浓度高、针对性强、效果好以及不良反应少。输血并非越新鲜血越好，因为新鲜血各种成分抗原性强，易引起输血反应；梅毒螺旋体在体外4℃可生存3d，因而3d内的血液尚有传染梅毒的可能，超过3d的血反而更安全。

2.血小板 输注指征为：①血小板计数＜20×10^9/L并伴有自发性出血者，或血小板计数＜50×10^9/L以下并有出血倾向，一般止血措施无效者。②大量输血可致稀释性血小板减少，若其计数在50×10^9/L以下，伴有创面或伤口渗血不止，可输注血小板。大量输血后的血液凝固障碍过去只注意到钙剂的应用，而忽视了稀释性血小板减少的问题，应予注意。③血小板减少性紫癜需要手术者，因患者体内存在抗血小板抗体，输入的血小板很快被破坏，故不应轻易输注血小板。只在少数情况下，如血小板计数在20×10^9/L以下，伴有无法控制的出血时采用。④大剂量化疗引起的严重血小板减少发生自发性出血或出血倾向者，虽然化疗往往造成全血减少，但通常以白细胞和血小板最明显，又以血小板减少引起的出血最危险，特别是胃肠道出血。这种情况下，血小板输注可以在短时间内起到不可替代的作用。⑤不主张预防性输注血小板，通常只限于那些血小板计数在20×10^9/L以下、有出血倾向又必须进行手术的患者，可在术前输注血小板直至纠正其计数达到50×10^9/L以上。

3.血浆 输注指征为：①严重肝脏疾病，肝病能减少凝血因子的合成，特别是Ⅱ、Ⅷ因子等，有些肝病患者还伴有纤维蛋白原、其他凝血因子和血小板减少。这些凝血因子缺乏可以导致出血，可根据情况输注新鲜冷冻血浆。②凝血因子缺乏：不能获得相应的凝血因子浓缩制品或获得的凝血因子浓缩制品有病毒感染的可能导致不能采用时，可用血浆。③烧伤。④抗凝血Ⅶ（ATⅦ）缺乏：可使用新鲜冷冻血浆或普通冷冻血浆。⑤血栓性血小板减少性紫癜（TTP）：常使用新鲜冷冻血浆做血浆交换。⑥香豆素药物作用的逆转。首先要注射维生素K，凝血原时间（PT）可以在6～12h得到纠正，如时间等不及，可同时使用新鲜冷冻血浆或普通冷冻血浆。⑦低血容量、低蛋白血症在得不到白蛋白扩容时，可用血浆行白蛋白替代治疗。

（三）自体输血

自体输血已逐渐受到欢迎，在欧美等发达国家已广泛使用多年。自体输血不仅可减少异体血的输注，减少费用成本，而且避免了异体输血引起的免疫抑制和肿瘤复发及术后感染等，并且自体输血没有年龄限制，应用较为广泛。自体输血能够有效改善血液黏稠度，对促进机体重要脏器微循环有着重要的意义，并且降低了术中、术后并发症发生的概率。自体输血不仅可以输全血、血浆和红细胞，近年来，还可以自体血小板输注。但目前国内自体输血在妇科恶性手术中很少应用。

三、输血常见并发症的处理策略

输血不良反应按发病机制可分为免疫反应和非免疫反应；按发生时间可分为急性输血反应和慢性输血反应；按临床症状和体征分为溶血反应、过敏反应、发热反应、输血后紫癜、肺水肿、枸橼酸盐中毒、空气栓塞、含铁血黄素沉着症、败血症等。其中红细胞输血导致的溶血性输血反应最严重，死亡率最高。其中非溶血性发热反应与过敏性反应最为多见。

（一）发热反应（非溶血性）

1.症状和体征　一般在输血开始15min至2h突然发热、畏寒、寒战、出汗，体温可达38～41℃，某些患者可伴有恶心、呕吐、皮肤潮红、心悸和头痛。血压多无变化，30min至2h后症状逐渐缓解，7～8h体温恢复正常。在全身麻醉状态下，发热反应很少出现。

2.应急措施

（1）立即停止输血，但保持静脉输液通畅。反应较重者，将剩余血送血库和检验科进行检验。

（2）注意保暖、解热、镇静。一般口服阿司匹林或地塞米松等。伴有紧张或烦躁者可口服地西泮、苯巴比妥等。

（3）医护人员要密切观察病情变化，每15～30min测体温及血压1次。

（4）高热严重者给予物理降温。

（二）过敏反应

1.症状和体征　过敏性输血反应一般发生在输血数分钟后、也可在输血中或输血后立即发生。①轻度过敏反应：全身皮肤瘙痒、皮肤红斑、荨麻疹、血管神经性水肿（多见于面部）和关节痛。血液嗜酸性粒细胞增多。②重度过敏反应：支气管痉挛、喉头黏膜水肿、呼吸困难、哮喘、发绀，更严重者出现过敏性休克。有些患者可伴发热、寒战、恶心、呕吐、腹泻、腹痛等。

2.应急措施

（1）单纯荨麻疹：一般严密观察，减慢输血速度。如不伴有严重症状，可给予地塞米松10mg或异丙嗪50mg。如合并其他明显的输血反应如发热、寒战等，则停止输血，并严密观察症状。

（2）重度反应：立即停止输血，保持静脉通道通畅有支气管痉挛者，皮下注射肾上腺素0.5～1.0mg，严重或持续者，静脉注射或静脉滴注氢化可的松或地塞米松、氨茶碱等；有喉头水肿时，应立即气管插管或气管切开，以免窒息；有过敏性休克者，应积极进行抗休克治疗。

（三）溶血性输血反应

患者接受不相容红细胞或对其自身红细胞有同种抗体的自身血浆，使供者红细胞或自身红细胞在体内发生异常破坏，而引起的不良反应，称为溶血性输血反应。溶血性输血反应最常见、也最严重。原因是ABO血型不合的异型红细胞输注，其次是异型血浆输注。其他原因还包括，受血者同时输入多个献血者血液而献血者血型不合；A亚型不合，如A2亚型患者输注过A1型血或怀过A1型血胎儿，产生了抗A1抗体，再次输入A1型血时，可能发生急性或迟发性溶血性反应；Rh血型不合；其他的稀有血型不合。

（四）急性溶血性输血反应

1. 症状和体征　急性溶血反应发生迅速，只要输入 10 ～ 50ml 异型血，即可引起溶血反应。主要表现为发冷、寒战、发热、头痛、腰背疼痛、腹痛、胸前压迫感、呼吸困难、发绀、血红蛋白尿、黄疸等，严重者发生休克、DIC 和急性肾衰竭。在处于全身麻醉状态下，出现不能解释的手术区严重出血及低血压，可为溶血反应的唯一表现。

2. 诊断

（1）根据症状判断分析：在输血过程中或输血后患者出现寒战、高热、腰背剧痛、面部发红、尿呈酱油或葡萄酒色，或全身麻醉状态下，手术野过度渗血或出血不止，患者发生不明原因的血压下降，均应考虑急性溶血反应的可能。

（2）实验室检查：当疑有溶血反应时立即进行下列各种检查。①核对供者配血试管的血标本、患者血标本和血袋标签是否同型；②用输血前、后患者血液标本重复 ABO 血型和 Rh 血型鉴定，并分别于低温（＜ 10℃）、室温（20 ～ 25℃）和体温（37℃）与所输的剩余血液重复交叉配血试验；③立即取静脉血 5ml，离心后观察血浆颜色，血管内溶血＞ 25ml 时血浆呈红色；④测定血浆游离血红蛋白，溶血后游离血红蛋白立即升高，1 ～ 2h 达高峰；⑤血浆结合珠蛋白测定，血管内溶血后血浆结合珠蛋白可立即降低；⑥观察输血后每一次尿液的颜色或隐血试验，血管内溶血 50ml 时，即可出现血红蛋白尿，4h 后开始减少，血红蛋白尿可仅见于第一次尿；⑦溶血反应后 5 ～ 7h 测血清胆红素明显升高；4h 后开始减少，血红蛋白尿可仅见于第一次尿；⑧溶血反应后 5 ～ 7h 测血清胆红素明显升高；⑨用输血后患者血液标本做直接抗球蛋白试验（Coombs 试验）；⑩立即将患者血液做涂片检查，可发现大量红细胞碎片。

（3）检查或排除非免疫性溶血反应（非血型不合性溶血）。

（4）注意与细菌污染的输血反应和过敏性休克相鉴别。

（5）必要时做 DIC 的筛选试验。

3. 应急措施

（1）发现或怀疑溶血反应，应立即停止输血，保持静脉输液通路，严密观察血压、尿色、尿量和出血倾向等。立即采集患者血液标本，连同所输的剩余血送输血科进行复查。

（2）迅速补充血容量。

（3）应用速效利尿药。

（4）应用多巴胺。

（5）碱化尿液。

（6）应用肾上腺皮质激素及大剂量免疫球蛋白。

（7）病情严重者实施换血或血浆置换法。

（8）有急性肾衰竭应进行透析治疗。

（9）DIC 的防治。

（五）迟发性溶血性输血反应

迟发性溶血反应通常于输血后 2 ～ 21d 发生，多伴在输血后 3 ～ 7d 发生。

1. 症状和体征　在输血 24h 后，多伴发生在输血后 3 ～ 7d，出现发热、血红蛋白下降、黄疸、血浆胆红素升高（以游离胆红素升高为主）。少数可出现血红蛋白尿、发冷、寒战、腰痛、急性肾衰竭等。一般来势不如血管内溶血那样迅猛，但也可致命。

2.诊断

（1）凡有输血史、妊娠史和器官移植的患者，在输血出现不能用原发病解释的贫血症状，或血红蛋白下降，应考虑迟发性溶血反应。

（2）不规则抗体筛选试验，可发现相应抗体。

（3）血清胆红素明显升高，以游离胆红素（间接胆红素）增高为主。

（4）患者血涂片，可发现大量球形红细胞。

（5）红细胞直接抗球蛋白试验阳性。

（6）采患者血液标本，用蛋白酶法、或抗球蛋白法、或聚凝胶法与献血者做交叉配血试验。

3.应急措施　迟发性溶血反应的治疗，关键在于及时明确诊断。一旦明确诊断，治疗措施就取决于输入抗原阳性的量及抗体的效价和特异性。症状轻者可对症处理；重者可按急性溶血性输血反应处理，贫血严重者可输相应的抗原阴性血。

（六）细菌性输血反应

1.症状和体征　细菌污染性输血反应的严重程度与污染细菌的种类、细菌毒性、细菌数量、患者的原发病、机体状态和免疫功能有关。轻者以发热为主，易被误认为发热反应，重者可致死亡。死亡率高达68.7%。重者于输入少量血（10～20ml）后立即发生剧烈发冷、寒战、高热、烦躁不安、面部潮红、皮肤黏膜充血、头痛、腹痛、恶心、呕吐、腹泻、呼吸困难、咳嗽、发绀、大汗、血压下降等临床表现；严重者可发生休克、急性肾衰竭和DIC。亦可发生血红蛋白尿和肺部并发症。在全身麻醉状态下患者可只表现出血压下降、手术野渗血不止等特征。

2.诊断

（1）检查输注的血液外观，包括颜色是否变深变黑，有无凝血块或溶血。

（2）做血涂片和革兰染色。

（3）未输完的血液制品留样做细菌培养，同时采取受血者血样及受血者输注的液体样品同时做细菌培养。培养应同时做需氧菌培养和厌氧菌培养。对于红细胞制品，除在37℃培养外，还应做4℃和室温条件下的培养，因为有的血液污染细菌在37℃条件下不生长繁殖。

（4）输注的血液制品和受血者血样品中培养出相同的细菌，或者从来自同一次献血的其他血液成分制品中培养出相同的细菌，可确诊为细菌性输血反应。

3.应急措施　主要以抗感染、抗休克及预防急性肾衰竭和DIC为主。

（1）立即停止输血，保持静脉输液通路通畅。

（2）应尽早联合使用大剂量、强效、广谱抗生素，病原菌一旦明确，根据药物敏感试验结果，立即改用最敏感的抗生素。

（3）加强支持疗法：体质差、免疫功能低下的患者，输注新鲜血液，静注大剂量免疫球蛋白等。

（4）及时采取抗休克、防治DIC与急性肾衰竭的措施。

（郑晓瑜　郭金玲　杜洪伟　王立萍）

第8章

围术期营养支持

　　围术期是指患者从决定需要手术治疗开始至康复出院的全过程，包括术前、术中和术后3个过程。由于能量或蛋白质等营养物质摄入不足或吸收障碍，造成特异性营养素缺乏或失衡，被称为营养不良（malnutrition）。研究发现，围术期患者营养不良患病率为20%～80%，其中年龄＞65岁、恶性肿瘤、胃肠道疾病、重症及病理性肥胖患者营养不良风险更高。营养不良不仅损害机体组织、器官的生理功能，而且可增加手术风险、提高手术后并发症发病率和病死率。大量临床研究结果显示，营养不良患者术后并发症（包括感染、吻合口瘘等）发病率、病死率升高，ICU停留时间及住院时间延长，医疗费用增加，从而影响患者的临床结局及生活质量。外科手术患者营养不良的原因主要是各类急、慢性疾病所致的进食不足，手术创伤应激，胃肠道功能不全及各种治疗的不良反应等，这些因素均可引起机体分解代谢增加、自身组织消耗，从而产生营养不良。

　　营养支持（nutrition support）指经口、肠道或肠外途径提供较全面的营养素，具有代谢调理作用。营养支持是围术期处理的重要组成部分，目前的证据表明，围术期合理的营养支持能减轻患者分解状态和瘦组织丢失，有助于患者早期下床活动并尽快恢复，明显降低术后并发症发生率。许多研究结果表明术前7～10d营养支持对重度营养不良患者临床结局的改善尤为明显，说明营养不良高风险患者能从围术期营养支持中明显获益。

第一节　术前评估

一、营养风险筛查及营养评定

　　营养状态的评定是营养支持的第一步，也是营养支持效果的监测方法。住院患者的营养风险和营养状态是临床结局的一项独立预后因素，进行营养风险筛查和营养评定也是制订营养干预方案的首要条件。

　　1.营养风险和营养评定的定义　营养风险是指现存在或潜在的与营养因素相关的导致患者出现不良临床结局的风险，其与生存率、病死率、并发症发生率、住院时间、住院费用、成本-效益比例及生活质量等临床结局密切相关。营养评定是通过临床检查、人体测量、生化检查、人体组成测定等多项主观或客观的手段或指标，判定机体营养状况，确定营养不良的类型和程度，监测营养支持的疗效。

　　2.营养风险筛查方法　以往作为营养不良的临床指标如体重下降、肢体水肿、肌肉消瘦、舟状腹等只是粗略的估计，缺乏较细致的参数和统一的评定标准。因此需要客观的临床指标与实验室检测以判断患者总的营养状态。

应采用适当的营养风险筛查方法和营养评定工具，鉴别患者是否存在营养风险，判定机体营养状况，预测营养状况对临床结局的影响，为制订合理的营养支持计划提供根据。对有营养风险或营养不良的患者进行营养支持能改善患者的临床结局。建议所有外科住院患者在入院后，采用NRS工具（表8-1）进行营养风险筛查，NRS-2002评分≥3表示存在营养风险，＜3则无营养风险。无营养风险的患者结合临床分析，用糖电解质输液。

表8-1　营养风险筛查NRS-2002评估表

<table>
<tr><td>姓名：</td><td>性别：</td><td>年龄</td><td>身高　　cm</td><td>现体重：　　kg</td><td>BMI：</td><td>蛋白：　　g/L</td></tr>
<tr><td colspan="4">疾病诊断：</td><td>科室：</td><td colspan="2">住院号：</td></tr>
<tr><td colspan="2">住院日期</td><td colspan="2">手术日期：</td><td colspan="3">测评日期：</td></tr>
<tr><td colspan="7">NRS2002营养风险筛查总评分（疾病有关评分＋营养状态评分＋年龄评分）：　　　　分</td></tr>
<tr><td>疾病评分：</td><td colspan="6">评分1分：髋骨折□ 慢性疾病急性发作或有并发症者□ COPD□ 血液透析□ 肝硬化□ 一般恶性肿瘤患者□ 糖尿病□
评分2分：腹部大手术□　脑卒中□　重度肺炎□　血液恶性肿瘤□
评分3分：颅脑损伤□　　骨髓移植□　　＞APACHE10分的ICU患者□</td></tr>
<tr><td colspan="7">小结：疾病有关评分____________________</td></tr>
<tr><td>营养状态：</td><td colspan="6">1. BMI（kg/m^2）□＜18.5（3分）
注：因严重胸腔积液、腹水、水肿得不到准确BMI值时，无严重肝肾功能异常者，用白蛋白替代（按ESPEN2006）________（g/L）（＜30g/L，3分）
2.体重下降＞5%是在□3个月内（1分）□2个月内（2分）□1个月内（3分）
3.一周内进食量：较从前减少□25%～50%（1分）□51%～75%（2分）□76%～100%（3分）</td></tr>
<tr><td colspan="7">小结：营养状态评分______________</td></tr>
<tr><td>年龄评分：</td><td colspan="6">年龄＞70岁（1分）　　　　年龄＜70岁（0分）</td></tr>
<tr><td colspan="7">小结：年龄评分________________</td></tr>
<tr><td colspan="7">对于表中没有明确列出诊断的疾病参考以下标准，依照调查者的理解进行评分。
1分：慢性疾病患者因出现并发症而住院治疗。患者虚弱但不需卧床。蛋白质需要量略有增加，但可通过口服补充来弥补。
2分：患者需要卧床，如腹部大手术后。蛋白质需要量相应增加，但大多数人仍可以通过肠外或肠内营养支持得到恢复。
3分：患者在加强病房中靠机械通气支持。蛋白质需要量增加而且不能被肠外或肠内营养支持所弥补。但是通过肠外或肠内营养支持可使蛋白质分解和氮丢失明显减少。</td></tr>
<tr><td colspan="7">1.总分值≥3分:（或胸腔积液、腹水、水肿且血清蛋白＜35g/L者）表明患者处于营养不良或营养风险，需要营养支持，结合临床，制订营养治疗计划。
2.总分值＜3分：每周复查营养风险筛查。以后复查的结果如果≥3分，即进入营养支持程序。
3.如患者计划进行腹部大手术，就在首次评定时按照新的分值（2分）评分，并最终按新总评分决定是否需要营养支持（≥3分）</td></tr>
</table>

二、营养物质的需要量

健康人的基础能量消耗（basal energy expenditure，BEE），常用公式 Harris-Benedict 公式和 Shizgal-Rosa 公式计算（表 8-2）。但这些公式用于手术后患者，计算结果与实测结果有很大差异，最主要的原因是手术创伤后应激患者的病理生理变化完全不同于健康人，其能量代谢与正常人也完全不同。因此计算患者的能量需要加上临床校正系数（表 8-3），可以接近间接能量仪测定的能量需要量，所计算能量的 15% ～ 20% 为供氮量，每克氮为 6.25g 蛋白质，每克蛋白质产生 16.72kJ 能量。

表 8-2　计算健康人 BEE 的常用公式

1. Harris-Benedict 公式
BEE（男性）＝ 66.47 ＋ 13.75W ＋ 5.0033 H － 6.755A
BEE（女性）＝ 655.1 ＋ 9.563W ＋ 1.85H － 4.676A
2. Shizgal-Rosa 公式
BEE（男性）＝ 88.36 ＋ 4.8H ＋ 12.34W － 5.68A
BEE（女性）＝ 447.6 ＋ 3.05H ＋ 9.25W － 4.33A
W ＝体重（kg），H ＝身高（cm），A ＝年龄（岁）
营养维持量：静脉：BEE（kJ）×1.5
口服：BEE（kJ）×1.2

足量蛋白质供给对患者的预后十分重要。研究表明，相比单纯提供目标需要量的能量，当能量和蛋白质均达到目标需要量时，危重患者的死亡风险可明显降低。蛋白质摄入不足会导致机体瘦组织群丢失，损害生理功能，在提供足够能量的前提下，适当的氮补充可起到纠正负氮平衡、修复损伤的组织、合成蛋白质的作用。充足的蛋白质供应量为 1.5 ～ 2.0g/（kg·d），能达到理想的治疗效果，尤其是手术创伤大的患者蛋白质需求量更高。氨基酸溶液是目前临床上主要的蛋白质供给形式，选用理想配方的氨基酸溶液可达到较好的营养支持目的，应在营养支持过程中定期评估蛋白需求量。

表 8-3　能量的临床校正系数

因素	增加量	因素	增加量
体温升高（＞37℃，每1℃）	＋12%	大范围手术	＋10% ～ 30%
严重感染/脓毒症	＋10% ～ 30%	呼吸窘迫综合征	＋20%

第二节　肠内营养及术前营养支持

营养支持的方法包括肠外营养（parenteral nutrition，PN）与肠内营养（enteral nutrition，EN），选择的依据是：①患者的病情是否允许经胃肠道进食；当有胃肠道穿孔、肠道炎性疾病、胆道感染时，为了使消化道休息，禁食本身也是治疗方法之一；

②胃肠道的供给量是否可以满足患者的需要；③患者的胃肠道功能是否紊乱，腹腔内疾病患者影响胃肠道功能而不能进食，但腹腔外疾病也常导致胃肠道功能紊乱，患者不能经胃肠道进食或进食量少；④患者有无肠外营养支持的禁忌，如心力衰竭、肾功能障碍等。

一、肠内营养

（一）定义

肠内营养（enteral nutrition，EN）是指经消化道提供营养素，肠内营养制剂按氮源分为整蛋白型、氨基酸型和短肽型。根据给予方式的不同，分为口服和管饲。其中口服肠内营养又称为口服营养补充（oral nutritional supplement，ONS）。

（二）优点

与肠外营养相比：①更加符合生理，刺激消化道激素等分泌，促进胃肠道蠕动与胆囊收缩，恢复胃肠道功能；②有利于维持肠道黏膜细胞结构与功能完整性，减少内毒素释放与细菌易位；③降低肠源性高代谢反应，并发症少且价格低廉。

（三）适应证

对于有外科营养支持指征的患者，只要患者存在部分胃肠道消化吸收功能，应当尽可能首先考虑肠内营养支持。

（四）禁忌证

肠梗阻，血流动力学不稳定，肠缺血。

（五）肠内营养支持的途径

首选经口途径，不能经口时根据患者情况选择合适的管饲喂养；短期途径包括鼻胃管，经鼻十二指肠途径，经鼻空肠途径；长期途径包括胃、食管造口，经皮内镜下胃、空肠造瘘。

具体投给途径的选择取决于疾病情况、喂养时间长短、患者精神状态及胃肠道功能，临床上应根据具体情况进行选择。鼻胃管更符合生理，置管技术简单，方便早期开始营养支持，绝大多数患者都能适应、耐受，只有当胃喂养难以耐受或患者有高吸入风险时才转换为幽门后置管。小肠内喂养管的放置需要较高的技术，可能导致喂养开始的延误。

（六）围术期肠内营养应综合考虑的因素

1. 患者代谢特点与个体耐受性。
2. 患者误吸的风险。
3. 预期的喂养时间。
4. 胃肠吻合口的情况。

（七）肠内营养物质的选择

肠内营养物质的选择应考虑以下因素：

1.评定患者的营养状况，确定营养需要量，高代谢状态的患者应选择高能量类型的配方。

2.根据患者消化吸收能力，确定配方中营养物质的形式，可能需要简单、易吸收的配方（如水解蛋白、肽或氨基酸、低聚糖、低脂）；如消化道功能完好，则可选择含完整蛋白质、多聚糖或较多脂肪的肠内营养配方。

3.应考虑肠内营养的喂养途径，直接输入小肠的营养液应尽可能选用等渗的配方。

4.应考虑患者对某些营养物质过敏或不能耐受，若患者出现恶心、呕吐、肠痉挛、腹胀等，又不能停止营养补充的患者，则宜改用肠外营养。

（八）肠内营养的并发症及其防治

1.误吸　因呕吐导致的误吸常见于虚弱、昏迷的患者，有食管反流者尤其易发生。由于患者胃肠功能低下，胃肠道蠕动慢，输入的营养液潴留在胃肠道内，或突然增加输注速度而引起腹胀，发生呕吐，呕吐后易发生误吸。所以应注意喂养管的位置以及灌注速度，采取床头抬高30°、避免夜间灌注、检查胃充盈程度及胃内残留量等措施。

2.腹泻、腹胀　是肠内营养常见的并发症，少数患者因腹泻而被迫停止肠内营养，严重者可出现脱水、肾前性功能损害。腹泻的原因为：①肠腔内渗透负荷过重；②小肠对脂肪不耐受；③饮食通过肠腔时间短，胆盐不能再吸收；④饮食中葡萄糖被肠内细菌转变为乳酸；⑤饮食被细菌或真菌污染致细菌性或真菌性肠炎；⑥营养液温度过低；⑦低白蛋白血症。腹泻通常发生于肠内营养开始及使用高渗饮食时，临床上应对腹泻的原因做出评估，以免遗漏潜在的胃肠道疾病。处理无效的严重腹泻患者应停止肠内营养。

3.水、电解质失衡　脱水、高钠、高氯和氮质血症发生的原因主要是水的供应不足，也有因为摄入高钠饮食而肾的排钠功能不全所引起。多数患者的高钠血症系缺水而非钠过多引起，防治方法为供给无溶质水，加强患者的监护，观察血液中电解质的变化及尿素氮的水平，严格记录患者的出入量。

4.血糖紊乱　低血糖多发生于长期应用要素饮食而突然停止者，此类患者胃肠道已经适应吸收大量高浓度的糖，突然停止后，再加上其他形式的补充糖不够充分，容易发生低血糖。缓慢停止要素饮食，或停止后用其他形式补充适量糖，就可避免低血糖。高血糖症主要发生于老年或胰腺疾病患者的使用过程中。

二、围术期营养支持

（一）适应证

1.有营养不良风险的患者，大手术前应给予10～14d营养支持。

2.预计围术期禁食时间大于7d，应给予营养支持。

3.预计10d以上经口摄入无法达到推荐摄入量的60%以上者，应给予营养支持。

（二）围术期营养支持的原则

1.胃肠道存在，应优先选择肠内营养，肠内营养无法实现或肠内营养无法提供充足的能量和蛋白质时应补充或选择肠外营养。

2.胃肠功能部分受损，可选择特殊的营养制剂（氨基酸型、短肽型制剂）。

3.由肠内途径无法满足能量需要时，应考虑联合应用肠外营养。

4.若患者存在肠内营养的禁忌证，应选择肠外营养支持。

5.肠外营养支持时，周围静脉优于中心静脉。

6.预计需要营养支持的时间较长时，应尽可能选择肠内营养。

研究发现，对于大多数无营养风险的患者，围术期接受单纯糖、电解质输液已经足够，对于这类患者使用肠外营养可能会导致感染和代谢综合征的增加，并增加不必要的医疗费用。

（三）术前处理及营养支持

1.术前营养支持的蛋白质供给　术前营养支持强调蛋白质补充，有利于术后恢复。建议非肿瘤患者术前每餐保证≥18g的蛋白质摄入，肿瘤患者术前每餐≥25g的蛋白质摄入以达到每天蛋白质需要量。为达到每次18g蛋白质，在标准整蛋白制剂基础上额外添加蛋白质粉。有研究表明：每餐中摄入25～35g蛋白质可最大限度地刺激肌肉蛋白的合成。应激患者的蛋白质供给推荐口服营养补充（oral nutritional supplement，ONS）强化蛋白质摄入，每日2～3次，≥18g。

2.术前营养支持选择的途径　术前营养支持首推口服高蛋白质和口服营养补充，次选管饲肠内营养，如热量和蛋白质无法达到目标量，可考虑行肠外营养支持。对于低危营养风险的患者，推荐术前进食高蛋白食物（如鸡蛋、鱼、瘦肉、奶制品）和含糖类的饮食。摄入目标能量为25～30kcal/（kg·d）和蛋白质质量为1.5g/（kg·d）。对于高危营养风险的患者，由于这类患者本身可能存在厌食、进食量少或消化道不全梗阻等原因，蛋白质摄入目标量至少1.2g/（kg·d）。由于这类患者多数不能通过正常的食物获得充分的营养补充，除高蛋白质食物外，推荐术前使用高蛋白口服营养补充或免疫营养，建议每日保证三顿口服营养补充，且每次口服营养补充热量至少400～600kcal。当患者不能通过口服营养补充时，应放置肠内营养管，开始≥7d的管饲肠内营养支持；如果口服营养补充和肠内营养两种支持方式仍达不到蛋白质和（或）热量要求（推荐摄入量的50%），建议术前行肠外营养支持改善营养状况。

3.营养支持时间　围术期营养不良患者推荐使用口服营养补充≥7d。术前需肠外营养支持的患者推荐营养支持时间为7～14d，部分重度营养不良患者，可酌情延长至4周。营养不良的改善有利于减少手术风险。

4.营养制剂配方选择及免疫营养　对于胃肠道功能基本正常的患者，建议使用整蛋白型肠内营养。对于胃肠道功能受损或吸收障碍的患者，可使用水解蛋白配方（氨基酸型和短肽型）的肠内营养；如肠内营养耐受困难时，可加上部分肠外营养，待胃肠道功能逐渐恢复后，过渡到含有膳食纤维的整蛋白型肠内营养。

对于肿瘤患者，推荐在围术期应用免疫营养，即在标准营养配方中加入免疫营养物，如谷氨酰胺、精氨酸、核苷酸等进行营养支持。已有的循证医学研究结果表明：免疫营养可以改善消化道肿瘤患者的营养状况，有利于提高机体免疫力、控制急性炎症反应、保护肠黏膜屏障功能，降低并发症发生率。

5.术前进食推荐　不建议术前隔夜禁食。无误吸风险的非糖尿病患者麻醉前2h可摄入适量的糖类，无法进食或术前禁饮患者可静脉输液200g葡萄糖；对于存在胃排空延迟或误吸风险的患者，应由麻醉师进行相应的个体化评估；对于糖尿病患者术前饮用糖类饮料的安全性尚缺少相关证据。

术前糖类负荷（糖尿病者除外）能有效减轻患者术后胰岛素抵抗和蛋白质分解代谢，减少术前不适感，缩短腹部手术患者住院时间。传统观点认为择期手术患者应术前12h禁食、4h禁饮，其目的是使胃充分排空，避免麻醉期间反流误吸导致急性呼吸道梗阻、Mendelson综合征（胃酸吸入性肺炎）。事实上，在没有胃流出道梗阻的情况下，饮水1h后95%的液体被排空，长时间禁饮并不能改善胃内环境，相反饮水能刺激胃排空。迄今为止尚无证据支持手术前长时间禁食可避免反流误吸的发生。相反，长时间禁食、禁饮可导致机体糖代谢、内环境稳态失调，对手术反应性及顺应性降低，手术期间及术后机体应激反应增强，加重围术期期间的不适感，不利于术中及术后的容量管理和快速康复。

第三节　肠外营养

肠外营养（parenteral nutrition）是指经静脉途径为无法经消化道摄取或摄取营养物质不能满足自身代谢需要的患者提供包括氨基酸、脂肪、糖类、维生素及矿物质在内的营养素，以促进合成代谢、抑制分解代谢，维持机体组织、器官的结构和功能。当因各种原因无法经肠道途径获取营养物质时，就应该及时通过肠外途径补充营养。

一、肠外营养的适应证

1.重度营养风险或蛋白质-能量营养不良，经口或经肠道营养素摄入不足，且短期内（10～14d）无法恢复正常进食者。

2.胃肠功能障碍。

3.胃肠道梗阻、消化道瘘、短肠综合征。

4.重症活动期炎性肠病，无法耐受肠内营养支持。

5.重症胰腺炎，肠内营养出现不良反应或热量供应不足时，须联合应用肠外营养。

6.重症胰腺炎，无法耐受肠内营养。

7.放射性肠炎。

二、肠外营养的禁忌证

1.无明确治疗目的或已确定为不可治愈而盲目延长治疗者，如广泛转移的晚期恶性肿瘤伴恶病质的患者，生活质量差、任何治疗方法均无明显改善作用，此时肠外营养也无明显益处，反而会增加患者生理和经济负担。

2.胃肠道功能正常或有肠内营养适应证者。对接受肠外营养支持的患者，应注意观察胃肠道功能恢复情况，及时有肠外营养过渡到肠内营养。

3.患者一般情况良好，预计需要肠外营养少于1周者。

4.原发病需立即进行急诊手术者。

5.预计发生肠外营养并发症的危险性大于其可能带来的益处。

6.心血管功能紊乱或严重代谢紊乱尚未控制或处于纠正期间。

7.脑死亡或临终或不可逆昏迷。

三、肠外营养到肠内营养的过渡

长期进行肠外营养，可导致胃肠功能衰退。所以，从肠外营养过渡到肠内营养必须逐渐进行，不能骤然停止。否则将会加重肠管的负担而不利于恢复。这种过渡大致可分为4个阶段：①肠外营养与管饲结合；②单纯管饲；③管饲与经口摄食结合；④正常肠内营养。

应逐渐过渡到肠内营养以使肠管细胞得到适应。当能开始耐受肠内喂养时，先采用低浓度、缓速输注要素肠内营养制剂或非要素肠内营养制剂，监测水、电解质平衡及营养素摄入量（包括肠外与肠内），以后逐渐增加肠内量而降低肠外量，直至肠内营养能满足代谢需要时，才完全撤销肠外营养，进而将管饲与经口摄食结合，最后至正常肠内营养。

四、肠外营养配方要求

1.体液量　在正常标准下，人体液体量以1500ml/20kg作为基本标准，每增加1kg则增加20ml液体量。可视临床情况加以调整，鼻胃管引液、腹泻、烧伤、创伤需增加液体量；肝病、肾病、心肺疾病、闭合性脑外伤需减少液体量，但总体积一般不少于1500ml。成人每天需水量30～40ml/（kg·d），儿童每天需水量50～100ml/（kg·d）。

2.葡萄糖　每克葡萄糖氧化后可产生4kcal的热量。葡萄糖是全肠外营养的主要供能来源，成人葡萄糖每日供应量应在2～7g/kg，但当机体处于应激状态（如创伤、手术、感染、烧伤等），突然大幅度调整输液速度或停输高浓度葡萄糖的患者，易造成机体的内源性胰岛素分泌不足而出现高血糖反应，因此在加入葡萄糖同时还要及时补充外源性胰岛素，一般可从3～5g葡萄糖加入1U胰岛素开始，以后根据监测血糖、尿糖的生化数据，来调整葡萄糖和胰岛素的用量，而新生儿、婴儿需糖则更多，葡萄糖的日供应量应增至12～30g/kg，以满足机体的需要。

3.脂肪乳　每克脂肪乳可产生热量9kcal左右。脂肪乳能满足正常成人每量需要的20%～50%，可与葡萄糖作为双能源提供非蛋白质热量，可以起到防止和逆转肝脏浸润、降低高血糖反应、改善呼吸和代谢的应激状态，并能提供必需脂肪酸与糖的热量比为1：（1～3），但对于血脂偏高者，应适当降低脂肪乳的占有比例，而对于脂代谢失常、休克、急性胰腺炎患者要禁用脂肪乳。脂肪乳与脂溶性维生素合用可以帮助其吸收，与氨基酸联用可提高后者在体内的利用率，节约机体蛋白质的消耗，起到双重纠正负氮平衡的作用。如脂肪乳单独使用，滴注时间应大于6h以上。

4.氨基酸　氨基酸主要用于身体合成蛋白质及其他生物活性物质的氮源，以纠正机体蛋白质供应不足所引起的恶性循环，而不是主要作为供给机体的能量所用。因此，在供给氨基酸的同时，还必须供给足量的非蛋白质，以免氨基酸被作为能源消耗而造成浪费。氨基酸不建议单独使用。

5.电解质 主要作用是维持血液酸碱平衡和离子平衡，保持机体内环境稳定，参与人体细胞的正常代谢，维持人体生命和各脏器的生理功能。

6.维生素、微量元素 目前我国没有经静脉摄入维生素与微量元素的推荐量。

7.其他 非营养药物禁止加入TPN中，另择通路输注。

五、肠外营养并发症的防治

1.导管性并发症 随着经周围静脉营养支持的发展，以及腔静脉置管技术的规范化和日趋成熟，过去被认为是可怕的腔静脉置管并发症，如气胸、神经血管损伤、导管栓子、静脉栓塞、空气栓塞等现象已很少发生。而有导管引起的感染或败血症仍是肠外营养治疗过程中值得重视的并发症，患者常因此而中断肠外营养支持，严重者可危及生命。

2.代谢性并发症 包括电解质紊乱、酸碱平衡失调、氮质血症等。其中最常见的是糖代谢紊乱，严重者可发生高糖高渗非酮性昏迷。因此，患者接受肠外营养支持时，特别是在手术创伤后，应注意：①逐步调节输入液体中葡萄糖的浓度和输入速度，监测血糖水平在8.4mmol/L以下；②改变能源的结构，以脂肪乳剂提供30% ~ 50%的非蛋白能量；③加强临床监测，观察水、电解质的出入平衡状态，纠正酸中毒；④按适当比例补充外源性胰岛素，促进葡萄糖的利用和转化；⑤若发现高糖渗透性利尿作用明显而采取相应措施不能扭转时，应停止输入高糖溶液。

3.肝损害和胆汁淤积 肠外营养时肝所处的环境及功能状态与正常进食时有明显不同，营养物质进入肝的形式、比例，在肝门静脉与肝动脉血流中的比例，淋巴系统的分流，以及随营养物进入肝的激素（胰岛素、胆囊收缩素）浓度等，在肠外营养支持时均不可能达到正常进食的完美程度，因此就可能造成肝损害和胆汁淤积。目前还没有确切的预防和治疗办法。

（胡菲菲　蒋东鹏　孙立春　唐丽萍）

第9章

女性恶性肿瘤术后常见并发症的防治

第一节 淋巴回流障碍

腹盆腔后腹膜淋巴结切除及腹股沟淋巴结切除是妇科恶性肿瘤根治性手术的重要组成部分。术后由于区域淋巴管通路受阻导致淋巴回流不畅，淋巴管残端未结扎或结扎不确实可导致淋巴液流出或渗出增多，淋巴液潴留于腹膜后，形成大小形态不等的囊肿或引发下肢淋巴回流障碍性水肿，二者严重影响患者的生活质量，因此有效地预防和处理淋巴回流障碍成为淋巴切除术不可或缺的组成部分。

一、淋巴回流障碍的诊断

（一）病史

近期有腹主动脉旁淋巴结或盆腔或腹股沟淋巴结切除术病史，肿瘤临床期别晚、患者年龄大、淋巴结切除数目多是妇科恶性肿瘤患者淋巴切除术后出现淋巴回流障碍的易患因素。

（二）症状

大多发生于术后5～8d，或更长时间。单发或多发，大小不等，边界清楚。如果囊肿小可能无明显不良临床症状。囊肿直径＞5cm时，可出现腹痛、腹胀、肛门不排气等肠道受压症状。肾盂输尿管受压可导致积水、肾功能不全、甚至肾衰竭。如果压迫髂血管，可导致盆腔或下肢血管内血栓形成，甚至出现栓子脱落形成肺栓塞等。若合并感染，可出现发热、腹痛、囊肿短期内迅速增大等。

（三）体征

腹部触诊或妇科双合诊可触及大小不等、张力较大伴有不同程度压痛的包块。下肢单侧或双侧增粗，皮肤粗糙，质地变硬，可伴有凹陷性水肿，严重者下肢关节活动受限。

（四）辅助检查

B型超声检查是临床最常用的检查手段，可清楚显示盆腔或腹股沟区淋巴囊肿的形态、液性暗区、内部光点、边缘回声等因素。CT或磁共振（MRI）检查因费用高，不作为常规检查手段。

二、淋巴回流障碍的预防及治疗

（一）预防

对于盆腔淋巴回流障碍而言，预防的意义远大于治疗。首先，术中要确实结扎切除区域淋巴结的上下端，特别是在切除盆腔淋巴结时，在不增加手术难度及并发症条件下，结扎腹股沟深淋巴管、闭孔近端淋巴管、闭孔远端淋巴管、髂总淋巴管、髂内外静脉交叉处淋巴管共5处，能很好地预防术后淋巴囊肿的形成。其次，目前观点不建议术后包埋后腹膜及阴道断端，这样有利于盆底积液的引流，减少淋巴囊肿的形成。再次，术后盆腔后腹膜放置引流管，一般术后留置3～5d，能够有效减少淋巴渗出液的聚集，预防淋巴囊肿的发生。另外，后腹膜手术创面使用生物蛋白胶或网膜形成术或网膜固定术也是预防盆腔淋巴囊肿的有效方法之一。

（二）治疗

盆腔淋巴囊肿的治疗要依据患者的症状及囊肿的大小区别对待。体积小、症状轻者可以局部理疗或中药外敷治疗。体积大、症状明显者，可以在超声引导下穿刺引流出囊内液。合并感染者应及时给予抗炎对症治疗，必要时可切开引流或注射硬化剂等。下肢淋巴水肿主要依赖内科治疗，如皮肤养护治疗等。注意保持皮肤清洁，依据淋巴回流途径进行按摩，刺激正常淋巴通道开放，促进患肢水肿消退。间断穿弹力袜，压迫患肢淋巴水肿，控制患肢周径。其他如理疗、中药外敷也有一定的疗效。目前恢复淋巴引流的皮瓣移植术、淋巴结移植、淋巴旁路引流术可以减轻淋巴水肿。去除造成淋巴液淤积的纤维脂肪组织的皮肤或皮下组织切除和吸脂术也是外科治疗下肢淋巴水肿的常用方法。

第二节　深静脉血栓

恶性肿瘤患者本身具有高血黏度的特质，这是因为肿瘤细胞能够释放凝血活酶样物质增加血液凝血因子活性和血小板的黏附聚集的能力，分泌的纤溶抑制相关蛋白使血液处于高凝状态。特别是妇科恶性肿瘤患者多为中老年女性，常合并肥胖、高血压、高血糖、高血脂等血栓形成的易患因素。另外，盆腔静脉丛密集，血管壁薄，无静脉瓣及筋膜外鞘，容易受盆腔脏器和肿瘤组织的压迫侵袭，血流速度慢，也是深静脉血栓形成的因素之一。妇科恶性肿瘤手术范围广，手术操作和麻醉时间长，术中清扫淋巴结对血管壁的牵拉捻挫，以及静脉穿刺对血管壁的损伤、麻醉状态下血流速度减慢、术后卧床下肢活动减少等诸多因素综合作用，可以导致患者深静脉血栓形成，严重的可出现肺栓塞，危及患者生命。

一、深静脉血栓的诊断

（一）症状

术后出现肢体肿痛、充血、皮肤湿疹，伴有局部压痛和功能障碍，少见有不明原因发热。若为术后1周出现下肢水肿，左侧多见，一般均为深静脉血栓形成。如有术后活动后突发呼吸困难、胸痛、发绀、休克等症状，首先考虑是深静脉血栓脱落导致的肺栓塞。

（二）辅助检查

1.B超检查　结合病史，多普勒血管超声或血管造影检查基本可以明确诊断深静脉血栓形成，诊断的敏感性为100%，准确性为97%。超声检查可见血管管腔增宽，加压后管腔不能压瘪或不能完全压瘪；管腔内实性回声；无血流信号或血流充盈缺损，且挤压远端肢体时血流无增强、消失或减弱。

2.凝血功能、D-二聚体检查　凝血功能可能异常，D-二聚体升高不特异，但若为阴性则血栓形成的危险性比较低。

3.血管造影（VG）　是诊断深静脉血栓的金标准，但因价格昂贵且有创伤性逐渐被加压超声取代。

4.肺动脉CTA　是诊断肺动脉栓塞的重要方法，在CT扫描下行肺动脉造影，具有无创、容易操作、显影效果佳的优势。

二、深静脉血栓的预防及治疗

（一）预防

1.术前　对待具有高危因素如恶性肿瘤、老年人、肥胖、高血压、糖尿病、动脉硬化、有下肢静脉曲张或血栓史、外源性雌孕激素应用史等的患者应全面检查，如有血凝状态异常者术前使用低分子肝素预防性抗凝。另外，术前要及时补充血容量，纠正因禁食、灌肠等引起的脱水，血液浓缩等不良因素。

2.术中　麻醉方式和手术操作的不同是术后深静脉血栓形成的影响因素之一。硬膜外麻醉仅影响麻醉平面以下静脉血管扩张，血流速度减慢。与之相比，全身麻醉手术患者下肢血流显著减少，凝血因子Ⅷ等的激活更显著，下肢静脉血栓形成的风险更高。手术操作要精准快速，动作轻柔，尽量减少不必要的血管损伤及机械性刺激。术中要减少出血，尽量避免输血，缩短手术时间。

3.术后　手术后患者通常取头低足高位以利于静脉充分回流，鼓励患者在麻醉清醒后经常做屈腿运动，叮嘱患者术后尽早离床活动，定时间断压迫下肢，增加下肢循环血量。另外，术后气压仪治疗、五行音乐操等措施对预防术后深静脉血栓形成也是较好方法。鼓励患者多食新鲜蔬菜和水果，保持大便通畅，避免因排便加腹压而影响下肢静脉回流。如患者有血栓性静脉炎或肺梗死病史，术后第一天晨即应开始抗凝治疗，常规给予低分子肝素约5000U皮下注射，能有效预防术后深静脉血栓形成。

（二）治疗

深静脉血栓诊断明确后，治疗的主要原则是预防栓子脱落诱发脏器血栓栓塞，给予抗凝治疗防止新的血栓形成。

抬高患肢减轻下肢水肿，禁止屈曲患侧肢体制动1周，加强锻炼，配合弹力袜，促进下肢静脉侧支循环的建立。

使用低分子肝素抗凝治疗，7d后加用华法林，用华法林3d后停用低分子肝素，长期口服华法林或利伐沙班治疗每次10mg，每日1次，请血管外科随诊，决定停药与否。

第三节　消化系统并发症

妇科恶性肿瘤手术出现胃肠道并发症的总体概率为2.9%，特别是在晚期卵巢癌及广泛子宫切除术中可能会更高。原因是盆腔内女性生殖系统器官与直肠相邻，当合并盆腔炎症、内膜异位症、肿瘤组织浸润时术中解剖分离子宫旁韧带、间隙或游离被肿瘤浸润的肠管时会直接或间接损伤肠管的浆肌层，甚至全层。局部浆肌层缺损的肠管术后可能因血液循环障碍或感染出现肠管的坏死穿孔。此外，肠管吻合术后吻合口感染引发肠瘘及腹腔镜手术时制造气腹所用的第一个穿刺针（Veress）及第一套管穿刺针（Trocar）穿刺时导致的肠管损伤和电器械热传导引发的肠管坏死穿孔也是常见的胃肠道损伤原因之一。

一、胃肠道损伤

（一）预防

1. 做好术前准备，特别是对晚期妇科恶性肿瘤患者、既往有腹盆腔手术史、内膜异位症病史、盆腔粘连严重的患者要做充分的肠道准备。

2. 在分离盆腔组织粘连，特别是分离直肠阴道间隙、直肠侧间隙，打开直肠侧腹膜，处理子宫底韧带深层、暴露主韧带下缘时要注意保护直肠。

3. 术中如果涉及困难的肠管分离或切除，应由经验丰富的专科医师进行，尽量避免引发严重的并发症。

（二）处理

1. 术中发现损伤　如果是小范围的浆膜层损伤可直接间断缝合，术后保持要保持肠管通畅。损伤范围不大，组织血供好，无感染，肠道条件好的穿透性损伤可以直接修补缝合，不必常规结肠造瘘。缝合的肠管保证无张力，不造成梗阻。术后应用广谱抗生素治疗，保持大便通畅。有合并盆腔感染灶、肠管血供不佳、术前肠道准备不充分等合并症患者，要慎重处理损伤肠管，必要时行结肠造瘘。如果行部分肠管切除吻合术，术后应注意适当补液及静脉营养，给予无渣半流饮食，控制术后不排便4～5d，保持肠管通畅。

2. 术后发现损伤　术后出现发热、腹痛等腹膜炎症状及体征，引流液出现肠液或肠内容物，血常规呈感染表现时考虑出现术后肠瘘可能。首先要完善相关辅助检查，如果瘘口小，引流通畅，临床症状不明显，可以给予非手术治疗，待瘘口自行愈合，若3个月未愈合再行手术治疗。若临床伴有严重发热及腹部体征，应及时手术治疗，通常先行造瘘，3个月后再行修补。

二、术后肠梗阻

妇科恶性肿瘤，特别是晚期卵巢癌常伴有腹盆腔多发部位、多段肠管的侵犯，因此手术切除范围非常广泛。术后因肠管粘连、吻合口水肿、低钾性肠麻痹、镇痛药抑制胃肠蠕动、增加肠张力、过早进食、术后胃肠功能恢复差等多种因素可能出现不同程度的腹痛、腹胀、恶心、呕吐、停止排气排便等肠梗阻症状，是手术常见并发症。

（一）预防

术前根据患者病情准确评估手术的适应证，尽量保障在切除肿瘤同时要最大限度降低手术创伤和对肠道的损伤。术中根据肿瘤侵犯的程度，联合有经验的胃肠外科医师进行恰当的肠道肿瘤病灶切除，切忌盲目切除过多肠管和不恰当的肠管吻合。术后要求患者尽早翻身、下床活动，无肠道手术者可在麻醉清醒后 6～8h 进流质饮食，可加服液状石蜡等促进肠管功能恢复。饮食要循序渐进，待排气排便恢复后方可恢复正常饮食。加强营养支持，维持水、电解质平衡。使用抗生素预防或控制感染。在可耐受条件下尽量减少类阿片受体镇痛药。

（二）处理

术后临床出现肠梗阻症状，体格检查听诊可及肠鸣音减弱，或高调肠鸣音伴气过水声。腹立位 X 线片见扩张肠管和液气平面，CT 显示肠管壁增厚、肠系膜充血水肿、腹水，考虑为术后肠梗阻。诊断明确后，首先留置胃肠减压管，禁食、禁水，完全肠外静脉补液，纠正水、电解质、酸碱失衡。抑制胃酸分泌，保护胃黏膜。使用广谱抗生素抑制肠道产气杆菌。适当使用血浆或白蛋白，减轻肠道水肿。肾上腺皮质激素已被证明有利于术后麻痹性肠梗阻的恢复。积极非手术治疗1周无效时，需要手术解除梗阻。特别是粘连性肠梗阻一旦发生完全性梗阻，必须手术松解，否则可导致绞窄性肠梗阻，并发坏死穿孔，导致腹膜炎、脓毒症等危及生命。

三、术后应激性胃溃疡出血

应激性胃溃疡出血，又称为应激相关胃出血（stress associated gastric bleeding），指原先无消化性溃疡而术后发生胃溃疡出血。本病是一种急性胃黏膜溃疡，溃疡表浅而多发散布，胃黏膜充血及广泛出血。胃腔内为中至多量积血。若血液凝固成血块则可止血，但由于血小板凝集在胃的酸性环境中受损，使凝血块易被分解，可导致持续出血。

（一）原因

易感因素有凝血障碍性疾病；妇科肿瘤大手术后，尤其血小板计数低，血肌酐高或胱抑素C（Cystatin）升高（≥1.8mg/L）。

（二）临床表现

术后数日内出现上消化道出血、呕血和黑粪。排除胃部疾病、肝硬化、门静脉高压引起的食管静脉曲张出血时，即可诊断。

（三）处理措施

1.使用质子泵抑制剂，保持 pH≥5，以 pH≥7 为理想，则出血处形成凝血块而自然止血。

2.避免冲洗胃腔。及时治疗后大多数患者即能止血。

3.必要时需用胃镜来诊断是否尚有其他原因出血。

四、术后急性胃扩张

妇科恶性肿瘤术后发生急性胃扩张罕见。但急性胃扩张一旦发生，且未及时诊断处理，可引起胃黏膜坏死，进而累及肌层，发生多处穿孔的严重后果。

（一）常见原因

1.外科手术，尤其是腹腔、盆腔手术及迷走神经切断术，均可直接刺激躯体或内脏神经，引起胃的自主神经功能失调，胃壁的反射性抑制造成胃平滑肌弛缓，进而形成扩张。

2.麻醉时气管插管，术后给氧和胃管鼻饲，亦可使大量气体进入胃内，形成扩张。

3.情绪紧张、精神抑郁、营养不良均可引起自主神经功能紊乱，使胃的张力减低和排空延迟；糖尿病神经病变、抗胆碱能药物的应用；水、电解质代谢失调、严重感染（如败血症）均可影响胃的张力和胃的排空，导致急性胃扩张。短时间内进食过多也是偶见原因。

（二）临床表现

急性胃扩张早期仅表现为上腹部饱胀和呕吐，胃管吸出咖啡渣样物和血液，应与胃扭转和膈疝相鉴别。

（三）处理措施

1.急性胃扩张若能及时诊断，早期采取有效的胃肠减压，及时手术解除小肠梗阻，预后良好。

2.急性胃扩张延误诊断多由于小肠机械性梗阻未及时手术，再加上胃管被咖啡渣样血液和坏死组织堵塞，使胃腔不能减压排空所致。直至临床出现腹膜刺激症状，腹部X线片显示上腹巨大胃腔影，才迫使立即手术，需急诊行全胃切除术，此种情况下死亡率可高达50%。

第四节　泌尿系统并发症

女性生殖器官与泌尿系统的膀胱、输尿管是毗邻关系，妇科恶性肿瘤手术难免要涉及两者的分离或损伤，泌尿系统的手术并发症也是在所难免的。

一、输尿管损伤

因既往盆腔手术或内膜异位症导致严重的盆腔粘连、肿瘤压迫侵犯等原因可导致输尿管解剖位置改变，再加上术者临床经验不足就容易造成输尿管的损伤。另外，术中结扎、切割、电凝组织破坏输尿管重要的血供，可导致输尿管局部缺血，形成尿瘘。其次，因输尿管畸形或误伤也是输尿管的损伤常见原因之一。

（一）预防

1.关键是准确辨认输尿管。高位钳夹结扎骨盆漏斗韧带时必须分辨清楚动静脉和输尿管，以免误伤输尿管。全子宫切除处理子宫动静脉时要先尽量下推膀胱，紧贴宫颈能有效预防输尿管损伤。广泛子宫切除处理输尿管隧道时，一定要辨清子宫动脉、输尿管及脐侧韧带三者的位置关系。

2.保护输尿管的血供。广泛子宫切除时首先尽量避免过度游离输尿管，处理输尿管隧道时尽量避免损伤输尿管鞘膜的营养血管，保留子宫动脉输尿管支的血供，保留膀胱宫颈韧带外下侧的盆腔神经丛和营养血管，能够有效预防输尿管瘘的发生。

3.对合并有严重盆腔粘连、泌尿系统疾病、内生型宫颈癌局部病灶有可能累及膀胱、输尿管、全子宫切除术后意外发现宫颈癌需要广泛切除、残端宫颈癌的患者，应做好充分的术前准备，必要时先下输尿管支架。

4.避免不恰当的钳夹、缝扎、电凝损伤输尿管，特别是注意腹腔镜手术时电器械热传导对输尿管的损伤。

（二）处理

1.术中发现输尿管损伤　处理原则是根据损伤部位及程度不同进行即时修补。子宫广泛切除术时输尿管损伤最常见部位是输尿管入膀胱段，一般需要行膀胱输尿管植入术。如果是中上段输尿管损伤可直接吻合，输尿管内支架一般放置4～6周。输尿管隧道钳夹损伤未见破口，血供良好的可观察。若为数毫米的损伤，可以置入双"J"形输尿管导管至少放置2周，用可吸收线加固缝合。

2.术后发现输尿管损伤　术后发现阴道出现尿液或引流液增多而尿量减少，可伴有腰部胀痛或不明原因发热时要考虑有尿瘘。首先测血液、引流液、尿液中肌酐含量鉴别是否为尿液。如果引流液与尿液中肌酐含量接近，远超过血液肌酐水平则高度怀疑为尿瘘。其次进行膀胱亚甲蓝试验或靛胭脂试验或膀胱造影、静脉肾盂造影、膀胱镜、输尿管镜检查鉴别膀胱阴道瘘和输尿管瘘。术后输尿管损伤手术的成功取决于发现尿瘘的时间和组织状态，如果是术后1周出现尿瘘，最好选择膀胱镜或输尿管镜下逆行插入内支架3个月，瘘口大多可以自行愈合，不需要再行修补术。如果是术后2周内发现的输尿管阴道瘘可以立刻修补。如果是术后2～6周发现的应在3个月后修补，一般采用输尿管膀胱再植，其手术成功率高于输尿管吻合术。

二、膀胱损伤

由于既往腹盆腔手术、剖宫产或炎性病变导致膀胱底与腹壁的粘连，晚期恶性肿瘤的对膀胱区的侵犯，在手术开腹及分离膀胱宫颈、阴道间隙时可以直接或间接地损伤膀胱。另外，电器械使用不当的灼伤和处理阴道残端时缝扎膀胱壁也是膀胱损伤的常见原因。

（一）预防

1.妇科手术多采用下腹正中切口及耻骨联合上横切口，若膀胱充盈、视野暴露不好，对既往有盆腔手术史、炎症、子宫内膜异位症等高度可疑盆腔严重粘连患者，开腹时尽量选择偏上安全部位开腹，确认无膀胱、肠管后再分离粘连，切勿盲目操作。

2.在肿瘤广泛侵犯膀胱底、剖宫产后膀胱子宫广泛致密粘连、残端宫颈癌术后、子宫切除术后再次宫旁广泛切除时，分离膀胱阴道间隙非常困难，可考虑从膀胱侧方无粘连区域寻找突破口，由易到难，避开原本致密粘连组织，减少损伤膀胱的可能性。

3.切除阴道旁组织时要注意保护膀胱三角区膀胱壁组织的血供和腹下神经的膀胱支，否则会影响膀胱逼尿肌功能，造成膀胱阴道瘘。分离膀胱阴道间隙要尽量紧贴阴道壁，避免过度损伤膀胱壁，防止膀胱出现缺血性坏死。缝合阴道残端时，要充分保护膀胱壁免受缝扎或损伤，避免膀胱阴道瘘的形成。术后充分引流阴道断端或膀胱阴道间隙内积血或积液，预防感染引发的膀胱阴道瘘。

4.腹腔镜手术谨慎使用单极电凝或双极电凝等电器械，预防迟发性热损伤导致的膀胱阴道瘘的形成。

5.行阴式广泛及次广泛子宫切除时，因手术视野小，暴露差，操作困难，容易造成术中及术后膀胱损伤，术后并发症增加，因此建议该项手术应由经验丰富的医师完成。

（二）处理

膀胱损伤的处理原则：避免膀胱充盈，减少张力，防治感染，促进愈合。留置导尿管，膀胱周围及其他尿外渗部位充分引流，早期适当应用抗生素可大大减少并发症的发生。

1.术中发现膀胱损伤的处理　如果术中怀疑膀胱损伤需要确认损伤部位和程度，可以通过导尿管向膀胱内注射200～300ml亚甲蓝稀释液，观察有无蓝色液体外渗。如果仅有小范围浆肌层损伤，可直接加固缝合。如果为穿透性损伤，先用3-0可吸收线全层缝合，再间断加固缝合浆肌层，术后检查缝合切口有无缺损或外渗。若膀胱三角区损伤通常需先检查输尿管入膀胱位置，留置输尿管支架作指引，缝合后直接取出或术后1个月取出。术后留置常规导尿管7～10d，保持尿管通畅，一般均可一期愈合。

2.术后发现膀胱损伤的处理　大部分的损伤都是在术后7～10d以后因发热、腰腹痛、血尿或阴道大量水样引流等情况被发现的，常规检查，膀胱阴道瘘诊断明确后根据患者不同情况决定手术修补方案。少数微小瘘口的膀胱阴道瘘患者在留置尿管并保持引流通畅4～6周后自行痊愈。较大的瘘孔＞0.5cm或是术后3周以后出现的膀胱阴道瘘自愈的可能性很小，基本上都需要手术修补，可以发现瘘即时修补，也可以在损伤3个月后再行修补，后者成功概率更高。术后抗感染治疗2个月左右，避免进行增加腹压的活动，禁止性生活6个月。

三、尿潴留

（一）常见原因

1.手术操作因素　从解剖层次讲，盆腔结构中膀胱尿道和子宫附件、阴道壁位置毗邻，肿瘤根治术中由于肿瘤侵及，游离输尿管会将膀胱及输尿管上段的神经部分去除或将进出膀胱及尿道的副交感神经及交感神经同宫旁组织主韧带及盆腔淋巴结一并切除，所以术后有不同程度膀胱功能障碍，导致术后顽固性尿潴留。

2.药物作用　术中麻醉药及术后镇痛泵的使用影响了膀胱的收缩力反射性导致尿道括约肌痉挛，导致尿潴留发生。另外，围术期间解痉镇静药的应用，也可降低膀胱张力而致尿潴留。

3.心理因素　由于术后排尿姿势的改变，使患者有害羞或不习惯心理以及因惧怕疼痛及切口裂开，因此不敢排尿而引起长时间憋尿，导致尿潴留。

4.尿道黏膜损伤因素　术后长期留置导尿管及拔除导尿管后，由于尿道黏膜受刺激引起炎性反应与水肿，膀胱充盈感发生改变而导致尿潴留。

（二）处理措施

1.预防尿道损伤和感染　留置导尿操作者，操作过程中要轻柔缓慢，防止损伤尿道黏膜。另外尽量减少不必要的阴道检查和反复导尿，以防外阴及尿道水肿。

2.膀胱充盈功能训练　拔除导尿管前，常规行夹闭尿管并给予尿管定时开放，以训练膀胱功能，防止拔除导尿管后出现尿潴留。

3.心理护理　加强术前宣教，消除患者紧张恐惧心理，告知患者术后或拔除导尿管后多饮水，勤排尿可有效预防尿潴留。同时指导患者在术前进行床上排尿、排便，让患者适应卧床排尿、排便的方式。

第五节　血管损伤

妇科恶性肿瘤，特别是晚期卵巢癌手术范围常包括盆腹腔肿瘤、大网膜以及肿瘤侵犯脏器的合并切除，宫颈癌根治术需要切除较大范围的子宫阴道旁组织和腹膜后淋巴结。这些脏器与腹盆腔大血管及其分支血管关系密切，即使手术做到足够精细也不可避免有损伤血管的可能。因此，要求妇科手术医师必须有扎实的基本功，熟练掌握盆腹腔、后腹膜间隙的解剖结构，能随机应变解决因肿瘤浸润引起的重要脏器、血管解剖位置的改变。另外由于术前患者接受过放、化疗，老年人血管弹性差、肿瘤血供丰富、肥胖患者术野暴露不佳等因素都可能造成血管的损伤，增加手术的风险。因此，预防和处理好术中、术后的血管损伤是手术成功的重要保障。

一、术中血管损伤

1.静脉损伤　静脉壁比较薄弱，术中容易损伤，特别是在切除腹膜后淋巴结时容易伤及下腔静脉或盆腔静脉，这就要求术中出血时术者保持冷静，迅速判定出血部位，给予恰当处理。下腔静脉出血应立即用纱布填塞向椎体方向按压止血，迅速建立输血补液通道，在血管外科医师协助下寻找破裂口，小的点状出血压迫止血，否则用血管吻合器修补破口。盆腔静脉血流缓慢，侧支循环丰富，除髂总静脉和髂外静脉主干损伤需要缝合外，其他静脉损伤后均可电凝或结扎止血，细小静脉可以通过压迫达到止血的效果。

2.动脉损伤　腹主动脉管壁厚不易损伤，一旦损伤，血管压力大，常需阻断血流后再行修补。首先用手指或海绵钳夹压迫腹主动脉近心端，但阻断血供1～2h会对下肢造成影响，需间断放松恢复血供。血管外科医师操作执行，寻找破裂口，稍加分离钳夹住破口，用4-0无创血管缝线间断缝合。如果破裂口较大，需要游离断端缝合或血管移植。

3.组织间隙血管损伤　广泛子宫切除术中分离直肠侧间隙、直肠阴道间隙、膀胱阴道间隙、打开输尿管隧道、切断子宫主韧带、深层子宫骶韧带、阴道旁组织时，组织间隙和韧带周围伴有子宫动静脉和丰富的静脉丛和神经丛，因此术中操作应遵循如下原则：找准组织间隙，保护好输尿管、膀胱及直肠，沿血管稀疏区充分定向分离，浅层小血管电凝止血，深层大血管和韧带必须结扎或缝扎止血。

二、术后出血

妇科恶性肿瘤手术范围广，创面多，术后早期可能因止血不彻底、结痂脱落、结扎不牢、凝血功能障碍、合并感染、并发症等原因导致术后出血，因此加强术后监护，及早发现并妥善处理好术后出血也是妇科医师必不可少的一项基本技能。

（一）观察

术后6～8h持续监测生命体征，尤其是血压和脉搏，脉细数要引起重视。观察引流液的颜色和量，如果为浓稠血性，量＞100ml/h提示有活跃的腹腔内出血。如果引流量突然减少，要排除引流管堵塞可能。如果补液充足条件下，术后依旧尿量少、尿色深时考虑有腹腔内出血可能。观察腹部、会阴切口、引流口周围有无渗血，腹围有无进行性增大。每1～2h监测血常规，根据血红蛋白、血细胞比容及血小板的变化判断出血量，以及是否合并DIC。可行床旁B超检查，明确有无盆腹腔和肠间隙积血。情况紧急下可行腹腔穿刺，若抽出不凝血可明确诊断。

（二）处理

术后腹腔内出血的处理取决于出血的速度和出血量，是否出现休克或DIC。对少量（＜400ml）缓慢出血，患者生命体征平稳的，需要密切观察，给予止血补液支持治疗。出血量大合并休克时要迅速建立通畅的静脉通路，输注红细胞悬液或浓缩红细胞纠正贫血。输注血浆补充凝血因子，纠正凝血功能障碍。补充晶体和胶体（晶胶比2∶1），根据监测结果调整补液速度和补液量，维持电解质及酸碱平衡。建立心电、血压、血氧、中心静脉压监测，使用血管活性药，维持血压和重要脏器的血液灌注。监测尿量及出血量，如果治疗无效，考虑动脉栓塞或开腹探查，寻找出血点，彻底止血。

第六节　盆腹腔感染

妇科恶性肿瘤患者，特别是年龄大、合并高血压、糖尿病、动脉硬化等内科疾病患者，常因为肿瘤消耗、营养不良、免疫抑制、前期接受放化疗治疗等多种原因影响机体的抵抗力，接受长时间、大范围、复杂手术后容易出现盆腹腔的感染。另外，女性生殖器官毗邻肠道和尿道，通过阴道与外界相通也是患者术后感染的易患因素。因此，加强患者围术期的准备和管理成为妇科手术的重要环节之一。

一、盆腹腔感染的诊断

发热是术后出现患者常见症状，要排除药物、输血或输液反应热、呼吸道或泌尿道感染、血肿或血栓形成等原因外，首先考虑由与手术相关的盆腹腔感染。如果有引流，可能发现引流液增多、呈脓血性。一般体格检查在感染部位及相邻部位可触及压痛、叩击痛、肌紧张或反跳痛。盆腔妇科内诊检查可发现盆底明显增厚、变硬、触痛明显，甚至触及盆腔血肿或脓肿。血常规检查白细胞总数和中性粒细胞比例增高，感染系列如C反应蛋白、红细胞沉降率、降钙素异常。血、引流液或切口分泌物做细菌检查及培养。胸部CT排除肺感染，腹部X线或CT检查排除胃肠道损伤及梗阻。盆腹腔超声、CT或MRI检查确定感染部位和范围。

二、盆腹腔感染的预防

术前充分阴道、肠道、术区皮肤准备，控制内科合并症，改善营养不良状态。预防性使用抗生素，降低术后感染率。术中严格遵循无菌操作规则，谨慎操作，彻底止血，充分引流，减少渗出液潴留。术后严密观察病情变化，预防应用广谱抗生素。加强术后补液营养支持治疗，促进胃肠功能尽早恢复。加强引流管护理，鼓励患者早期离床活动，减少术后盆腹腔感染的发生。

三、盆腹腔感染的治疗

明确盆腹腔感染后，首先要选择敏感性抗生素进行抗感染治疗，可选择第三代头孢菌素单一或联合抗厌氧菌药物，最好是根据药敏试验结果治疗。其次需要清除感染灶，如果发现盆腹腔脓肿，可以在超声或CT引导下穿刺引流脓液，必要时再剖腹清除脓肿和引流脓液。另外，充分补液营养支持治疗是非常必要的，如果感染严重合并休克则需要尽早抗休克治疗。

第七节　乳腺恶性肿瘤术后常见并发症的原因及防治措施

一、出血

出血是乳腺癌保乳术或根治性切除术后常见的并发症之一。

（一）常见原因

1.术中止血不彻底有活动性出血点。
2.术前应用化疗或激素类药物伤口容易渗血。
3.负压引流，体位改变，咳嗽等原因使电凝的凝血块脱落，导致出血。

（二）防治措施

1.对于有凝血功能障碍患者，可以在术前适当补充凝血因子或者其他血液制品，以提高凝血功能。

2.术中彻底止血，尤其是胸骨旁的肋间血管穿透支应予以结扎；对肌肉残端及剖面的出血点应予以注意结扎或电凝。

3.术毕冲洗创面并仔细检查有无活动性出血，术后要注意负压引流管的通畅及引流量、引流液的性状，少翻动、少咳嗽，对有凝血机制不良的患者应针对病因及时对症处理。

4.术后适当的加压包扎。

5.术后适当的负压引流。

6.术后出血量不多，药物止血；活动性大出血需再次手术止血。

二、皮下积液

皮瓣与胸壁或腋窝间有液体积聚造成皮瓣不能紧贴于创面，多因皮瓣活动遗留空腔、皮下渗液引流不畅所致。

（一）常见原因

1.引流不畅使渗出液不能及时引出。

2.创面内血液凝固形成凝血块，引流不出后液化形成积液。

3.解剖腋静脉周围的淋巴脂肪时，一些小的淋巴管损伤而未结扎，淋巴液漏出伴引流不畅形成积液，一般发生在腋窝外侧。

4.电刀解剖腋静脉时发生积液的机会较手术刀多，可能用电刀影响创面愈合，用电刀解剖后一些小的淋巴管暂时封闭，而在负压吸引后又有开放造成积液。

5.此外皮瓣张力过大使伤口不易覆盖以及引流管拔除过早等也有一定的关系。

（二）防治措施

1.术中止血彻底，腋淋巴管应结扎，防止术后创面淋巴管漏及出血。

2.包扎伤口时垫上消毒棉垫，腋窝适当加厚，标准胸带加压包扎，包扎压力以能使皮瓣与胸壁紧贴为宜，切忌压力过大。

3.保持有效的负压引流，保证有效负压30 mmHg以上，引流管位置放置妥当，保持引流管的通畅，防止扭曲受压。

4.观察引流液的性状及量，若发现皮瓣下有积液，可在严格无菌操作下抽吸积液后再加压包扎，直至积液消失。

5.术后5d内患侧上肢制动并垫高前臂，下床活动时应用吊带或三角巾托起上肢，限制外展。

三、皮瓣坏死

国内报道乳腺癌术后发生皮瓣坏死的发生率为10%～60%。皮瓣坏死多发生在切口中段皮瓣张力最大处以及年老体弱、营养不良的患者。一般术后24h出现，缺血皮肤苍白，逐步变青紫色，水肿表面有小水疱。3～7d后坏死区域皮肤逐渐呈黑色硬痂状。

（一）常见原因

乳腺癌根治术手术范围大，皮瓣分离的范围大，皮瓣剥离得过薄或厚薄不均，使真皮内毛细血管破坏影响术后皮瓣血供；或因皮瓣缝合时张力过大和术后伤口积液引起皮瓣的缺血坏死；使用电刀操作不当，使局部皮肤烧伤或血管凝固性栓塞，导致皮瓣坏死。伤口积液也是皮瓣坏死原因之一。

（二）防治措施

1.在术前要纠正患者全身状态，纠正贫血及低蛋白血症，关注营养支持，增加抵抗力。

2.手术设计合理，操作规范。根据患者肿瘤部位及手术方式设计好皮肤切口，并做好标记，缝合皮瓣时上臂内收；皮瓣剥离时，保护真皮内毛细血管不被破坏，皮瓣游离厚度均匀，皮瓣游离后，用盐水纱布敷于游离面以防止皮瓣干燥和组织水分的丢失。

3.皮瓣坏死宽度＜2cm的患者，保持创面干燥，一般可自行愈合；对于宽度＞2cm者，可将坏死组织切除，取中厚皮片密集植皮。

四、患侧上肢水肿及功能障碍

乳腺癌根治术后手臂水肿及功能障碍较为常见，为20%～30%，水肿后常引起肩关节活动受限、肢体乏力等上肢功能障碍，麻木、疼痛等感觉异常，影响患者生活质量。

（一）常见原因

1.腋窝清扫范围不当，破坏了局部的侧支循环。腋血管鞘切除，影响术后的淋巴回流。手术时慎重切除腋血管鞘。

2.腋窝积液或感染，造成局部充血、纤维化瘢痕形成妨碍了侧支循环的建立。

3.术后锁骨上、下区及腋区的放射治疗引起局部水肿，结缔组织增生，局部纤维化继而引起水肿。手臂水肿一旦成为慢性，治疗效果欠佳。

（二）防治措施

1.手术当日适当抬高患肢，按功能位摆放，避免患肢长时间受压，若出现上肢水肿者，应使用弹性绷带包扎。

2.术后6h开始由远端至近端按摩，方法：操作者一手扶患肢手腕处，另一手大小鱼际紧贴患肢皮肤，然后由下向上、由外向内轻轻做环行按摩，促进血液循环。

3.轻拍打患侧上肢，用拇指和示指沿患肢淋巴走向由下向上、由外向内轻轻对捏，刺激近端淋巴管，促进淋巴液回流。

4.禁止在患肢输液，告知患者患侧不能持重、抽血和测血压等，避免患肢肿胀。

5.根据患者的年龄、接受能力及本人身体状况，制订功能锻炼计划。其功能锻炼的基本原则是：循序渐进，不要过急，防止意外拉伤。其功能锻炼的目的：松解软化瘢痕组织，预防瘢痕挛缩引起的患肢功能障碍。

6.避免上肢血流过高，避免高强度的上肢锻炼，防治感染。一旦出现感染立即使用抗生素。

7.避免淋巴回流阻力增加，如过紧的衣服可压迫锁骨上区。

8.避免患侧上肢高温，如热水浸泡、日光暴晒、桑拿浴等。

9.避免穿戴过紧的内衣、项链和吊带胸罩。

10.压力泵疗法在淋巴水肿早期、明显的皮下纤维化发生前有一定疗效。

五、切口延期愈合

（一）常见原因

在手术中由于切口张力过大、脂肪切除较多、患者的皮瓣较薄等。同时，在手术过程中，因为电刀热烧伤及神经损伤和患者术后的伤口感染、脂肪液化也是导致患者切口延期愈合的原因。

（二）防治措施

1.糖尿病患者要严格控制血糖。

2.在手术中减少电刀的使用，以免神经损伤。

3.在对患者换药时，要喷涂促伤口愈合剂。

4.指导患者手术后的1～2周进行适当的患肢功能锻炼。

六、切口感染

（一）常见原因

乳腺手术后由于血肿、积液、异物、机体的抵抗力下降和放疗和化疗造成的免疫和骨髓抑制等增加了术后切口感染风险。乳腺癌手术后如果换药不当，不注意护理，切口也会发生感染。

（二）防治措施

1.术前积极纠正贫血和低蛋白血症等一般状态，糖尿病患者要严格控制血糖。

2.注重术前消毒尤其是腋窝处的消毒，术中严格无菌操作。

3.积极处理皮下积液预防感染。

4.发生切口感染，局部应积极合理换药，清除不利于伤口愈合的因素，同时也应给予足量的抗生素。

（叶宇光　郭金玲　孙立春　唐丽萍）

第10章

女性恶性肿瘤围术期麻醉相关并发症预防及处理

麻醉学科作为围术期医学中的重要一员，麻醉科医师应当从仅关注手术麻醉过程中对患者的诊断、处理，转向着眼于整个围术期与外科医师一同对患者进行诊疗，促进患者的康复。女性恶性肿瘤围术期常见影响术后恢复的麻醉相关并发症为低体温、恶心呕吐和术后谵妄等。

第一节 低 体 温

体温是人体需要保持精确恒定的生理参数之一，是维持机体新陈代谢的基本保证。机体通过产热和散热的方式维持中心温度在37℃±0.2℃，如果某些内外因素抑制了机体的温度调节系统，就会干扰产热散热平衡，从而引起体温波动。在围术期，干扰体温调节的因素包括麻醉对体温调节系统的抑制，患者内脏或躯体的大面积长时间暴露，大量补液及低温液体对术野的冲洗等，这些情况导致术中低体温相当常见。

一、麻醉手术期影响体温的因素

一般情况下，麻醉均会引起明显的体温下降。全身麻醉可显著损害体温的自动调节机制，其特点为热反应阈值稍升高（如出汗），冷反应阈值显著降低（如血管收缩、寒战），最终使阈值间范围从正常的0.2℃上升至约4℃。也就是说，只有在比较剧烈的温度变化下，体温调节系统才会启动。所有的全身麻醉用药都可以单独或协同降低血管收缩和寒战的阈值。

椎管内麻醉，腰麻和硬膜外麻醉使外周血管扩张，从而通过体热再分布导致术中低温。尽管下肢的质量比上肢大得多，但是两者在低温的再分布期的作用相等。结果，由于椎管内麻醉时体热再分布主要局限于下肢，外周交感神经和运动神经的阻滞妨碍了体温平台期时对血管收缩和寒战的激活，尽管机体未阻滞部分不受影响，但不足以预防低温的进一步发展。

接受全身和椎管内联合麻醉的患者，由于体温调节作用的两种激活机制均丧失，出现严重低温的风险甚至更大。

老年人由于其血管的自主神经调节能力下降，新陈代谢缓慢，对温度变化反应迟钝，容易产生低温，而小儿体表面积与体重之比较大，体温调节中枢调节能力差，更容易在围术期发生低温。久病体弱或脊髓损伤患者也容易产生低温，这是由他们的自主神经系统和内分泌系统功能紊乱引起的。

二、围术期低体温的影响

（一）心血管并发症

对于高风险血管手术患者，其发生诸如心肌缺血和室性期前收缩等围术期心脏事件的可能性将是对照组的3倍。低温是心脏事件的一个独立的预示因子，如果维持正常体温，则发生心脏事件的风险下降55%。当冠状动脉狭窄病变导致冠状动脉血流受限时，即使不出现冠状动脉收缩，心肌代谢的增加也会造成心肌缺血。老年患者因寒冷诱发血压升高并引起血浆中去甲肾上腺素浓度成3倍的增加可使心脏的激惹性增加，并诱发室性心律失常。

（二）围术期出血

低温诱发凝血障碍，机制可能涉及凝血过程中多个方面。低温可能通过降低血小板活化因子的作用来导致凝血障碍。另外，血浆在低温时的表现与凝血因子缺乏的表现相似。当体温在35℃时，凝血时间延长，相当于各种凝血因子减少了18%～35%。因此低温可能使临床出血增加，从而使围术期血液丢失增加。

（三）手术切口感染

手术切口感染是大手术后最常见的可预防的并发症。发生手术伤口感染的患者，其相关的医疗费用大大增加，且其住院时间和死亡的风险增加了2倍。低温损害免疫力，实验和临床证明，轻度低温能损伤免疫系统的多种功能，如自然杀伤细胞的活性和细胞依赖性抗体的生成。术中体温约下降1℃，术后24～48h的淋巴细胞的活性受到抑制，免疫性细胞因子的生成减少。轻度低温时，中性粒细胞的吞噬能力和术中患者氧自由基的产生，均呈温度依赖性抑制，由于机体对细菌的氧化杀伤作用部分依赖于组织的氧供，而氧供减少可以间接损害中性粒细胞的功能。因此，在细菌污染的最初关键性的几个小时内，由于低温时皮下血管收缩，导致局部组织缺氧，从而削弱了人体对感染的局部反应。临床上表现为手术切口的感染和延期愈合。

（四）对麻醉药物代谢的影响

肝血流降低，代谢功能下降，肾脏清除能力降低，导致各种药物作用时间延长，维库溴铵正常作用时间为29min，但低温（34.5℃）时，其作用时间延长至67min；新斯的明由11min延至23min。温度每降低1℃，氟化吸入麻醉药MAC降低5%～7%。由于心排血量降低，以及吸麻醉药在血中溶解度的增加，吸入麻醉药的诱导速度没有改变。和正常体温的患者相比，轻度低温患者在持续输注丙泊酚时，其血浆中的丙泊酚浓度约增加30%。低温还能增强布比卡因的心脏毒性，增加对多巴胺的抵抗。由于药物代谢变慢，苏醒延迟，因此患者在麻醉恢复室的停留时间将延长。

（五）对肝肾功能的影响

血流量降低导致肝肾功能皆受抑制。肝脏代谢减慢分泌功能降低，进一步加重了凝血功能障碍；低温利尿破坏钠离子和水的重吸收，造成血容量不足，肾脏浓缩稀释功能均降低。

三、预防和治疗围术期低体温

（一）体温监测

术中低温是围术期最常见的体温异常。由于个体差异及影响因素复杂，30min内体温的变化对临床的意义不大，故30 min以内的手术无须做体温监测，对全身麻醉时间长于30 min或手术时间长于1h则应做体温监测。由于体内各部的温度并不一致，所以不同部位的监测有不同的生理意义。术中要根据手术种类、麻醉方式来选择监测位置。

（二）低温预防与处理

低温的并发症主要在术中发生，因此对女性肿瘤手术患者保温很重要，而不是让其体温下降，然后术后再去给她们保温。维持术中正常体温的有效措施主要为减少热量的再分布，并预防麻醉和手术过程中热量的丢失。

1.减少热量的再分布 热量再分布是全身麻醉诱导后2 ～ 3h产生术中低温的主要原因。有两个主要的因素影响再分布期低温的程度：①麻醉对体温调节性血管收缩的中枢抑制程度；②麻醉诱导前中心与外周组织温度梯度的大小。后者和患者最初的总热量成反比。通过给外周组织保温增加全身热量，可降低中心和外周的温度梯度，并因此抑制热量再分布的自然驱动。另外，诱导前保温由于外周血管扩张促进热消散过程。随后的麻醉诱导，只产生极少的血管舒缩活动，因为中枢调节性血管收缩作用已经受到抑制，结果使再分布减少。在麻醉前，任何抑制中枢和（或）外周的体温调节性血管收缩的急、慢性药理干预都具有降低中心与外周的温度梯度的类似作用，从而能预防或减少麻醉诱导后热再分布引起的低温。

2.减少热量丢失 在低温的再分布期阶段，热量的丢失不是产生低温的主要原因。而在低温的线形阶段和一定范围的平台期内，影响总体热从体内丢失的因素对低温的产生有显著作用。接受足高位手术的患者（妇科腹腔镜手术），其中枢压力感受细胞通过对体温调节血管收缩的中枢抑制作用促进术中低温。时间长的手术，这种抑制作用可能会延迟机体对低温时体温调节防御反应的激活，并导致热量的进一步丢失。体位对体温调节的影响可通过使用呼气末正压通气（PEEP）解除压力感受器细胞的作用而被逆转。

有效的身体隔离和积极的皮肤保温能减少麻醉和手术期间全身的热量丢失。有效的保温系统必须减少皮肤的热量丢失，因为约90%的代谢经皮肤丢失。目前无创保温系统有被动隔热和主动皮肤保温方式。被动隔热可通过单层和多层被动隔热器实施。热风机和温毯可用于主动皮肤保温。

体内保温方法，当大量的晶体液或血液输入到患者体内时，冰冷的静脉输液引起的热量丢失变得十分重要。然而液体保温不能使患者的体温恢复到一定的程度，因为液体温度不能加热到超过患者的正常体温。因此，单独的液体加温不能使患者保持正常的体温，不应该用来替代被动隔热或主动保温等方法。同样通过加热和湿化吸入气体直接传递到身体中心部位的热量也不足以维持术中正常体温。围术期最有效的保温方法是主动皮肤保温和体内保温法相结合。

第二节　术后恶心呕吐

手术患者术后恶心呕吐（postoperative nausea and vomiting，PONV）的总发生率为25%～30%，女性患者中的发生率更高，其中严重的难治性PONV约占所有手术患者的0.18%。在高风险人群中，高达70%的患者可能出现PONV。PONV导致患者程度不等的不适，严重者可引起水、电解质平衡紊乱、伤口裂开、切口疝形成、误吸和吸入性肺炎，甚至可能比术后疼痛更令患者苦恼。PONV不仅可以导致患者恢复室转出时间延迟，还可能导致患者住院时间延长，医疗费用增加。

一、PONV的发生机制

呕吐中枢位于第四脑室腹侧面极后区（area postrema）化学触发带和孤束核上方，分为神经反射中枢和化学感受器触发带。神经反射中枢接受皮质（视觉、嗅觉、味觉）咽喉、胃肠道和内耳前庭迷路、冠状动脉及化学触发带的传入刺激。化学触发带包括了5-HT3受体、5-HT4受体、阿片受体、胆碱能受体、多巴胺受体等多种与恶心呕吐相关的部位。恶心呕吐的传出神经包括迷走神经、交感神经和膈神经。

二、PONV的相关因素

（一）患者因素

与患者相关的危险因素有女性，不吸烟，有PONV或晕车史。术前已存在胃肠道疾病（如食管裂孔疝、胃食管反流疾病等）或代谢性疾病（如糖尿病、尿毒症、电解质紊乱等）的患者出现PONV的风险性增加。妊娠、术前焦虑、放化疗均可增加PONV的风险。

（二）手术因素

手术时间越长，PONV发生率越高，尤其是持续3h以上的手术。女性恶性肿瘤的中的妇科腹腔镜手术，PONV发生率较高。

（三）麻醉因素影响

PONV发生率的麻醉相关因素包括：术前用药，麻醉方法，麻醉药的选择（一氧化二氮、吸性麻醉药、静脉诱导药、阿片类药物和拮抗药），补液充足与否和术后镇痛。诱导过程中和手术过程中出现的低血压也可增加PONV的风险性。

1. 术前用药　咪达唑仑可以有效降低术后呕吐的发生，除了抗焦虑作用外，咪达唑仑还可能增强脑部γ-氨基丁酸的抑制作用，降低多巴胺能活性，减少5-HT的释放。

2. 吸入性麻醉药　吸入性全身麻醉与术后出现呕吐显著相关。虽然与吸入性麻醉药相关的PONV由患者暴露于药物中的时间决定，但通常出现在术后的头几个小时内。研究观察到一氧化二氮麻醉后PONV的发生率增加。一氧化二氮可以直接刺激呕吐中枢，作用于阿片类受体。它同样可以膨胀中耳和胃肠道的气腔，从而分别影响前庭系统和增加呕吐中枢的内脏传入信号。

3.静脉麻醉药　有力证据证明，与吸入麻醉相比，丙泊酚全凭静脉麻醉可以降低PONV的发生率。其作用机制尚不明确，可能通过丙泊酚降低后极区5-HT水平产生作用，但仅在诱导时使用丙泊酚并未显示出这种降低PONV的相关性。丙泊酚的止吐作用呈剂量依赖性，因此在维持阶段持续泵注丙泊酚能更好地控制PONV。丙泊酚诱导不具止吐作用的可能原因是其复苏早期的血浆浓度不能达到预防PONV的有效浓度。

4.非除极肌松药　常规用于全身麻醉中。胆碱酯酶抑制剂用于拮抗神经肌肉阻滞剂的残留作用是一种广泛被接受的方法，理论上可增加PONV的风险。然而，使用短效和中效肌松药，神经肌肉阻滞自动恢复可减少使用拮抗药新斯的明，减少PONV的发生。

5.区域麻醉　可以避免使用一氧化二氮和挥发性麻醉气体，甚至可以避免使用阿片类药物，这是区域麻醉技术在预防PONV方面优于全身麻醉的方面；然而，静脉、硬膜外或鞘内给予阿片类药物时，仍可出现PONV。使用高疏脂性阿片类药物，如芬太尼或舒芬太尼，可以抑制这些药物向头侧的扩散，从而降低阿片类药物诱发呕吐的风险性。继发于椎管内麻醉交感神经阻滞的低血压同样可以引发PONV。推测其原因可能与低血压导致的脑干缺血，刺激延髓呕吐中枢有关。低血压还可导致肠缺血，引起小肠致吐性物质的释放。

6.术后疼痛　特别是内脏和骨盆疼痛，通常会被忽略是PONV的病因之一。疼痛可以延长胃排空时间，导致术后呕吐。联合使用阿片类药物，非甾体抗炎药，椎管内阻滞，区域神经阻滞和通过外科手术部位局部浸润麻醉的多模式疼痛治疗策略可以减少术后疼痛。有意识的使用尽可能少的阿片类药物以达到充分的镇痛效果对减少阿片类药物所致的恶心呕吐尤为重要。

7.其他　突然运动，转运过程中体位改变，以及走动同样可以导致恶心呕吐，使用阿片类药物的患者尤为显著。使用阿片类药物或一氧化二氮弥散至中耳，可以敏化前庭器官对运动诱发恶心呕吐的作用。

三、预防术后恶心呕吐的药物

根据抗呕吐药的作用部位可将抗呕吐药物分为：①作用于皮质，苯二氮䓬类；②作用于化学触发带，吩噻嗪类（氯丙嗪、异丙嗪和丙氯拉嗪）、丁酰苯类（氟哌利多和氟哌啶）、5-HT3受体拮抗药（昂丹司琼、格拉司琼、托烷司琼、阿扎司琼、多拉司琼和帕洛诺司琼）、NK-1受体拮抗药（阿瑞匹坦）苯甲酰胺类、大麻类；③作用于呕吐中枢，抗组胺药（苯甲嗪和羟嗪）、抗胆碱药（东莨菪碱）；④作用于内脏传入神经，5-HT3受体拮抗药、苯甲酰胺类（甲氧氯普胺）；⑤其他，皮质激素类（地塞米松、甲泼尼松龙）。

1.抗胆碱药　这类药物作用机制是抑制毒蕈碱样胆碱能受体，并抑制乙酰胆碱释放。该类药物可阻滞前庭的冲动传入，主要用于治疗运动病、眩晕、病毒性内耳炎、梅尼埃病和肿瘤所致的恶心呕吐。主要使用东莨菪碱贴剂防治PONV，副作用是口干和视物模糊。

2.抗组胺药　组胺受体可分为H_1、H_2和H_3三种类型。H_1受体与过敏、炎性反应相关，H_2受体与胃酸分泌相关，H_3受体与组胺释放有关。苯海拉明的推荐剂量是1mg/kg静脉注射。

3.丁酰苯类　小剂量氟哌利多（0.625～1.25mg）能有效预防PONV，与昂丹司琼4mg效果相似。氟哌利多因可能导致Q-T间期延长和尖端扭转性室速而受到美国FDA的警告，但不少学者和文献认为此类并发症是时间和剂量依赖的，主要见于抗精神病的几周或几个月连续使用，而小剂量应用于PONV是安全的，在成人使用低剂量的本品对Q-T间期的影响与昂丹司琼及安慰剂无差别，但也提示在防治PONV时应避免大剂量使用本品或与其他可延长Q-T间期的药合用，已证明氟哌利多甚至在非常小剂量时（10～15μg/kg），也有抗呕吐作用。增加剂量虽增强抗呕吐疗效，但也带来副作用增加的危险，如镇静，锥体外系症状。锥体外系症状主要发生在较年长的儿童，剂量＞50～75μg/kg。氟哌啶醇被推荐为氟哌利多的替代品，0.5～2mg静脉注射或肌内注射对PONV有较好的预防作用，可在诱导后或手术结束前给药。

4.糖皮质激素类　地塞米松和甲泼尼松龙的抗呕吐机制仍不清楚。由于地塞米松发挥作用需一段时间，应在手术开始时给药，但需注意可能增高糖尿病患者的血糖。

5.苯甲酰胺类　甲氧氯普胺有中枢和外周多巴胺受体拮抗作用，也有抗血清素作用，加速胃排空，抑制胃的松弛并抑制呕吐中枢化学感受器触发带，最常用于胃动力药和作为抗肿瘤化疗相关呕吐的辅助治疗用药，常规剂量10mg并未被证明有预防PONV作用。一组大样本研究表明，甲氧氯普胺25mg或50mg与地塞米松8mg联合用药对PONV的预防效果才优于单用地塞米松8mg，但大剂量的甲氧氯普胺可明显增加锥体外系统的并发症。

6.5-HT3受体拮抗药　5-HT受体90%存在于消化道（胃肠道黏膜下和肠嗜铬细胞），1%～2%存在于中枢化学感受器触发带。化疗和术后导致的呕吐与胃肠道黏膜下5-HT3受体激活有关。建议用于PONV的预防，特别是高危患者的预防，不推荐多次使用治疗剂量，如果无效应试用另一类药物。研究表明，所有该类药物治疗效果和安全性在PONV的预防时并无差别。

7.NK-1受体拮抗药　阿瑞匹坦对NK-1受体具有选择性和高亲和性，对NK-2和NK-3受体亲和性很低，对多巴胺受体和5-HT受体亲和性也很低。通过与NK-1受体结合来阻滞P物质的作用而发挥止吐作用。术前1～3h口服40mg阿瑞匹坦能有效预防术后48h内PONV的发生。

8.麻醉药小剂量丙泊酚（20mg）　有止吐作用，但作用时间短暂。研究表明，手术结束前30min给予咪达唑仑2mg能有效预防PONV，与昂丹司琼4mg等效。

9.联合用药　不同类型抗PONV药联合应用可阻断多种中枢神经系统受体，疗效优于单一药物。此外，由于采用最低有效剂量，每种药物的副作用发生率也减少。5-HT3受体抑制剂与氟哌利多和地塞米松联合应用时效果最好。

10.其他　还有许多简单的非药物治疗也可用于减少PONV。术前及术中充分补液可减少PONV的发生。研究显示充分给氧同样可以降低PONV的发生率。高浓度的氧气可以减少肠扩张，从而减少5-HT的释放。充分氧合还可以抑制肠缺血，缺血可以导致肠释放5-HT和其他致吐因子。

非药物治疗如针灸，电针灸，经皮神经电刺激，经皮穴位电刺激（transcutaneous acupointelectraical stimulation，TAES），穴位注射及穴位按压均可用于治疗PONV。具有止吐作用的内关穴（P6穴位）位于掌横纹近端约5cm处，桡侧腕屈肌腱和掌长肌腱之间。此外催眠、生姜等治疗措施也均有一定的止吐效果。

四、防治PONV的策略

PONV预防策略包括以下步骤。

1.判别患者风险，鉴别高风险患者　女性恶性肿瘤手术患者大部分属于中、高风险患者，见表10-1。

表10-1　PONV的危险因素

麻醉相关因素	患者本身因素	手术相关因素
挥发性麻醉药	女性	手术时间长
氧化亚氮	既往晕动史或PONV史	某些类型的手术（大部分妇科手
阿片类药物	疼痛	术、腹腔镜手术、乳腺和整形外
大剂量新斯的明	高度焦虑	科手术等）

2.降低基础风险

（1）在手术条件允许的情况下，尽可能地使用区域麻醉技术。

（2）如果需要进行全身麻醉，尽可能使用丙泊酚诱导和维持麻醉。

（3）避免使用吸入性麻醉药。

（4）避免使用一氧化二氮。

（5）如果条件允许，避免使用肌松药和新斯的明拮抗肌松药。

（6）如果必须使用肌松药，应尽量减少新斯的明的用量。

（7）使用多模式镇痛方案如切口局部麻醉浸润、神经阻滞、神经轴阻滞、使用非甾体抗炎药和氯胺酮等以减少术中和术后阿片类药物的用量。

3.根据患者风险情况采用相应的联合止吐治疗　不同作用机制的PONV药物联合用药的防治作用优于单一用药，作用相加而副作用不相加。5-HT3受体抑制药、地塞米松和氟哌利多或氟哌啶醇是预防PONV最有效且副作用小的药物。无PONV危险因素的患者，不需要预防用药。对低、中危患者可选用上述一种或两种药物预防。对高危患者可用2～3种药物组合预防。如预防无效应加用不同作用机制的药物治疗。

预防用药应考虑药物起效和持续作用时间。口服药物，如昂丹司琼、多拉司琼、丙氯拉嗪、阿瑞匹坦应在麻醉诱导前1～3h给予；静脉抗呕吐药则在手术结束前静脉注射，但静脉制剂地塞米松应在麻醉诱导后给予；东莨菪碱贴剂应在手术前晚上或手术开始前2～4h给予。

第三节　术后谵妄

一、概述

谵妄是一种急性认知功能改变，表现为随时间波动的注意力涣散和意识紊乱。术后谵妄（postoperative delirium，POD）是指患者在经历外科手术后出现的谵妄，其发生具有明显的时间特点，主要发生在术后7d内或者出院前。术后老年患者谵妄的发生率为15%～53%，手术类型不同，谵妄的发生率也不同。老年女性患者妇科手术后部分出现谵妄，影响患者康复，给家人带来心理恐慌。但谵妄识别率相对较低，在ICU中＜35%，绝大多数患者没有得到足够的重视与相应的处理或治疗。术后谵妄使住院时间延长，医疗费用明显增加，并使围术期近期和远期并发症（如神经认知障碍）增加。

二、流行病学

不同研究报告的术后谵妄发生率差异很大，与目标人群及谵妄筛选方法的不同有关，大手术后发生率高达62%。在包含30家医院、纳入超过200 000名65岁以上老年人的大型临床数据中，心脏或非心脏手术后12h后谵妄的总体发生率为12%。在研究中，诱发谵妄的最大因素是手术类型，其发生率从妇科手术后的4.7%到心脏手术后的13.7%不等。另外，术后谵妄发生率在有创手术中高于介入手术，急诊手术高于择期手术；输血越多或手术时间越长，术后谵妄的发生率相应增加。

三、临床表现

谵妄的临床表现有两个明显的特征：①起病急，病程波动；②症状常在24h内出现消失或加重、减轻，常有中间清醒期。其多发生于术后7d内或出院前，主要临床表现如下。

1.广泛的认知功能障碍　为术后谵妄最主要表现，其主要症状如下。

（1）知觉障碍：主要表现为知觉的鉴别和整合能力下降，常见各种形式的错觉幻觉，以幻觉居多。乙醇或镇静药物戒断引起的谵妄表现为警觉性、活动性增高，而代谢性（肝性、肾性）障碍引起的谵妄表现为警觉性、活动性降低。

（2）思维障碍：主要表现为思维结构解体及言语功能障碍。思维不连贯，推理、判断能力下降，有时伴有不完整、不系统、松散的类偏执症状。

（3）记忆障碍：记忆全过程中各个方面都可有障碍，包括识记、保持、记忆、再认、再现。

（4）定向障碍。

2.注意力障碍　表现为患者对各种刺激的警觉性及指向性下降，即注意力难唤起，表情茫然，不能集中注意力，同时注意力保持、分配和转移也有障碍。

3.睡眠-觉醒周期障碍　典型表现为白天昏昏欲睡，夜间失眠，间断睡眠，或完全的睡眠周期颠倒。

4.情绪失控　主要表现为间断出现恐惧、妄想、焦虑、抑郁、躁动、淡漠、欣快等，且症状不稳定有波动。

四、临床类型

1.活动亢进型　警觉和活动增强、躁动不安、无目的地及重复的精神运动兴奋，较容易被察觉，预后最佳。

2.活动抑制型　警觉和活动减弱、嗜睡、淡漠、对外部刺激反应性减退，易被忽视、漏诊或被误诊为抑郁。

3.混合型　以上两类症状在同一患者身上分阶段或交替出现。

五、术前评估

（一）易感因素

1.年龄　高龄是术后谵妄易感因素。65岁以上患者谵妄发生率明显增加，并且随着年龄增长而增加。

2.文化程度　较低的文化程度与术后谵妄发病风险增加相关。

3.基础疾病

（1）认知功能储备减少：术前存在认知功能改变（如痴呆、认知功能损害、抑郁等）的患者易于发生术后谵妄。术前对认知功能状况进行筛查有助于发现术后谵妄的高危患者。

（2）生理储备功能降低：术前存在自主活动受限、活动耐量降低或存在视觉、听觉损害的老年患者，术后易发生谵妄。

（3）摄入不足：严重营养不良、维生素缺乏和脱水等与谵妄的发生有关。

（4）并存疾病：病情严重往往意味着多个器官系统受累或存在代谢紊乱（如酸碱失衡、电解质紊乱、高血糖等），均可导致术后谵妄风险增加。

4.药物　术前应用影响精神活动的药物以及酗酒、吸烟等均可增加术后谵妄风险。术前应用药物品种过多，预示发生术生谵妄的风险增加。

5.遗传因素　ApoE8-4等位基因可使术后谵妄的发生率增加。其他与谵妄相关遗传因素仍在研究中。

（二）诱发因素

1.药物　苯二氮䓬类药物（如劳拉西泮、地西泮、咪达唑仑等）可增加谵妄发生风险。抗胆碱能药物（如格隆溴铵、阿托品、东莨菪碱、戊乙奎醚等）可引起谵妄和认知功能损害，老年患者尤其敏感，可能与其通过血脑屏障阻断中枢M受体有关。常用抗胆碱能药物的血脑屏障通过率为：格隆溴铵＜阿托品＜东莨菪碱＜戊乙奎醚。因此，围术期使用抗胆碱能药物时应尽可能选择透过血脑屏障少的药物，如格隆溴铵和阿托品。

2.手术种类　术后谵妄在心血管手术后较为多见，非心脏大手术和高危手术后也较多见，而小手术后发生率较低。长时间体外循环可增加术后谵妄的发生。

3.ICU环境　ICU是谵妄的高发病区，除了ICU患者多为高龄、高危患者外，与ICU的特殊环境可能也有关。

4.术后并发症　术后并发症会增加谵妄发生的风险。并发症的数量越多，发生谵妄的风险越大。

六、治疗

谵妄治疗的目标是快速缓解临床症状和争取最好的长期预后。主要治疗措施包括非药物与药物治疗方法。治疗的重要一步是发现确定和管理患者谵妄促发因素，如疼痛、镇痛药物、睡觉剥夺或睡眠节律破坏、营养不良、感官障碍或感染等。一般建议，若患者谵妄症状对改善环境没有任何反应，可短期给予临床有效的小剂量抗精神病药物。

（一）非药物治疗

查找谵妄的原因，如感染、离子紊乱、药物副作用等，针对病因对症处理，如为药物导致的谵妄，应尽快停药或减量。给予患者支持对症处理，全身情况好转的情况下，谵妄可自愈。谵妄治疗需要改变环境和行为支持。回到相对熟悉的环境，由熟悉的护理人员或家庭成员护理是最好的选择。如以上措施无明显效果，建议药物治疗。

（二）药物治疗

1.亢进型及混合型谵妄　必要时给予药物治疗控制危险的躁动、运动过多或不适宜的行为。第一代抗精神病药物氟哌啶醇口服、肌内或静脉注射常用于术后或ICU病房患者，以控制谵妄症状。起始剂量：0.5 ～ 2.0 mg/（2 ～ 12）h，静脉使用会引起Q-T间期延长，因此应慎用，高剂量时需监测心律，当Q-Tc间期＞450ms或出现锥体外系症状时停用。第二代抗精神病药物利培酮、奥氮平、齐拉西酮等也用于谵妄的治疗。一般不应使用苯二氮䓬类药物治疗谵妄，但对酒精戒断或苯二氮䓬类药物戒断患者出现的谵妄宜选用苯二氮䓬类药物。

2.活动抑制型谵妄　缺少临床研究，应避免使用抗精神病药物或苯二氮䓬类药物治疗谵妄。如患者出现激越行为，威胁到自身或他人安全，并且非药物治疗无效时，可使用抗精神病药物改善患者的精神行为异常。

（朱喜东　邓　琳　王　玉　张　鑫　王立萍）

第 11 章

女性恶性肿瘤围术期合并疾病的处理

第一节　合并心理精神类疾病

一、焦虑

随着医疗技术水平的发展及人们体检意识的增强，妇科恶性肿瘤的诊出率越来越高，尤其包括年轻女性，由于妇科手术与女性外观、性功能等生理功能密切相关，因此，妇科手术患者往往心理负担较重，焦虑情绪反应明显。患者可能在预知或接受用于筛查（如经阴道妇科超声）、诊断（如羊膜穿刺术或内镜检查）和治疗（如腹腔镜手术或大手术）的操作过程中体验到焦虑。因为急性焦虑而回避临床操作会对健康及手术产生负面后果。

（一）定义

急性操作性焦虑是指对内科或外科操作的过度恐惧而导致急性应激或回避，并没有达到精神疾病焦虑障碍的程度，是对某种医疗操作的过度害怕，导致在预期即将进行操作或在操作过程中出现急性痛苦，或者逃避诊疗操作。这种恐惧通常情有可原（如担心活检结果可能发现恶性肿瘤），大多数患者在手术成功后焦虑情绪立即减轻。

（二）临床表现

焦虑以认知、生理和行为部分的相互作用为特征。在认知水平方面，焦虑是对未来可能出现的个人安全或保障方面的危险或威胁所产生的恐惧心理。生理性表现包括躯体觉醒症状，如心率加快、心悸、发汗、呼吸急促或肌肉紧张。焦虑的行为学特点可能包括回避或寻求反复保证，这些行为通常是为了减轻焦虑或者逃离所感知到的威胁性刺激。

焦虑是一个连续范围，当对威胁的估计准确时，出现焦虑是正常的，当对威胁的估计有偏差时，则是"病理性"焦虑或临床焦虑。当焦虑为急性且严重时，其可能以惊恐发作的形式表现出来。

（三）治疗

1.一般治疗原则

（1）建立信任的医患关系，一个受信任的医生可能更好地向患者解释：为什么一个有指征进行的医疗操作是必要的，并且能更好地使患者对操作的安全性感到放心。

（2）对患者进行关于操作的教育，交代手术相关操作流程及其可能结局，并允许患者提出问题和表达忧虑。

（3）确定手术的哪些方面最易激发患者的焦虑，通过确认和沟通与患者一起直接解决潜在的焦点问题。焦虑患者倾向于考虑最坏的负面结局，并高估所害怕的结局的可能性。对于轻度焦虑病例，提供关于风险的准确数据和实际评估可能足以减轻焦虑。

（4）在操作过程中，使患者尽可能舒适，如果患者希望并且没有医疗禁忌时，允许让家庭成员或朋友在操作过程中陪伴在侧。

2.药物干预　苯二氮䓬类药物是处理急性焦虑反应的首选药物，并且在我们的临床经验中通常也是有效的。关于药物选择以及用法用量，在大多数情况下，苯二氮䓬类药物是基于期望的半衰期来选择。半衰期越长，药物作用越持久。

（1）氯硝西泮：$t_{1/2}$ = 30～40h，0.5～2mg口服，每日1～2次，必要时使用。半衰期超过1d或2d的药物（如氯硝西泮或地西泮）可能在体内蓄积，从而引发累加性副作用和毒性反应。

（2）劳拉西泮：为短效苯二氮䓬类药物，$t_{1/2}$ = 12h，0.25～2mg口服或舌下含服，每6h 1次，必要时使用，用药可以更加频繁，且该类药物不仅对焦虑有效，也可减轻恶心和惊恐发作。

（3）阿普唑仑 $t_{1/2}$ = 11.2h，奥沙西泮 $t_{1/2}$ = 2.8～8.6h；三唑仑 $t_{1/2}$ = 1.5～5.5h，半衰期极短的苯二氮䓬类药物不适合治疗焦虑，因为其有效期很短，且出现焦虑反弹和戒断综合征的风险较高。

60岁以上成人需减少50%的剂量；虚弱、低心排血量或已前驱使用阿片类镇痛药的患者需减少50%的剂量；肾功能不全者不需调整剂量；肝功能不全的患者需减少50%阿普唑仑和地西泮的剂量，肝功能受损的患者更适合使用劳拉西泮、奥沙西泮，因为这些药物通过葡萄糖醛酸苷结合作用代谢且不产生活性代谢产物。无论选择何种药物，最初都应使用最低剂量，然后小心的调整剂量以达到预期效果。当苯二氮䓬类药物引起不良反应时，如过度镇静、谵妄、跌倒或认知障碍，可能需要逐渐减量。对于上述措施治疗无效的极度焦虑患者，需要请精神科会诊进行专科治疗。

二、抑郁

所有恶性肿瘤，在其发生、诊断与治疗过程中，给患者带来的不仅仅是面临死亡的威胁、机体功能与社交能力的丧失，还伴有全过程的精神与心理痛苦、癌症幸存者与家属对提高生活质量的诉求以及不同程度的情绪低落、兴趣减退、悲观伤感、自罪观念等抑郁状态，妇科肿瘤患者尤其常见。由于中国多数患者没有被告知他们所患肿瘤的诊断结果、治疗方案与康复计划，经治医师通常不能自主和公开地与患者进行病情讨论和情感交流。同时文化素养及认识水平等也导致肿瘤患者不愿向经治医师透露"心理""精神"和"情感"等问题。当恶性肿瘤一旦进展或恶化，抑郁状态会随之加重，抱怨、恐惧及自杀倾向发生的风险会明显增加。

（一）定义

抑郁状态是一种常见的心境障碍，可由各种原因引起，表现为持久的心情低落、兴趣减退、精力不足、体力缺乏、悲观伤感，严重者可出现自杀念头和行为。

（二）病因

1.心理因素　心理因素与抑郁发生关系密切，患者痛苦心理可贯穿肿瘤发生、诊断与治疗的全过程。应激源强烈、持久性刺激导致人体丘脑-垂体-肾上腺轴功能亢进，糖皮质激素过多分泌，致使交感神经系统、各种肽类物质和细胞因子活性改变等是导致心境障碍的关键。

2.癌性疼痛　癌性疼痛，尤其是不易控制的重度疼痛及镇痛药物导致的不良反应作为一种身心应激源，可持续诱发与加重抑郁状态。

3.癌性疲乏　疲乏是肿瘤患者常见症状，可在肿瘤发生和治疗过程中出现，并持续存在数月甚至数年。持续性疲乏会导致患者情绪低落、活动能力减退，且疲乏和抑郁状态常合并发生或相互影响。

4.睡眠障碍　肿瘤患者不同程度的睡眠障碍与抑郁、焦虑情绪有直接关系。持续睡眠障碍不仅能导致抑郁状态，也会影响患者生活质量。

5.手术创伤　手术前后情绪、心理变化与肿瘤部位及手术方式密不可分。头颈部肿瘤、妇科恶性肿瘤术后的形体变化会严重影响患者心理、社交能力。

6.放疗与化疗　放、化疗的不良反应，如恶心、呕吐、疲乏、脱发、神经毒性、骨髓抑制以及患者恐惧心理在治疗及结束后可持续存在，其负面情绪可发展成为抑郁状态。

7.其他因素　肿瘤临床分期、疾病进展、治疗效果、康复程度以及应对方式、社会支持等对肿瘤相关抑郁发生以及严重程度也会产生明显影响。

（三）临床表现

1.核心症状　情绪低落、兴趣缺乏与乐趣丧失。抑郁状态必须具备上述3种症状之一。

2.心理症状　焦虑、自责、自罪、妄想或幻想、注意力和记忆力下降、自杀观念和行为、思维缓慢和意志行为降低、精神运动迟滞或激越。

3.躯体症状　睡眠障碍、食欲紊乱、性欲缺乏、精力丧失以及周身疼痛、胃肠功能紊乱、身体不适、头痛与肌肉紧张等。

（四）诊断

1.抑郁症诊断标准　参照中国精神障碍分类与诊断标准（CCMD-3），抑郁症有明确的诊断标准：时间持续2周以上，症状则以心境低落为主，并至少有下列9项中的4项：①兴趣丧失、无愉快感；②精力减退或疲乏感；③自觉大脑反应迟钝，或者记忆力、注意力减退，学习或者工作能力下降，缺乏动力；④自我评价过低、自责，或有内疚感；⑤联想困难或自觉思考能力下降；⑥反复出现想死的念头或有自杀、自伤行为；⑦睡眠障碍，几乎每天都有失眠、早醒，或睡眠过多；⑧很多患者伴有食欲下降或者亢进、体重减轻或者增加（如1个月内体重变化超过5%）；⑨一些患者会出现性欲减退，女性患者会出现月经紊乱。

抑郁症目前诊断还是以临床诊断为主，因此诊断需要到正规医院进行专业判断，确诊为抑郁症需要有2位精神科副主任医师以上职称者均一致诊断为抑郁症才能确诊。

2.抑郁状态参考诊断标准　在恶性肿瘤诊断与治疗过程中，有抑郁症状标准中的任意2项，持续2周，可诊断肿瘤相关抑郁状态。在没有精神病专科医师确认情况下，肿瘤科医师尽可能给出"肿瘤相关抑郁状态"诊断，不可以明确做出精神疾病的"抑郁症"诊断。如果在确诊肿瘤前后患者有明确的抑郁症病史或诊断肿瘤后出现典型或不典型的精神症状，如抑郁持续发作、复发性抑郁、双相障碍及烦躁、恐惧、失落等，应及时预约精神病专科医师会诊，给出明确诊断或建议诊断。

（五）治疗

1.治疗原则　干预治疗必须与抗肿瘤同时进行。当抑郁状态严重影响肿瘤及相关并发症治疗与患者生活质量时，方可考虑优先治疗抑郁状态。轻度可采用非药物疗法；中度以上以药物治疗为主，并根据患者意愿，向精神病专科医师咨询后，适当选择抗抑郁药物治疗。当抑郁状态发展和（或）构成精神疾病诊断时，应按照中国法律，及时转诊到精神病医院或转交精神科医师诊治。

2.非药物疗法　依据患者具体情况，推荐非药物疗法单独或综合应用。推拿、理疗、贴敷、饮食调理等也可适当选择应用。如果治疗6周抑郁症状无改善或治疗12周症状缓解不彻底，则需考虑重新评估和换用或联用药物治疗。

（1）心理干预：包括认知与行为疗法、暗示与催眠疗法、集体心理治疗等。

（2）音乐放松：结合患者兴趣、接受能力与欣赏水平，以音乐疗法转移患者注意力，舒缓低落情绪。

（3）教育引导：利用疾病诊断、治疗、康复等相关信息，向患者解释疾病可能引起的负性情绪以及应对措施，帮助患者正确理解疾病带来的危害与治疗受益，以提高自信心。

（4）体育训练：开具适合患者机体状况的体育训练处方，可帮助患者改善体能，促进疾病康复。

3.药物治疗　抗抑郁药是当前治疗各种抑郁障碍的主要药物，能有效解除抑郁心境及伴随的焦虑、紧张和躯体症状，有效率为60%～80%。抗抑郁药的种类发展迅速，目前多按作用机制来划分。

（1）选择性5-HT再摄取抑制剂（SSRIs）：氟西汀（百忧解）、帕罗西汀、舍曲林、氟伏沙明、西酞普兰等，氟西汀推荐剂量20mg，每日1次。禁忌证：①对SSRIs类过敏者；②严重心、肝、肾病者慎用；③禁止与单胺氧化酶抑制剂（MAOIs）、氯米帕明、色氨酸联用；④慎与锂盐、抗心律失常药、降糖药联用。SSRIs镇静作用较轻，可白天服药，如出现嗜睡乏力可改在晚上服，为减轻胃肠刺激，通常在早餐后服药。年老体弱者宜从半量或1/4量开始，酌情缓慢加量。

（2）选择性5-HT及去甲肾上腺素（NE）再摄取抑制剂（SNRIs）：如度洛西汀、文拉法辛等。度洛西汀口服剂量为40mg/d（20mg，每日2次）至60mg/d（每日1次或30mg每日2次）。禁忌证：禁用于已知对度洛西汀或产品中任何非活性成分过敏的患者；未经治疗的闭角型青光眼患者不良反应：最常见的不良反应包括恶心、口干、便秘、食欲下降、疲乏、嗜睡、出汗增多。文拉法辛最小有效剂量75mg/d，治疗剂量为75～300mg/d，一般为150～200mg/d；可用于伴焦虑症状的抑郁障碍及广泛性焦虑症。禁忌证：无特殊禁忌证，严重肝、肾疾病，血压、癫痫患者应慎用。常见不良反应有恶心、口干、出汗、乏力、焦虑、震颤、阳痿和射精障碍。不良反应的发生与剂量有关，大剂量时血压可能轻度升高。

（3）NE能及特异性5-HT能抗抑郁药（NaSSA）：如米氮平，米氮平初始剂量30mg/d，必要时可增至45mg/d，每日1次，晚上服用。尤其适用于重度抑郁和明显焦虑者。禁忌证：严重心、肝、肾病及白细胞计数偏低的患者慎用；不宜与乙醇、地西泮和其他抗抑郁药联用，禁与其他5-HT激活药联用，避免出现中枢5-羟色胺综合征。常见不良反应为镇静、倦睡、头晕、疲乏、食欲和体重增加。

（4）选择性NE再摄取抑制剂（NRI）：如瑞波西汀，初始剂量8mg/d，分2次服用，起效时间为2～3周，用药3～4周如疗效欠佳可增至12mg/d，分3次服用。最大剂量不超过12mg/d。适应证：主要治疗抑郁症，长期治疗能有效预防抑郁症的复发。禁忌证：妊娠、分娩、哺乳期女性；对本品过敏者；肝肾功能不全的患者；有惊厥史者（如癫痫）；青光眼患者、前列腺增生引起的排尿困难者；低血压患者；近期发生血管意外的患者。不良反应：本药耐受性好，不良反应较少，常见不良反应为口干、便秘、失眠、勃起困难、排尿困难、尿潴留、心率加快、静坐不能、眩晕或直立性低血压。

由于抗抑郁药物使用的特殊性，建议由精神科医师制订方案。在发现肿瘤患者出现抑郁状态时可以使用心理测量量表进行评估，确实存在中重度的抑郁状态，建议请精神科医师进行诊洽。

第二节　合并循环系统疾病

一、高血压

高血压是常见的心血管疾病，《中国心血管病报告（2012）》指出，目前全国高血压患者达2.66亿人，并逐渐呈现出年轻化的趋势。老年妇科患者合并高血压者最为常见，围术期高血压可诱发心脑血管疾病、肾衰竭等并发症及增加手术出血风险。我国高血压呈现"三高三低"流行病学特点，即发病率、伤残率与死亡率高；知晓率、服药率与控制率低，从而大大增加了国内围术期高血压处理风险。

（一）定义

高血压的标准是根据临床和流行病学资料界定的，其定义为在未使用降压药物的情况下，非同日3次测量血压，收缩压≥140mmHg和（或）舒张压≥90mmHg，其中90%～95%为原发性高血压，余为继发性高血压。根据血压升高水平，又进一步将高血压分为1～3级（表11-1）。

表11-1　血压（mmHg）的定义和分级

类别	收缩压（mmHg）		舒张压（mmHg）
正常血压	＜120	和	＜80
正常高值	120～139	和（或）	80～89
高血压			
1级（轻度）	140～159	和（或）	90～99
2级（中度）	160～179	和（或）	100～109
3级（重度）	≥180	和（或）	≥110
单纯收缩期高血压	≥140	和	＜90

注：当收缩压和舒张压分属于不同分级时，以较高的级别作为标准

手术后高血压常开始于术后10～20 min，可能持续4h。如果不及时治疗，患者易发生出血、脑血管意外和心肌梗死。在围术期出现短时间血压增高，并超过180/110mmHg时称为围术期高血压危象，其发生率为4%～35%。

（二）病因

1.原发性高血压　占90%～95%，是遗传易感性和环境因素相互作用的结果，一些其他因素如体重超重、口服避孕药、睡眠呼吸暂停低通气综合征等。

2.继发性高血压　占5%～10%，血压升高是某些疾病的一种表现，主要见于肾脏疾病、内分泌疾病、血管疾病、颅脑疾病及妊娠期高血压等。

3.紧张焦虑　主要由于患者对麻醉、手术强烈的恐惧感所致，这类患者仅在入手术室后测量血压时才出现高血压，回到病房或应用镇静药后，血压即可恢复正常。

4.麻醉　麻醉期间发生高血压的原因较多，主要与麻醉方式、麻醉期间的管理及一些药物应用有关。

（1）麻醉过浅或镇痛不全。

（2）浅麻醉下气管内插管或拔管。

（3）缺氧或CO_2蓄积。

5.手术操作　一些手术操作如颅脑手术牵拉、嗜铬细胞瘤手术肾上腺血流阻断前等，可引起短时的血压增高。对引起继发性高血压的肾血管病变、嗜铬细胞瘤、原发性醛固酮增多症等，术中都有可能发生严重的高血压，甚至心、脑血管意外。

6.其他　除上述原因外，较为常见的引起血压升高的原因还有：①液体输入过量或体外循环流量较大；②颅内压升高；③升压药物使用不当；④肠胀气；⑤尿潴留；⑥寒冷与低温；⑦术毕应用纳洛酮拮抗阿片类药物的呼吸抑制作用；⑧术后伤口疼痛、咳嗽、恶心呕吐等；⑨术后因麻醉对血管的舒张作用消失，血容量过多。

（三）围术期术前血压调控

1.血压控制目标

（1）中青年患者，血压＜130/85mmHg，老年患者，血压＜150/90mmHg。

（2）合并糖尿病和慢性肾病患者，血压应控制为＜130/80mmHg；但降压宜个体化，不可过度，以免因严重的低血压而导致脑缺血或心肌缺血。

（3）术中血压波动幅度不超过基础血压的30%。

2.手术延期血压阈值

（1）美国心脏病学学会/美国心脏协会（ACC/AHA）在2007年发表的指南中指出轻、中度高血压（＜180/110mm Hg）可以进行手术。

（2）高血压合并威胁生命的靶器官损害（如急性左心衰竭、不稳定型心绞痛、少尿型肾衰竭等），应在短时间内采取措施改善脏器功能；合并严重低钾血症（血钾＜2.9mmol/L）亦应尽快纠正。

（3）抢救生命的急诊手术，不论血压多高，都应急诊手术，可在做术前准备的同时适当的控制血压。血压＞180/110mmHg的患者，可在严密的监测下，行控制性降压，调整血压至140/90mmHg左右。

（4）进入手术室后血压仍＞180/110 mm Hg的择期手术患者建议推迟手术。如患者确有手术需要（如肿瘤患者伴有少量出血），在征得家属同意的情况下手术。

（四）常用抗高血压药物

1.利尿药　是抗高血压治疗的传统药物，由于其降低血管平滑肌对缩血管物质的反应性，增加术中血压控制的难度，同时利尿药可能会加重手术相关的体液缺失。因此，目前主张术前2～3d停用利尿药。长期服用利尿药患者易发生低钾血症。围术期要严密监测血钾，一旦发现有低钾趋向应及时补钾并进行必要的监护。

2.β受体阻滞药　是目前临床应用较多的一类药，其可降低术后心房颤动发生率、非心脏手术心血管并发症的发生率及病死率，适用于术前血压控制。术前要避免突然停用β受体阻滞药，防止术中心率的反跳。围术期要维持此类药物使用的种类及剂量，无法口服药物的高血压患者可经肠道外给药。

3.钙通道阻滞药　可改善心肌氧供/需平衡，治疗剂量对血流动力学无明显影响。同时能增强静脉麻醉药、吸入麻醉药、肌松药和镇痛药的作用，故不主张术前停药，可持续用到术晨。

4.血管紧张素转化酶抑制药（ACEI）和血管紧张素Ⅱ受体阻滞药（ARB）　这两类是抗高血压治疗中最广泛应用的药物，它们在减少蛋白尿和改善慢性心力衰竭转归方面具有独特效果。高血压患者术中易发生低血压，ACEI和ARB类药物可能会加重手术相关的体液缺失，增加术中发生低血压的风险。ACEI作用缓和，手术前不必停药，可适当调整。ARB类药物氯沙坦和其代谢产物羟基酸能抑制血管紧张素Ⅱ受体和血管紧张素Ⅰ受体，且羟基酸比氯沙坦效力大10～40倍，目前推荐手术当天停用，待体液容量恢复后再服用。

5.交感神经抑制剂　可乐定是中枢性抗高血压药，若术前突然停用可使血浆中儿茶酚胺浓度增加1倍，引起术中血压严重反跳，甚至诱发高血压危象。同时，可乐定可强化镇静，降低术中麻醉药药量，因此，术前不必停用。

6.其他　利血平主要通过消耗外周交感神经末梢的儿茶酚胺而发挥作用。服用该药的患者对麻醉药的心血管抑制作用非常敏感，术中很容易发生血压下降和心率减慢，故需特别警惕。术中出现低血压，在选用药物治疗时应格外慎重。直接作用的拟交感神经药物如肾上腺素、去甲肾上腺素，可发生增敏效应和引起血压骤升，而使用间接作用的拟交感神经药物如麻黄碱和多巴胺则升压效应往往不明显。建议使用甲氧胺小剂量分次给药，每次0.25mg以提升血压至满意水平。对于长期服用利血平患者最好术前7d停服并改用其他抗高血压药物，以保证手术和麻醉安全。

（五）高血压急症处理

静脉给药即刻目标是在30～60min使舒张压降至110mmHg左右，或降低10%～15%，但不超过25%。如果患者可以耐受，应在随后的2～6 h将血压降低至160/100mmHg。

1.合并冠心病或心功能不全，首选硝普钠、硝酸甘油或静脉ACEI（如卡托普利）类药物。如肌酐清除率＜60 ml/min，则选用静脉钙拮抗药如尼卡地平。

2.对于心率较快的患者，首选艾司洛尔，但禁用于支气管疾病患者。也可应用拉贝洛尔，不升高颅内压，能很好地维持生命器官的血流量，主要用于妊娠或肾衰竭时的高血压急症。如用药后心率下降但仍≥70次/分，可重复静脉注射或静脉滴注逐渐增加剂量；如用药后心率下降至＜70次/分，可继续慎重使用β受体阻滞药。

3.乌拉地尔具有自限性降压效应，使用较大剂量亦不产生过度低血压，是诱导中度低血压（MAP为70mmHg）最合适的药物。

4.舌下含服硝苯地平为禁忌，因其引起的反射性心动过速可诱发心肌缺血或血压骤降导致重要器官灌注不足。

二、冠心病

随着妇科恶性肿瘤手术技术的发展，临床上冠心病患者的适应证越来越广，也使围术期心血管事件的风险增加，如心肌梗死、心力衰竭和死亡。据《中国心血管病报告2016》，我国心血管病患者发病率和死亡率仍处于上升阶段，其中冠心病患者约有1100万人。冠心病患者需要妇科恶性肿瘤手术的也在逐年增加，认识并理解妇科恶性肿瘤手术围术期心血管风险因素，在术前进行全面评估，对降低患者施行手术的并发症的发生和病死率具有重要意义。

（一）定义

冠状动脉粥样硬化性心脏病（coronary atherosclerotic heart disease）指冠状动脉（冠脉）发生粥样硬化引起管腔狭窄或闭塞，导致心肌缺血缺氧或坏死而引起的心脏病，简称冠心病（coronary heart disease，CHD），也称缺血性心脏病（ischemic heart disease）。冠心病是动脉粥样硬化导致器官病变的最常见类型，也是严重危害人类健康的常见病。

诊断标准：根据典型心绞痛的发作特点，结合年龄和存在冠心病危险因素，除外其他原因所致的心痛，一般即可建立诊断。心绞痛发作时心电图检查可见ST-T改变，症状消失后心电图ST改变亦逐渐恢复，支持心绞痛诊断。未捕捉到发作时心电图者可行心电图负荷试验。冠状动脉CTA有助于无创性评价冠状动脉管腔狭窄程度及管壁病变性质和分布，冠状动脉造影可以明确冠状动病变的严重程度，有助于诊断和决定进一步治疗。

（二）围术期心脏事件的基本诱因

1.心动过速　大量研究明确了围术期血流动力学改变－心肌缺血－心肌梗死的关系，心动过速是诱发缺血的最重要因素。

2.手术应激反应（疼痛、紧张、压力、创伤等）　引发围术期心动过速、血压升高，高凝状态可导致非严重狭窄冠状动脉内斑块破裂、远端血栓形成（远端常无侧支循环形成）；应激反应时心率、血压升高均加速或诱发狭窄远端缺血，持续缺血易致围术期心肌梗死、死亡。

3.麻醉　挥发性吸入麻醉药都具有抑制心肌和扩张血管作用；硬膜外麻醉由于交感神经的阻滞，外周血管阻力下降，可以使高血压患者血压下降，术中应密切监测血压；全身麻醉供氧充分，可以增加冠状动脉循环的携氧能力，血压波动缓和，较适合于缺血性心脏病妇科恶性肿瘤手术的患者，尤其对于术中有血液大量丢失者。目前认为，硬膜外阻滞加全身麻醉是心脏病患者妇科恶性肿瘤手术最好的麻醉选择，硬膜外麻醉还可用于术后镇痛。

4.手术操作　如失血过多、直接刺激心肌、低温手术，以及术后（肺部）感染均可导致围术期发生心血管事件。

（三）术前评估

术前需要评估妇科恶性肿瘤患者围术期的心血管风险，给予患者最佳的评估及相应合理治疗，可提高围术期的治疗效果，有效降低围术期心血管事件的并发症和死亡率的发生，提高手术安全性，临床主要采用了七步评估法。

1.七步评估法

步骤1：对于有冠心病或冠心病危险因素并拟行手术的患者，首先评估手术的紧急性。如果情况紧急，需先明确有可能影响围术期管理的临床危险因素，然后在合理的监测和治疗下进行手术。

步骤2：如果手术较紧急或为择期手术，首先需明确患者是否有急性冠脉综合征；如果有，则根据不稳定型心绞痛/非ST段抬高型心肌梗死和ST段抬高型心肌梗死的临床实践指南进行指南导向的药物治疗（guideline-directed medical therapy，GDMT）。

步骤3：如果患者有冠心病的危险因素，但病情稳定，则需结合非心脏手术的心脏风险分级评估围术期主要心血管不良事件（MACE）（表11-2）。

步骤4：如果患者出现MACE的风险较低（＜1%）（表11-2），无须进一步检测，患者可以开始手术。

步骤5：如果患者出现MACE的风险较高（表11-2），则需要评估患者体能状态（FC）（图11-1），如果患者具有中度、较好或优秀的FC（≥4METs），无须进一步评估即可进行手术。

表11-2　非心脏手术的心脏风险分级评估

低风险：＜1%	中等风险：1%～5%	高风险：＞5%
表浅手术	腹膜内手术：脾切除术，食管裂口疝修补术、胆囊切除术	主动脉及主要血管手术
乳腺	颈动脉手术（CEA或CSA）	开放式下肢血运重建术或截肢术或血栓栓塞清除术
牙科	外周动脉成形术	十二指肠-胰腺手术
内分泌：甲状腺	介入血管瘤修复术	肝切除术、胆道手术
眼科	头颈部手术	食管切除术
置换型手术	大型神经或整形外科手术（髋部和脊柱手术）	肠穿孔修复术
无症状颈动脉手术（CEA或CSA）	肾上腺切除术	肾上腺切除术
妇科手术：小型	大型泌尿外科或妇科手术	胆囊切除术
整形手术：小型（半月板切除术）	肾移植	肺切除术
泌尿外科手术：小型（经尿道前列腺切除术）	非大型胸腔内手术	肺或肝移植

CSA.颈动脉支架置入；CEA.颈动脉内膜切除术

注：外科手术风险评估是指仅考虑特定的手术操作，不考虑患者合并症前提下心血管和心肌梗死30d风险的大概评估

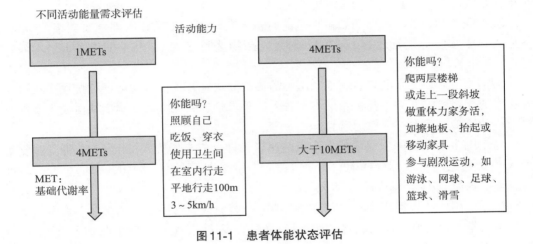

图11-1　患者体能状态评估

步骤6：如果患者FC较差（≤4METs），临床医师应咨询患者和围术期团队，以明确进一步的检测是否会影响患者手术决策和围术期管理［如选择原来的手术或术前需要接受冠脉旁路移植手术（coronary artery bypass graft，CAGB）或经皮冠脉介入手术（percutaneous coronary intervention，PCI）的治疗］。如果有影响，可行药物负荷试验。对于FC未知的患者，也可行运动负荷试验。如果负荷试验结果异常，可根据结果的异常程度，考虑冠状动脉造影和血运重建手术；之后患者可在GDMT下进行手术，也可考虑替代治疗，如无创治疗（如癌症的射频治疗）或对症治疗。如果负荷试验结果正常，可根据GDMT进行手术。

步骤7：如果检测不影响患者手术决策和围术期管理，可按GDMT进行手术或考虑替代治疗，如无创治疗（如癌症的射频治疗）或对症治疗。

2. 高心脏风险 当患者处于围术期心血管事件的高风险状态（表11-2），建议请心脏病专家在术前和术后的医疗管理中紧急会诊。

3. 紧急或急诊手术 无论冠状动脉疾病的严重程度如何，需要行紧急或急诊手术的缺血性心脏病患者与进行择期手术的患者相比，心血管不良事件的风险更高。

4. 近期心肌梗死或不稳定型心绞痛 近期心肌梗死（MI）（过去4周）以及不稳定或严重心绞痛患者围术期心血管事件风险极高。如果手术不可避免（如紧急或急诊手术），以预防、监测和治疗心肌缺血作为目标尤为重要。尽管尚无随机试验支持这项建议，ACC / AHA指南建议新发心肌梗死的患者需等待4～6周后行择期非心脏手术。对于某些不稳定或严重心绞痛的患者，心脏病专家推荐在非心脏手术之前完成冠状动脉血运重建。

5. 近期做过经皮冠状动脉介入治疗 有近期经皮冠状动脉支架置入治疗（PCI）史的患者如果在6周内进行非心脏手术，心血管不良事件风险增加（如心肌梗死、死亡、支架内血栓形成及需要再次紧急血运重建手术）。这一风险主要与在手术诱发的高凝状态下过早停止双重抗血小板治疗有关。

（1）择期妇科手术建议延迟至PCI术后至少6个月进行，最好1年，以便不间断双重抗血小板治疗（尤其是药物洗脱支架）。

（2）既往PCI患者行择期妇科手术的时机：对球囊扩张及置入裸金属支架（BMS）的患者，手术应分别延迟14d和30d；对置入药物洗脱支架（DES）的患者，手术最好延迟至1年后。

对需要行妇科手术的患者，临床医师需要共同决定及权衡停止或继续抗血小板治疗和手术的相对风险。如果药物涂层支架置入后手术延迟的风险大于预期缺血或支架内血栓形成的风险，手术可考虑延迟180d。

对于围术期需要停止双联抗血小板的患者，裸金属支架置入30d内、药物洗脱支架置入12个月之内不推荐行择期妇科手术；对于围术期需要停止阿司匹林的患者，不推荐球囊扩张后14d内择期妇科手术。

近期服用抗血小板药物的患者，如需要非常紧急或急诊手术，如果在手术中或手术后发生大量出血，则可能需要输注血小板。但是，不建议基于预防目的而提前预定或输注血小板。

6. 妇科恶性肿瘤手术前冠状动脉血运重建 如果根据现有的临床实践指南有血运重建的适应证，妇科手术前可行血运重建。

（四）用药管理

1. β受体阻滞药 术前已经服用β受体阻滞药的缺血性心脏病患者应继续服用常规剂量，包括手术日晨和整个围术期，以尽量减少心动过速或局部缺血。不建议预防性使用β受体阻滞药，除非心脏病专家会诊后认为有非常明显的指征。

2. 他汀类药物 术前已服用他汀类药物的患者应在整个围术期内继续服用。需要他汀类治疗但未开始服用的患者，建议其术前开始他汀类药物治疗。

3. 阿司匹林 对于大多数服用阿司匹林进行一级或二级心血管疾病预防的患者，剂量将维持到非心脏手术术前5～7d。在围术期大出血风险过去后重新开始治疗。

4. 血管紧张素转化酶抑制药和血管紧张素受体阻滞药　血管紧张素转化酶抑制药（ACEI）和血管紧张素受体阻滞药（ARB）以往在围术期持续使用，尤其是合并心力衰竭的患者。ACEI与ARB可能引起围术期低血压，建议手术当天早晨暂停给药。如果患者血流动力学不稳定、血容量不足或肌酐值急性升高，则需要暂停ACEI和ARB。

5. 可乐定　长期服用可乐定的患者应继续服用，突然停药可能会诱发反弹性高血压。

6. 其他心血管药物　围术期建议继续使用大多数其他长期服用的心血管药物，如钙通道阻滞药、地高辛和利尿药。

7. 置入心脏电子设备患者的管理　对于围术期计划暂停心律治疗的置入型心律转复除颤器患者，暂停期间应持续心电监测，确保体外除颤装置随时可用，在停止心电监测和出院前，应保证置入型心律转复除颤器重新开始激活工作。

（五）实验室检查

术前血液检测项目对于缺血性心脏病患者与其他非心脏病行妇科恶性肿瘤手术的患者相同。长期使用利尿药治疗的患者和肾功能不全患者，需要检测相应的代谢指标，包括钠、钾、氯、二氧化碳、葡萄糖、血尿素氮、肌酐。

1. 心电图　对已知的缺血性心脏病患者，尤其是心血管不良事件风险评级为中到高度的患者（表11-2），常规进行术前静息状态12导联心电图（ECG）检查。

2. 左心室功能的评估　对于原因不明的呼吸困难患者，围术期应进行左心室功能的评估；对于出现逐渐加重的呼吸困难或其他临床状态改变的心力衰竭患者，应进行围术期左心室功能的评估。对于既往有左心室功能障碍但临床情况稳定、1年内未进行过左心室功能评估的患者，可考虑行左心室功能评估；不推荐常规进行围术期左心室功能评估。

3. 运动试验　对于心脏风险高危但患者体能状态极好（＞10METs）的患者，无须进一步的运动试验和心脏影像学检查；对于心脏风险高危但患者体能状态未知的患者，如果评估结果会改变治疗方案，应进行运动试验评估心功能情况；对于患者体能状态未知、需进行高心脏风险手术的患者，可以考虑行心肺运动试验；对于心脏风险高危但体能状态中至好（4≤METs＜10）的患者，可无须进一步的运动试验和心脏影像学检查，而进行手术。对于心脏风险高危且体能状态差（METs≤4），如果评估结果会改变治疗方案，可进行运动试验和心脏影像学检查来评估心肌缺血的情况；对于心脏风险低危患者，常规使用无创负荷试验筛查是无效的。

4. 非心脏手术前的无创药物负荷试验　对于非心脏手术心脏风险高危且体能状态差的患者（METs≤4），如果试验结果会改变治疗方案，应进行无创药物负荷试验（多巴酚丁胺负荷超声心动图或药物负荷心肌灌注成像）。对于心脏风险低危的非心脏手术的患者，常规使用无创负荷试验筛查是无效的。

5. 围术期冠状动脉造影　不推荐常规的围术期冠状动脉造影。

（六）术后管理

大多妇科恶性肿瘤患者的心血管事件发生在术后。缺血性心脏病患者高危手术后，建议加强监测，持续监测心电图及血压，及时发现并处理心肌缺血、心律失常和低血压，防止心肌梗死等严重并发症。必要时可连续记录12导联心电图及检测肌钙蛋白含量来筛查围术期心肌梗死的发生。

（七）急症处理

1.低血压　常见原因：①失血，血容量绝对或相对不足；②全身麻醉过深或麻醉药对心血管的抑制作用；③心律失常；④体位改变；⑤缺氧和（或）二氧化碳蓄积；⑥心力衰竭或心肌梗死。处理原则：①低血压以预防为主，然后针对原因加以纠正；②参照中心静脉压或肺动脉血管楔压补足血容量，调整麻醉深度和维持良好通气；③由于外周血管阻力降低所引起的低血压，可在积极扩容的基础上，应用肾上腺素受体激动药；④低血压因心功能不全引起时，常伴有血管阻力增加、心排血量低，除强心外，合理调整血容量后，应及早使用血管扩张药。

2.高血压　常见原因：①患者精神紧张；②全身麻醉深度不够或部位麻醉镇痛不全；③气管插管或外科操作引起的强烈的交感应激反应；④早期缺氧、二氧化碳蓄积；⑤输血、输液过量。处理原则：①针对原因预防为主；②调整麻醉深度，保证完全镇痛；③保持良好通气，使动脉血气pH在正常范围；④经上述处理血压仍高且伴心率快速时可静脉注射β受体阻滞药，尤其适用于交感肾上腺能应激引起的血压增高。

3.心功能不全　主要指左心衰竭和心排血量减少伴急性肺水肿，常见于严重原发性高血压、冠心病患者。右心衰竭相对少见，以中心静脉压升高为主要表现，但临床症状与体征常不够明确而容易忽略。心脏病患者进行妇科恶性肿瘤手术，麻醉处理得当，一般发生概率不多。治疗原则为改善心肌收缩力、降低心室射血阻力、减轻肺充血、改善氧合和预防严重的心律失常。一般用强心、利尿和改善心脏负荷等措施。

4.心律失常

（1）窦性心动过速：心率120～160次/分，主要不是心脏本身异常反应，常反映其他病因。首先，应纠治病因如低血容量、发热、焦虑、低氧血症、充血性心力衰竭、麻醉过浅、麻醉镇痛不全或范围不够等。因此，药物治疗直接减慢心率常非恰当之举，应该纠正基本原因；当窦性心动过速发生心肌缺血、损害心脏功能时，在心电图和动脉压监测下缓慢静脉注射β受体阻滞药。

（2）窦性心动过缓：首先解除病因，循环良好的心率在50次/分以上可不必处理；心率慢伴血压下降，可用阿托品0.2～0.3mg静脉注射，并加用麻黄碱5～6mg静脉注射；或用多巴胺0.5～1.0mg静脉注射。窦房结功能低下伴有症状，术前应考虑安装起搏器。

（3）室上性心动过速：可使用各种方法刺激迷走神经，常可终止室上性心动过速，或用去氧肾上腺素0.1～0.2mg静脉注射使血压升高，亦可酌情用洋地黄类药，尤其是联合应用地高辛和β受体阻滞药可显著降低术中和术后室上性心律失常。

（4）室性期前收缩：偶然发生可不必治疗，若每分钟期前收缩超过4～5次、多源型、连续3次以上，或期前收缩发生在前一个QRS综合波接近T波峰值时则应处理。通常室性期前收缩首选利多卡因50～75mg静脉注射，间隔20min可重复1次，维持用1～4mg/min。

5.心绞痛 休息发作时立刻休息，一般患者在停止活动后症状即逐渐消失。药物治疗较重的发作，可使用作用较快的硝酸酯制剂。这类药物除扩张冠状动脉，降低阻力，增加冠状动脉循环的血流量外，还通过对周围血管的扩张作用，减少静脉回心血量，降低心室容量、心腔内压、心排血量和血压，减低心脏前后负荷和心肌的需氧量，从而缓解心绞痛。硝酸甘油（nitroglycerin）：可用0.5mg，置于舌下含服，1～2min即开始起作用约半小时后作用消失。延迟见效或完全无效时提示患者并非患冠心病或为严重的冠心病。与各种硝酸酯一样，不良反应有头痛、面色潮红、心率反射性加快和低血压等，第一次含用硝酸甘油时，应注意可能发生直立性低血压。硝酸异山梨酯（isosorbide dinitrate）：可用5～10mg，舌下含服，2～5min见效，作用维持2～3h。还有供喷雾吸入用的制剂。

三、脑卒中

（一）定义

围术期脑卒中是指术后30d内发生的脑卒中，脑组织局部缺血或出血而产生的脑神经功能障碍，这种障碍持续24h以上。虽然临床上普遍认为围术期卒中的发生率很低，特别是在非心脏手术和非神经手术后，但脑卒中一旦发生，往往发展为严重的术后并发症，也是围术期导致死亡的重要原因。

（二）发病率

非心脏、非神经外科手术后临床脑卒中的总发病率在0.1%～0.8%，虽然随着时间的推移，急性心肌梗死和非心脏手术后死亡的发生率已经降低，但围术期卒中的发生率可能会增加。在65岁及65岁以上的患者中，主要非心脏非神经外科手术后临床上未识别的卒中（"隐性卒中"）的发生率可能高达7%。脑卒中的发生率可能被低估，因为一些共病因素和（或）非神经科医师的检查而未被发现。

（三）危险因素

1.个体因素

（1）高龄：在多项研究中，老年人被认为是围术期卒中的一个危险因素，与年龄相关的脑血管储备减少和心血管共病危险因素增加相一致。风险增加的年龄在文献中有所不同，可能从62岁以后增加。在已发表的研究中，因年龄的增长增加风险的程度也不同。在一项非心脏手术患者的前瞻性观察研究中，与年龄＜50岁的患者相比，围术期的卒中风险在50～69岁的患者中增加4.7%，在70岁以上的患者中显著增加23.6%。

（2）心血管疾病：高血压、近期心肌梗死、心房颤动、心力衰竭、心脏瓣膜病，是围术期卒中的危险因素，卵圆孔未闭与隐源性卒中相关，可能与围术期卒中相关。

（3）脑卒中病史：脑卒中后，择期手术建议推迟至少3个月，如果可能的话，推迟至9个月。

（4）短暂性脑缺血发作病史。

（5）肾脏疾病（急性肾衰竭，透析依赖）。

（6）糖尿病。

（7）慢性阻塞性肺疾病。

（8）女性。

（9）颈动脉狭窄。

（10）吸烟。

2.手术因素　手术类型不同，脑卒中发生率不同，腹部手术有更高的脑卒中风险。

（四）急性脑卒中的识别

在术后生命体征检查中，我们常规使用快速筛查工具，如脑卒中简易识别量表（FAAST）量表。FAAST工具通过评估是否存在言语障碍、面部和（或）手臂无力来评估疑似卒中的患者，如下所示：

1.面部（face）　不对称的微笑或面部下垂。

2.手臂（arm）　手臂或腿部麻木或无力，非手术所致。

3.麻醉（anesthesia）　残余麻醉效应。

4.言语（speech）　含糊不清的言语或难以表达或理解的言语。

5.时间（time）　立即寻求帮助。

如果出现任何面部、手臂或言语障碍，且没有残余麻醉作用，应立即进行神经科会诊。

（五）急性脑卒中围术期的处理

1.出血性卒中

（1）绝对卧床休息，保持呼吸道通常，维持电解质平衡。

（2）管理血压：脑出血早期血压升高一般为脑组织供血的代偿反应，无须应用降压药物，如血压＞200/110mmHg时，应给予降压治疗，使血压略高于发病前水平。

（3）降低颅内压：脑水肿约在48h达到高峰，积极控制脑水肿、降低颅内压是脑出血急性期治疗的重要环节，可应用甘露醇、利尿药、甘油果糖、10%人血白蛋白等。

（4）预防并发症：感染、应激性溃疡、癫痫发作、中枢性高热、下肢静脉血栓等。

（5）必要时外科治疗：脑出血病情危重颅内压过高或内科非手术治疗效果不佳时，应及时进行脑外科治疗。

2.缺血性卒中

（1）一般治疗：稳定气道、管理血压、血糖，纠正离子紊乱、平衡液体量、管理体温。有脑卒中病史患者建议强化他汀类药物降血脂治疗。

（2）溶栓治疗：所有缺血性脑卒中患者应在诊断后尽快评估可能的再灌注治疗。溶栓治疗将是许多术后患者的禁忌证或相对禁忌证。

（3）抗血小板：存在围术期卒中风险［近期缺血性卒中和（或）短暂性脑缺血发作（TIA）或现有颅内支架］的患者，在手术允许的情况下，应考虑围术期持续抗血小板治疗。需进行分层风险评价以决定是否继续应用抗血小板药，绝大数患者可继续应用，建议术前12～24h停用。

（4）抗凝：氯吡格雷停药7d后血小板功能恢复正常，当术前停药＜5d时，其严重出血风险要高于阿司匹林，较大手术等建议术前暂停药物7～10d。低分子肝素建议术前12h停用，术后12h可继续应用。

（5）脑保护治疗：包括自由基清除剂、电压门控性钙通道阻滞剂、兴奋性氨基酸受体阻滞药等。

（6）血管内治疗：对于颈动脉狭窄＞70%，而神经功能缺损与之相关者，可考虑进行内膜剥脱或支架置入术等。

（六）脑卒中围术期预后

围术期卒中后往往预后不佳，围术期卒中增加患者死亡率及使患者住院时间延长。临床应注意评估及管理术前危险因素，预防卒中发生。

第三节 合并内分泌系统疾病

一、甲状腺功能减退症

甲状腺功能减退症（简称甲减），是由于甲状腺激素合成及分泌减少，或其生理效应不足所致机体代谢降低的一种疾病。按其病因分为原发性甲减、继发性甲减及周围性甲减（即甲状腺激素抵抗综合征）三类。近年来甲状腺疾病的发生率呈上升趋势，而甲状腺功能减退症（甲减）是大多数甲状腺疾病的最终转归。临床甲减患病率为1%左右，随年龄的增长而增加，且可累及全身各个脏器。由于甲状腺功能减退女性发病居多，在妇科恶性肿瘤患者中表现更为复杂。甲状腺激素的替代治疗不仅适合各种原因所致甲减的主要治疗方法，也同样适用于妇科恶性肿瘤围术期甲减的管理。

（一）病因

1.原发性甲减　因甲状腺自身的疾病如甲状腺先天性异常、甲状腺自身免疫性疾病、缺碘、甲状腺手术或放射治疗等造成的甲减。

2.继发性甲减　由于下丘脑、垂体病变引起的甲减。甲减的病理生理特点：甲减时分泌的甲状腺素减少，物质代谢水平下降耗氧低，产生的热量少，基础代谢率降低，机体的三大代谢受影响并发生周身各系统的异常。可出现黏液性水肿，心、肺、脑、肾功能降低，肌肉骨关节病变，胃肠吸收不良、贫血等。

（二）症状

1.皮肤黏膜　面色苍白，眼睑和颊部虚肿，表情淡漠，全身皮肤干燥、增厚、粗糙多脱屑，非凹陷性水肿，毛发脱落，手脚掌呈萎黄色，体重增加，少数患者指甲厚而脆裂。

2.神经精神系统　记忆力减退，智力低下，嗜睡，反应迟钝，多虑，头晕，头痛，耳鸣，耳聋，眼球震颤，共济失调，腱反射迟钝，跟腱反射松弛期时间延长，重者可出现痴呆、木僵甚至昏睡。

3.心血管系统　心动过缓，心排血量减少，血压低，心音低钝，心脏扩大，可并发冠心病，但一般不发生心绞痛与心力衰竭，有时可伴有心包积液和胸腔积液。重症者发生黏液性水肿性心肌病。

4.消化系统　厌食、腹胀、便秘。重者可出现麻痹性肠梗阻。胆囊收缩减弱而胀大，50%的患者有胃酸缺乏，导致恶性贫血与缺铁性贫血。

5.运动系统　肌肉软弱无力、疼痛、强直，可伴有关节病变如慢性关节炎。

6.内分泌系统　女性月经过多，久病闭经，不孕。少数患者出现泌乳，继发性垂体增大。

7.其他　病情严重时，由于受寒冷、感染、手术、麻醉或镇静药应用不当等应激反应可诱发黏液性水肿昏迷或称"甲减危象"。表现为低体温（体温＜35℃），呼吸减慢，心动过缓，血压下降，四肢肌力松弛，反射减弱或消失，甚至发生昏迷休克、心肾衰竭。

（三）诊断

血清FT4和FT3下降，TSH升高。

（四）术前准备

1.做好患者的心理准备，解除心理负担，积极配合治疗，达到良好的治疗效果。

2.完善各项检查和准备。对于有病史和有症状体征的患者必须进行血清甲状腺功能的检查。

3.术前甲状腺功能的恢复。甲减患者抗创伤能力差，术前要做到充分的准备，否则易诱发甲减性昏迷。择期手术尽量待甲状腺功能减退症控制平稳后方行手术，则围术期比较安全。如患者急需短期内手术的，可尽量快开始使用左甲状腺素25～50μg/d，然后逐渐增加，或者可考虑在围术期加用激素补充治疗。具体参考方案如下：术中及术后使用氢化可的松100mg进行补充治疗。

4.改善心、肺功能，控制感染，纠正贫血。甲减患者多伴有肺间质水肿及肺换气功能下降，动脉氧分压（PaO$_2$）低。术前给予间断低流量吸氧改善肺交换，增加组织氧供给；甲减有时出现心肌无力、心室肥大、冠心病等，术前应纠正心脏功能。

（五）术后管理

1.心血管监护　包括心电监护。术后72h内连续监测心电图，心率应控制在60～90次/分。心率过快，会增加心肌的耗氧量。心率过低，应警惕甲减性昏迷。根据病情变化控制和调整甲状腺素和心血管药物的用量。同时进行血压监护。术后密切观测患者的血压变化。血压降低和脉压下降、基础代谢率降低，是甲减性昏迷的前兆。

2.体温和呼吸监测　注意体温变化体温，过高增加氧耗，高于38.5℃时，给予物理降温；体温超过39℃时，加用药物降温；体温低于35.5℃时，注意保暖，警惕甲减性昏迷发生；增加甲状腺素的用量时，注意患者的呼吸频率和潮气量变化。术后给予低流量持续吸氧，检测血气分析，维持pH 7.40，PaO$_2$13.3 kPa，PaCO$_2$25.3kPa。定期吸痰，保持呼吸道通畅。如出现呼吸浅慢，要预防甲减性昏迷的发生，增加甲状腺素用量并调整用药时间。改善呼吸，必要时给予适当的辅助呼吸。

3. 甲减性昏迷的预防　注意患者体温、脉搏、呼吸、血压以及意识的变化，预防甲减性昏迷的发生。术后给予适当的升压药物，吸氧。必要时应用抗生素预防感染，控制心力衰竭，加强保肝保肾治疗。必要时可经胃管给予甲状腺素片40～60mg，每6～8h 1次，好转后减量至每日60～120mg维持；或胃管给予左旋甲状腺素50～100g，每8h 1次。注意代谢率的变化。甲状腺素不宜过量，代谢率控制在±20%之间。

4. 维持水、电解质平衡　观察术后尿量的变化，术后2d内每2h测1次尿量，注意尿比重和pH，记录24h尿量。术后应补足血容量，保持出入量平衡，但应根据病情控制单位时间内的输入量，避免增加心脏前负荷，引起肺水肿。血钾维持在4.0～5.0 mmol，防止低血钾诱发心律失常。

5. 术后的营养　术后根据病情尽快恢复经口进食，多食一些高蛋白、高热量饮食以增加机体的抵抗力，利于手术的恢复。不能进食者可采用胃肠道营养，经胃管或空肠营养管滴注营养液、牛奶、肉汤等。患者一般不需要静脉高能营养支持，除非出现甲减性昏迷，在各项监测指标指导下，进行静脉高能营养。

（六）黏液性水肿昏迷的处理

1. 黏液性水肿昏迷　是甲状腺功能减退症未能及时诊治，病情发展的晚期阶段。其特点除有严重的甲状腺功能减退表现外，尚有低体温、昏迷，有时发生休克。本症常发生于老年女性患者，虽然发生率不高，但有较高的病死率，其危险性不亚于糖尿病昏迷。主要临床表现为嗜睡、低体温（体温＜35℃）呼吸徐缓、心动过缓、血压下降、四肢肌肉松弛、反射减弱或消失，甚至昏迷、休克、肾功能不全危及生命。

2. 黏液性水肿的处理方法　补充甲状腺激素，首选左甲状腺素静脉注射，每4小时10μg，直至患者症状改善，清醒后改口服；保温、供氧、保持呼吸道通畅；氢化可的松200～300mg/d持续静脉滴注，患者清醒后逐渐减量；补液，支持，控制感染。

二、甲状腺功能亢进症

甲状腺功能亢进症（甲亢）是指机体甲状腺腺体产生甲状腺激素过多释放入血，引起循环、神经、消化等系统兴奋性增高和代谢亢进为主要表现的临床综合征。甲亢病因包括弥漫性毒性甲状腺肿（又称Graves病）、药物致甲亢（左甲状腺素钠和碘致甲亢）、hCG相关性甲亢（妊娠呕吐性暂时性甲亢）和垂体TSH瘤。妇科恶性肿瘤患者因肿瘤本身消耗较大，代谢较快，如并存甲亢，则代谢更快，加上甲亢时肾上腺皮质激素的合成、分泌和分解代谢加快，久之患者肾上腺皮质功能减退，手术创伤的应激即可诱发危象。因此妇科恶性肿瘤患者术后更易出现甲亢危象，妇科恶性肿瘤合并甲亢的患者，如能早期诊断，将甲状腺功能控制在正常范围，是防止甲亢危象发生的根本措施。

（一）症状

甲状腺激素是促进新陈代谢，促进机体氧化还原反应，代谢亢进需要机体增加进食；胃肠活动增强，出现便次增多；虽然进食增多，但氧化反应增强，机体能量消耗增多，患者表现体重减轻；产热增多表现怕热多汗，个别患者出现低热；甲状腺激素增多可刺激交感神经兴奋，临床表现心悸、心动过速、失眠、情绪易激动甚至焦虑。

（二）诊断

甲亢最常见的病因为 Graves 病，诊断要点为血清 T3 和 T4 升高，TSH 下降，甲状腺呈弥漫性肿大，甲状腺相关性抗体 TPO-Ab，Tg-Ab 和 TR-Ab 阳性可作为 Graves 病的辅助诊断。药物性和 hCG 相关性甲亢患者的药物使用情况及妊娠状态是诊断的关键要素。垂体 TSH 瘤除了甲状腺毒症表现外，甲状腺功能检查示血清 T3、T4 和 TSH 水平均升高。

（三）术前管理

1.了解甲亢病史，全面掌握甲亢病情　术前查血 T3、T4、TSH 及甲状腺超声，了解甲状腺功能状态，明确服药情况，为合理应用抗状腺药物提供可靠的依据。

2.手术时机的选择及用药　传统甲亢手术时，常采用硫脲类抗甲状腺药物加碘剂，其预防甲亢危象的机制为：碘剂能阻滞甲状腺球蛋白的水解，抑制甲状腺素释放，未能抑制其合成，服碘 2 周达最大效应，此时，应立即手术，次全切除双侧甲状腺，去除贮满甲状腺素的滤泡，切断血 T3、T4 来源。妇科恶性肿瘤患者，若用此法进行术前准备，服碘 2 周后手术，此时由于甲状腺未切除，术后若继续用碘，可因甲状腺对碘的抑制作用而出现"脱逸现象"，停用碘剂，则在手术的应激创伤下，可诱发积聚在甲状腺滤泡内的大量甲状腺素释放，诱发甲亢危象。针对以上情况的体处理施如下。

择期手术尽量待甲亢控制平稳后再行手术，以确保围术期安全。如果患者急需短期内手术的，但甲亢的控制一般需要 2～3 周，则应尽快使用丙基硫氧嘧啶（PTU）300mg/d，口服，每天分 3 次给药；或者可考虑在围术期加用激素补充治疗。具体参考方案为：术中及术后使用氢化可的松 100mg 进行补充治疗。

（四）术后注意事项

1.避免感染　甲亢危象的诱因中以感染为多见。术中、术后应尽量避免各种感染，以防术后诱发甲亢危象。积极、尽快地去除原发疾病，是预防甲亢危象的关键所在。若术后有感染发生，应积极、尽快控制。

2.严密监护　围术期应有严密的监护，包括心电监护、注意体温、呼吸、神志及肺部情况，如患者术后出现如发热、心动过速、精神状态的改变等表现。需警惕甲亢危象的发生，及时发现和处理前期甲亢危象，同时注意术后合理的镇静及镇痛。

（五）甲状腺危象

甲状腺危象又称甲亢危象，是甲状腺毒症急性加重的一个综合征，发生原因可能与循环中的甲状腺激素水平增高有关。多发生于较重甲亢未予治疗或治疗不充分的患者。常见诱因有感染、手术、精神刺激等，临床表现为高热、大汗、心动过速、烦躁、焦虑不安、谵妄、恶心、呕吐、腹泻，严重患者可有心力衰竭、休克和昏迷等。其诊断主要靠临床表现综合判断。临床高度疑似本症及有危象前兆者应按本症处理，其病死率在20%以上。

1.甲亢危象发病机制　甲亢危象发病机制复杂，目前多数国内外学者认可的原因有以下几点。①感染、手术应激及精神因素等使短时间内大量甲状腺素释放入血，甲亢症状在原有基础上急剧加重。②甲亢患者本身有糖皮质激素代谢加速，在应激状态下肾上腺皮质为弥补糖皮质激素的消耗，代偿性分泌更多的肾上腺皮质激素，最终导致肾上腺皮质功能衰竭。

2.甲状腺危象的处理办法　①快速抑制TT3、TT4合成。因PTU兼有抑制T4向T3转化，故首选PTU，首剂600mg，口服或由胃灌入，以后给予250mg，待危象消除后改用常规剂量。②阻止TH释放：服用抗甲状腺药1h后，用复方碘口服溶液5滴，每8h 1次。视病情好转后逐渐减量，危象消除即可停用。③应用肾上腺素能阻滞药普萘洛尔：若无心功能不全，40～80mg，每68h口服1次。或2～3mg加于5%葡萄糖盐水250ml中缓慢静脉滴注。同时密切注意心率、血压变化。一旦危象解除改用常规剂量。④氢化可的松100mg静脉滴注，每天可用2～3次。危象解除后可停用或改用泼尼松小剂量口服，维持数天。⑤抗感染、监测各重要器官功能和防治各种并发症。⑥支持和对症治疗。

三、糖尿病

中国近30年来糖尿病患病率大幅增加。中国成年人糖尿病发病率为11.6%，糖尿病前期发病率为50.1%。30.1%的患者确诊糖尿病，25.8%的糖尿病患者接受了治疗，39.7%的患者血糖合理的控制。约50%的糖尿病患者一生中会接受至少1次外科手术。在所有经历妇科恶性肿瘤手术的患者中至少10%～20%合并糖尿病。患者中糖代谢异常者占30%～50%。

（一）定义

糖尿病是一种由多病因引起的以慢性高血糖为特征的代谢性疾病，是由于胰岛素分泌和（或）作用缺陷所引起。长期糖类及脂肪、蛋白质代谢紊乱引起多系统损害，导致眼、肾、神经、心脏、血管等组织器官慢性进行性病变、功能衰减及衰竭。病情严重时或应激时可发生急性严重代谢紊乱，如糖尿病酮症酸中毒、高渗高血糖综合征。

（二）糖尿病分型

1.1型糖尿病　由于B细胞破坏，常导致胰岛素绝对缺乏。

2.2型糖尿病　从以胰岛素抵抗为主伴胰岛素进行性分泌不足到胰岛素进行性分泌不足为主伴胰岛素抵抗。

3.特殊类型

（1）胰岛B细胞功能基因缺陷：青年人中的成人发病型糖尿病；线粒体基因突变糖尿病；其他。

（2）胰岛素作用基因缺陷。

（3）胰腺外分泌疾病：胰腺炎、胰腺切除、胰腺肿瘤。

（4）内分泌疾病：肢端肥大症、库欣综合征、嗜铬细胞瘤、甲亢、胰高血糖素瘤。

（5）药物或化学品所致的糖尿病：糖皮质激素、甲状腺激素、β肾上腺素能激动药、烟碱等。

（6）感染：先天性风疹、巨细胞病毒感染及其他。

（7）不常见的免疫介导性糖尿病：僵人综合征、抗胰岛素受体抗体及其他。

（8）其他与糖尿病相关的遗传综合征。

4.妊娠期糖尿病　是由于妊娠后母体糖代谢异常而首次发生的糖尿病，是妊娠期常见的合并症之一。

（三）糖尿病诊断标准

典型的糖尿病临床症状＋随机血浆葡萄糖浓度≥11.1mmol/L 或空腹血浆葡萄糖（FPG）≥7.0mmol/L 或 OGTT 2h 血浆葡萄糖≥11.1mmol/L，单独符合一条，均可作为诊断依据或标准（每种检查必须重复一次以确诊）。

（四）术前评估

围术期血糖异常以高血糖为主。参照糖尿病的诊断标准，围术期高血糖指患者住院期间任意时点的血浆葡萄糖水平＞7.8 mmol/L，若血糖持续而明显高于此水平提示患者出现围术期血糖异常的风险增高。围术期高血糖患者主要包括已知糖尿病患者、未被诊断的糖尿病患者以及发生"应激性高血糖"患者。因此，推荐对所有拟行妇科恶性肿瘤的患者术前、术后进行多点的血糖监测，以及时发现围术期血糖异常的患者。有条件的情况下，可进行糖化血红蛋白水平测定（HbA1c），并对患者血糖管理异常的危险因素进行评估。

1.血糖水平的评估　血糖的监测：术前常规监测空腹血糖，必要时监测餐后、随机血糖（当血糖≥16.7 mmol/L 时，需进一步检测血酮或尿酮、血气、血乳酸等）；HbA1c 的检测：对于既往无糖尿病病史的患者若 HbA1c≥6.5%（正常参考值在 4.0%～6.0% 时），提示患者入院前已存在高糖状态，出现围术期血糖异常的风险高。而对于既往已明确诊断糖尿病的患者，若 HbA1c≤7% 提示近 3 个月血糖控制较好，出现围术期血糖异常的风险低。

血糖管理异常危险因素的评估：对于围术期患者，其术前血糖控制不佳、糖尿病病程＞5年、既往频繁发作低血糖史、高龄（或预期寿命＜5年）、合并心脑血管疾病、肝肾功能不全、恶性肿瘤、严重感染等均是血糖异常的重要危险因素。此外，手术越大、术前需禁食的时间越长，应激越强，患者围术期出现血糖异常的风险越高。并且采用全身麻醉的患者出现血糖异常的风险要高于采用局部麻醉或硬膜外麻醉的患者。

2.围术期血糖控制目标　经上述评估后，对患者进行分层管理，设定不同的血糖控制目标，以达到个体化管理。围术期血糖管理要尽量避免低血糖和血糖大幅波动，但是也不能因采用不适当宽松的血糖管理而增加感染和高血糖危象的风险。对于合并糖尿病高血糖危象（如糖尿病酮症酸中毒、高血糖高渗性综合征）的患者应推迟择期手术。根据血糖控制水平的不同，血糖控制目标可分为严格控制、一般控制和宽松控制。其中严格控制即空腹血糖或者餐前血糖4.4～6.1mmol/L，餐后2h或不能进食时的随机血糖6.1～7.8mmol/L，一般控制即空腹血糖或餐前血糖6.1～7.8mmol/L，餐后2h或不能进食时的随机血糖7.8～10.0mmol/L；宽松控制即空腹血糖或餐前血糖7.8～10.0mmol/L，餐后2h或不能进食时的随机血糖7.8～13.9mmol/L。

（1）择期妇科恶性肿瘤手术患者血糖的控制目标：择期手术的患者因手术类型不同对血糖控制有不同目标。对于行普通妇科恶性肿瘤手术的患者，采用一般控制标准。小型手术：即手术时间 ≤ 1h，采用局部麻醉且无须禁食的手术。中、大型手术：即手术时间 > 1h、采用椎管麻醉或全身麻醉、要禁食的手术。

（2）急诊手术患者血糖的控制目标：急诊手术由于情况紧急，无论是否已确诊糖尿病，都很难在术前对血糖水平进行理想干预，但术中及术后的高血糖应予控制。对于行普通大、中、小急诊手术的患者血糖控制目标宜宽松。

（3）重症患者的控制目标：大量循证医学证据表明，围术期强化血糖控制并未降低重症患者的总死亡率和并发症发生率，反而显著增加重症患者的低血糖风险。因此对于重症患者（需要重症监护或机械通气的患者），血糖控制不宜过于严格，对于年轻、无心脑血管疾病的或肝肾功能不全的患者血糖控制目标为一般控制。除考虑手术类型外，患者的年龄、并发症、病情都应综合考虑。如对于 75 岁以上老年人、合并其他并发症（如心脑血管疾病、肝肾功能不全、精神或智力障碍）、或低血糖高危患者、需胃肠外营养患者，血糖的目标值可适当放宽松。

（五）围术期血糖控制方法

糖尿病患者建议在早晨尽早接受手术，以尽量减少禁食、禁水对血糖的影响。胰岛素是围术期控制血糖的首选治疗方案。

1. 择期手术

（1）大中型手术：非危重症患者行大中型手术时，皮下注射胰岛素是术前控制血糖的首选方法，可选基础 - 餐时胰岛素（睡前中 / 长效联合三餐前短 / 速效胰岛素）、预混胰岛素皮下注射或胰岛素泵皮下注射方案。禁食期间停止使用餐时胰岛素，但仍需继续使用基础胰岛素。

术中选择胰岛素持续静脉输注方案，手术当日清晨开始输注胰岛素 - 葡萄糖，停止皮下注射胰岛素。胰岛素持续静脉输注目前多采用双通道给药方法，即一通道给予生理盐水 + 短效胰岛素持续静脉输注，另一通道给予静脉葡萄糖（如 5% 葡萄糖液 100 ～ 125 ml/h），该方法具有安全、稳定、易于调节剂量的优点。术中应密切监测血糖，并根据血糖结果动态调整胰岛素静脉输注的速度。静脉胰岛素可能会促使 K^+ 向细胞内移动，可引起低钾血症从而导致术中心律失常，甚至心脏停搏，故应注意监测血钾水平，必要时可预防性补钾。术后在患者恢复正常饮食前仍给予胰岛素静脉输注（术后胰岛素输注时间应在 24h 以上），同时补充葡萄糖。待患者恢复正常饮食后改为胰岛素皮下注射至拆线为止，或逐渐过渡至术前治疗方案。

（2）小手术：对于血糖控制良好（HbA1c < 7.0%）的患者，行小手术且术后能正常进食时，术前可维持原治疗方案。手术当天停用口服降糖药物和早餐前速 / 短效胰岛素，可给予半剂量中效胰岛素或全剂量长效胰岛素类似物。术前使用胰岛素泵的患者术中应按基础率持续皮下输注胰岛素。术中若发生应激性高血糖，可皮下注射速效胰岛素（一般每次最大剂量不超过 6U）。术后待患者恢复正常饮食后，如无禁忌，可恢复原有降糖方案。若患者血糖控制差（血糖持续 > 10 mmol/L），或存在急、慢性并发症，即使行小手术，也按大手术处理，改用胰岛素治疗。

（3）危重症患者：持续静脉输注胰岛素治疗是危重症患者血糖达标的最有效方式和首选方法。因此危重症患者在围术期出现高血糖，无论手术大小，均推荐采用持续静脉输注胰岛素，并根据患者的血糖波动情况随时调整胰岛素剂量。术后待危重症患者病情稳定，开始正常饮食时，可将持续静脉输注胰岛素转为皮下注射胰岛素。

（4）急诊手术：急诊手术的患者，应检测血糖和酮体。若患者合并有酮症酸中毒或高渗性昏迷等糖尿病急性并发症，应首先纠正水、电解质等代谢紊乱，待血糖得到一定控制后方可手术。急诊患者手术术中及术后的治疗原则基本上与前述行大手术者相同，但观察应更加密切。

2.胰岛素的使用方法　胰岛素治疗是控制围术期高血糖的首选治疗方法，胰岛素的给药途径主要包括皮下注射和静脉输注，其中皮下注射包括胰岛素多次皮下注射（MDI）和胰岛素泵持续皮下注射（CSII）。

（1）胰岛素多次皮下注射

①注射方案的选择：围术期高血糖患者推荐多次皮下注射胰岛素方案，常采用餐时＋基础胰岛素（"三短一长"胰岛素疗法）、预混胰岛素皮下注射模式。其中餐时＋基础胰岛素方案能更好地控制血糖，有助于缩短手术前的准备时间和住院时间。

②胰岛素的选择：基础胰岛素包括中效人胰岛素（精蛋白锌胰岛素）和长效胰岛素类似物（地特、甘精胰岛素、德谷胰岛素）。餐时胰岛素包括短效人胰岛素和速效胰岛素（如门冬胰岛素、赖脯胰岛素）。目前三短一长方案多采用速效胰岛素联合长效胰岛素。

③皮下注射时间：短效人胰岛素由于起效较慢，因此必须在进餐前约30min皮下注射，以使胰岛素的峰值与餐后血糖高峰相吻合。速效胰岛素可以在进餐前即刻甚至餐后立即注射。长效胰岛素每日注射1次，一般睡前皮下注射。

④起始剂量的确定：不能正常进食者，可仅给予基础胰岛素。正常饮食的患者，应给予基础＋餐时胰岛素。胰岛素的剂量可参照患者院外胰岛素的剂量，如果患者院外没有使用胰岛素，可根据0.4～0.5 U/（kg·d）估算起始胰岛素总量，其中50%为基础胰岛素，50%为餐时胰岛素。对于不能进食的患者或进食主食量不足25g时，仅给予基础胰岛素。

（2）胰岛素泵持续皮下注射：胰岛素泵给入胰岛素在体内的药动学特征更接近生理性胰岛素分泌模式。胰岛素泵治疗患者的血糖控制时间短，可缩短糖尿病患者的围术期时间，促进伤口恢复。

①胰岛素的选择：在胰岛素泵中只能使用短效人胰岛素或速效胰岛素。速效胰岛素堵管的风险更低，更适合于胰岛素泵的治疗。

②初始剂量的确定：已接受胰岛素治疗的患者可根据胰岛素泵治疗前的胰岛素用量计算。一日总量（U）＝用泵前胰岛素用量（U）×（70%～100%）。未接受过胰岛素治疗的患者胰岛素的初始剂量可按0.4～0.5 U/（kg·d）计算。其中每日基础输注量和三餐前胰岛素剂量各占全天胰岛素用量的50%。具体剂量可根据患者血糖控制情况而定。

（3）胰岛素静脉输注：胰岛素静脉使用起效快，而且方便滴定剂量，有利于降低血糖波动性。目前临床多采用微量泵持续静脉输注胰岛素。

①胰岛素的选择：静脉胰岛素可选短效胰岛素和速效胰岛素。首选短效人胰岛素，更方便配制。

②微量泵胰岛素的配制：短效胰岛素50 U＋49.5ml生理盐水，浓度为1U/ml。

③普通静脉输液器胰岛素的配制：可短效胰岛素25U＋250ml生理盐水，浓度为0.1U/ml。

④初始滴速的确定：若患者既往应用胰岛素＜24U/d，起始泵速0.5 ～ 1 U/h，若患者既往应用胰岛素＞24U/d，起始泵速 1 ～ 2U/h，期间根据监测血糖的情况调整胰岛素的输注速度。

（4）如何从静脉胰岛素转皮下胰岛素：术后由持续静脉输注转换为皮下间断注射胰岛素时，根据最近稳定的胰岛素输注速度和当时进食情况确定皮下胰岛素剂量。如最近6 ～ 8h的胰岛素平均输注速率×24h＝全天总量，其中80%作为初始总剂量，各1/2分别用于基础和餐前胰岛素量（具体剂量应根据患者个体的饮食情况进行调整）。中、长效胰岛素需在停止胰岛素静脉输注前2h左右皮下注射，短效或预混胰岛素则需在停止胰岛素静脉输注前30min皮下注射。静脉胰岛素转皮下胰岛素最好在进餐时间，如早餐或中餐。

（六）围术期血糖的监测

1.血糖监测方法　对于一般情况良好的患者，推荐监测指尖血糖（毛细血管血糖），而对于危重病、使用血管加压药或低血压的患者，必要时可考虑采用动脉/静脉血气监测血糖。

2.监测频率

（1）静脉使用胰岛素的血糖监测频率：每1h测定1次血糖，对于血糖＜6.0mmol/L或血糖急剧下降者应增加监测频次。如血糖≤3.9mmol/L，推荐每10 ～ 15min监测1次血糖直至血糖＞4.0mmol/L。

（2）皮下使用胰岛素的血糖监测频率：正常饮食的患者，每天监测 7 时血糖（空腹血糖、早餐后2h、午餐前及餐后2h、晚餐前及餐后 2h 和睡前血糖）。禁食患者可每4 ～ 6 h 监测1次血糖。

（七）急症处理

1.低血糖的处理　对于非糖尿病患者，低血糖的诊断标准为血糖＜2.8 mmol/L，而糖尿病患者只要血糖水平≤3.9 mmol/L 就属低血糖范畴。中度低血糖（2.3 ～ 3.9 mmol/L），特别是严重低血糖（＜2.2 mmol/L）的发生可大大增加围术期患者的死亡率。

低血糖的临床表现：可表现为心悸、发抖、紧张、心慌、易怒、焦虑等交感神经兴奋的症状，也可表现为神志改变、眩晕、反应迟钝、认知障碍、昏迷等中枢神经症状。不同患者在发生低血糖时的感觉不同，因此在患者感觉有任何不适时，建议立即监测血糖，避免低血糖的发生。对于不能口服且静脉输注胰岛素的患者，当患者血糖在＜6.0 mmol/L 时，应重新评估，调整滴速。当血糖≤3.9 mmol/L，应停止胰岛素的静脉输注，同时给予75 ～ 100 ml 20%的葡萄糖静脉滴注10 ～ 15 min 后监测血糖直至血糖≥4.0 mmol/L。血糖＞4.0 mmol/L后应重新开始胰岛素的静脉输注，并给予10%葡萄糖100 ml/h（胰岛素静脉输注的停用一般不超过20 min，因静脉使用的胰岛素半衰期很短，为7 ～ 8 min，尽早重启胰岛素的使用可降低酮症发生的风险）。对于可进食的意识清醒患者，当血糖≤3.9 mmol/L，立即口服15～20 g糖类食品，每15 min 监测血糖1次直至血糖升至4 mmol/L。若口服糖类食品3次后血糖仍≤3.9 mmol/L，可给予10% 葡萄糖150～200 ml。待血糖＞4.0 mmol/L 时，但距离下一次就餐时间在1h以上，可给予含淀粉或蛋白质食物。对于存在意识障碍的患者，静脉推注50%葡萄糖20～40ml或肌内注射胰高血糖素0.5～1.0mg，每15min监测1次血糖直至血糖升至4.0mmol/L。待患者血糖＞4.0mmol/L且意识清醒时，可给予10%葡萄糖100ml/h或口服含淀粉或蛋白质食物。对于发生低血糖的患者，血糖应至少监测24～48h。

2.酮症酸中毒的处理　应在积极补液，有效改善组织灌注的同时，给予小剂量短效胰岛素静脉滴注。开始0.1U/（kg·h），每小时监测血糖，之后根据血糖下降速度调整胰岛素剂量，血糖下降速度一般控制在每小时降低3.9～6.1mmol/L为宜。如在第1个小时内血糖下降不明显，且脱水已基本纠正，胰岛素剂量可加倍。待血糖降至13.9mmol/L以下，胰岛素剂量减至0.05～0.1U/（kg·h），使血糖控制在8.0～13.9 mmol/L。

（运志媛　张　鑫　隋海静　刘婷婷　杜洪伟　孙立春）

第12章

老年高龄女性患者快速康复外科策略下的围术期管理

随着社会的发展，人均寿命不断的提高，我国与世界其他一些国家一样面临人口老龄化的问题。据统计，2013年底我国老年人口已达到2.02亿人，老龄化水平达到14.8%，到2020年将达到2.48亿人。65岁以上的老年人中，50%以上在去世前至少经历过一次手术治疗，年龄并不是手术和麻醉的禁忌证，但是由于自身并存的疾病，衰老过程发生器官生理构造功能改变的影响，老年患者（elderly patient）围术期的并发症及死亡率显著地高于青壮年。如何降低老年患者的手术麻醉并发症及死亡率，保证患者的安全成为日常麻醉中的一大挑战。妇科恶性肿瘤患者以老年居多，常并存心血管系统、呼吸系统和内分泌系统等重要器官系统性疾病，亦可伴有因长时间慢性失血而继发的贫血、低蛋白血症和电解质紊乱等病理状态。妇科恶性肿瘤根治术手术范围广、手术时间长、出渗血多、创伤大，对生理干扰大，故针对此类患者应加强围术期管理，以提高其生存率，包括术前全面评估，积极纠正病理状态，完善术中管理，积极预防和处理术后并发症等。

第一节 老年人生理及药理特点

WHO的划分标准规定49～59岁为中年，60～74岁为较老年，75～89岁为老年，90岁以上为长寿老年，较能反映老年的生理变化。目前大多国家以65岁为老年人的年龄界限，实际上65岁左右生理变化及对药理的影响多在正常范围。70岁以上的生理改变才较显著，对麻醉的影响也大。一般来说，人体各项生理功能于30岁左右到达顶峰，此后开始逐渐衰退或"老化"。但不同的人与人之间，甚或同一个人的各系统器官之间"老化"的过程往往各不相同。到目前为止，还没有测定"老化"程度的客观指标。

从麻醉角度看，同样年龄的年轻人，其生理功能情况和对麻醉手术的耐受力往往比较相近；而相同年龄的老年人之间，则常有很大的差异，因而更需强调麻醉处理的个别化。麻醉医师在对老年患者进行评估时，除参照其实际年龄外，应根据其病史、化验和特殊检查、体格检查等对其全身情况、脏器功能做出评估。要理解对耐受麻醉来说重要的是其体内各器官的代偿功能如何，亦即"生理年龄"较之实际年龄更为重要。

一、生理特点

衰老是自然界的一种普遍的、进行性的生理学过程，其特征为机体终末器官的储备降低和功能减退，伴有不断加重的内稳态平衡紊乱及病理过程的发生。几乎所有衰老发生的器官系统改变都与围术期管理密切相关，但是呼吸系统、循环系统、内分泌系统和中枢神经系统尤为重要。

（一）身体成分及基础代谢率

年龄相关的机体组成改变主要包括肌肉减少、脂肪增多和体内含水量减少。女性改变比男性大。老年人易发生不同程度的骨质疏松症，骨折发生率增加。解剖上的改变如骨质增生、韧带钙化，致脊柱畸形或关节僵直挛缩，椎间孔与椎管狭窄等，给实施椎管内麻醉造成一定困难，口腔牙齿脱落可能对气管插管造成困难。

由于甲状腺功能减退和交感系统活性下降，老年人基础代谢率较低，体温调节能力也降低，麻醉期间要采取保温措施，如尽量减少裸露的体表面积，适当提高室温，吸入温湿气体等，必要时对输血补液和冲洗体腔的生理盐水事先加温，同时对胸腹部较大手术应监测体温。另一方面，在温热的环境下其外周血管扩张反应也减弱。

（二）呼吸系统

高龄通常引起呼吸系统功能明显的改变，表现为残气量和功能残气量增加，从30～90岁，残气量增加几乎100%，功能残气量增加50%，最大通气量减少，到60岁时仅为青壮年的50%；而呼吸功能储备减少，肺活量减少，气体交换受限。任何增加呼吸肌负担或降低其能量供应的因素均可使老年人受到呼吸衰竭的威胁。老年患者术后肺部并发症增加的原因包括：年龄＞64岁、慢性阻塞性肺疾病、睡眠呼吸暂停综合征、营养不良、上腹部或胸部手术。

（三）循环系统

与其他年龄组相比，老年人更易患心血管疾病，必须区分老年人正常的生理改变与疾病常见的病理生理改变。老年性心血管系统改变包括血管和心脏顺应性及自主反应能力下降。迷走神经张力升高及肾上腺素能受体敏感性下降导致心率减慢，心脏传导系统的纤维化和窦房结功能下降增加心律失常的风险。老年人心室顺应性下降，充盈压升高，易引发心室舒张障碍，心脏储备减少在麻醉期间极易出现血压的剧烈波动。

随着年龄增长，老年人血浆生化成分发生一系列变化，主要表现为纤维蛋白和纤维蛋白原的含量增加、高脂血症、凝血因子浓度增高而且易于激活，同时血液抗凝能力减弱，因而血液黏滞性增加、呈高凝状态，有血栓形成倾向。另一方面，血浆蛋白和血脂成分的异常还造成红细胞变形能力低下，容易堵塞微循环。因此，老年患者围术期发生心脑血管意外的可能性增加。

老年人的心血管功能除受衰老进程的影响外，还常受到各种疾病的损害，如高血压、冠心病和脑血管硬化等。在评估其心血管功能状态时应特别重视其储备功能，在围术期要特别注意对心功能的支持、维护和及时处理。

（四）内分泌系统

老年人糖耐量减低，易并发糖尿病，肾素－血管紧张素－醛固酮系统活性降低，这种变化使老年人易出现高钾血症，围术期静脉应用钾盐时应注意密切监测血钾水平，老年人尤其是女性甲状腺功能减退发生率较高。合并肾上腺功能减退的老年患者机体免疫和应急能力减弱，围术期易出现血压降低、心动过缓和心动无力。

（五）神经系统

脑萎缩是老年人常见而又最明显的解剖改变，已经被证实与认知功能下降程度相关。自主神经的兴奋性下降，对循环系统的调节减弱，保护性喉反射亦明显的迟钝。这些改变使老年人对手术和麻醉应激的适应能力下降，对麻醉药的敏感性升高。

尽管对年龄与智能之间的关系还存在争论，但普遍公认，老年人对全身麻醉药镇痛药、镇静催眠药的需要量减少，各种吸入全麻药的MAC随增龄而降低。这一方面是由于老年人的药动学改变（见后文），但也难以否认存在着药效学改变的因素，即上述中枢神经系统的老年性改变，增加了它对中枢抑制药物的敏感性。

老年人周围神经纤维也有退化和萎缩。老年人的自主神经系统的退行性改变过程与中枢神经系统和外周神经系统类似，老年人不易维持血流动力学稳定，代偿能力差在迅速改变体位或血容量不足时往往出现收缩压明显下降。在麻醉状态下，使用能降低血浆儿茶酚胺水平或能阻滞肾上腺素能受体的麻醉药物或麻醉方法，以及麻醉后摆体位时体位的迅速改变，都可能导致低血压。

（六）消化系统和肝脏

胃肠道的改变包括胃肠道血流量降低，胃黏膜发生萎缩，基础胃酸和最大胃酸排泌量减少，胃排空时间延长，肠蠕动减弱。老年人肝功能减退主要表现为肝脏合成蛋白质的能力下降，血浆蛋白减少，白蛋白与球蛋白的比值降低老年人脂肪肝和肝硬化的发生率较高，血浆胆碱酯酶活性常常明显降低，加上肝血流量减少和血浆白蛋白含量低，对于经肝脏代谢的药物可能出现药效增强或作用时间延长。

（七）肾脏

老年人的肾脏发生萎缩，重量减轻，肾单位数量呈进行性下降，肾浓缩功能降低保留水的能力下降。遇有对水摄入的限制或因口渴感缺乏而摄入不足可出现高钠血症；另一方面，应激反应所致ADH过度分泌或某些药物影响水的排出，也使老年人有发生水中毒的危险。老年人肾功能的改变对血浆电解质的影响是使肾脏对电解质的调节能力降低。

肾脏老龄化的改变，对麻醉影响主要为两方面：一是影响水、电解质平衡的维持，使水、电解质平衡的维持更为困难；二是老年性肾功能不全或处于临界状态，使经肾排泄的药物半衰期延长。老年人的肾功能改变对麻醉管理有两点提示：①老年人维持水、电解质、酸碱平衡的能力差，要进行适当的监测，补充水电解质时计算要精确；②经肾排泄的药物消除减慢、药物作用时间延长，要注意调整剂量，避免使用有肾毒性的药物。

（八）凝血与抗凝系统

随着年龄增长，老年患者围术期发生心脑血管意外的可能性增加。

1.年龄是最大的易发血栓危险因素。老年人静脉血栓形成的可能性比儿童高千倍。可能的原因包括老年人活动减少、肌张力减低、慢性病增多、静脉受损及凝血因子活性增高。

2.老年人在不同程度上都存在凝血功能亢进，主要原因如下。

（1）血管内皮损伤：随着年龄的增长，血管壁老化现象日趋严重，动脉表现为粥样硬化与内膜凹凸不平；静脉表现为血管内膜粗糙与静脉瓣萎缩。

（2）血小板改变：老年人血小板数量与一般成人并无显著差异，但血小板质量发生了明显变化。老年人血小板对肾上腺素的亲和力并未增强，而结合容量大大增加，这主要是老年人血小板肾上腺素能受体数量改变所致。

（3）血浆纤维蛋白原含量随着年龄增长而升高，这可能是老年人血管内皮损伤存在慢性隐性血管内凝血，从而导致纤维蛋白原代偿性增多所致。

3.老年人抗凝系统机制减弱：一般在40岁以后，随着年龄增长抗凝血酶降低。血管内皮受损不仅可使抗凝血酶合成与分泌减少，且可通过慢性隐性弥散性血管内凝血使抗凝血酶消耗过多。凝血抗凝系统不平衡是诱发老年性血栓的重要原因之一。

4.血液流变性改变：老年人全血黏度和血浆黏度均较青年人为高，这可能与老年人血浆纤维蛋白原含量增高和血浆脂质的老年性改变有关。血浆蛋白和血脂成分的异常还造成红细胞变形能力低下，容易堵塞微循环。

5.严重的肝脏疾病和长期慢性疾病状态也可导致凝血因子合成减少，引起获得性凝血功能障碍。

二、药理特点

高龄的病理生理改变常导致麻醉用药的药动学和药效学的变化。前者使药物进入机体作用部位的浓度发生变化；后者使药物对机体及其感应组织产生效应的剂量显著下降，较为重要的是药动学方面的改变。

药动学的研究对象包括药物的吸收、分布、代谢和排泄。老年人胃肠的吸收功能与年轻人相比变化甚小，因此年龄因素对口服吸收影响很小，因此老年人在药动学方面的改变主要是药物在体内的分布容积和消除速率的改变，而这两者又主要取决于机体的构成成分和肝、肾功能情况。

药物的分布和排泄随增龄而显著改变，老年人药物的排泄半衰期明显延长。药物的消除半衰期 $t_{1/2} = （0.693 \times Va）/Cl$。影响药物半衰期的主要因素是分布容积（V）和清除率（Cl）老年人脂肪组织相对增加，脂溶性高的药物麻醉如硫喷妥钠、芬太尼和苯二氮䓬类等在老年人体内分布容积（V）增大，从而延长半衰期和苏醒时间。老年人体液总量减少水溶性药物如右旋筒箭毒碱库溴铵等非除极肌松药的分布容积（V）有所减少。老年人肝、肾功能降低，药物的代谢和排泄减慢，药物的清除率下降，作用时间延长。

老年人血浆蛋白质与药物的结合率减低，使静脉麻醉药及麻醉性镇痛药的非结合（游离）分子增加1倍以上，导致大脑中药物浓度与血浆浓度更为接近，即显著增加药效，延长消除半衰期。老年人的药动学特点可归纳如下：①老年人脂溶性药物分布容积大，药物作用时间延长；②老年人血浆蛋白降低，静脉麻醉药和麻醉性镇痛药非结合分子增加1倍以上，使血浆内游离型药物浓度增加；③肝酶水平降低，肝血流量减少，可影响药物代谢速度；④肾脏的排泄功能减退，可使药物作用时间延长。效应器官对药物的敏感性也可能随增龄而改变，这可能与受体数量减少和性能改变有关。一般而言，老年人对兴奋性药物的反应性较差，而对抑制性药物相对比较敏感。老年人药效学的变化主要由于神经系统的改变引起，神经系统的退行性改变使中枢神经系统对全身麻醉药物的敏感性增高，药效增强，还可能与老年人细胞和组织的相对低功能状态有关。同时，老年人的身体情况差异很大，使其药动学和药效学方面也有很多差异，故需特别注意观察，以防不良反应。现列举一些常用的麻醉药。

（一）吸入麻醉药

老年人功能残气量增加，使吸入麻醉加深较慢，苏醒过程也延长吸入麻醉药最低肺泡有效浓度（minimum alveolar concentration，MAC）随年龄增长逐渐降低，40 岁以后约每 10 年减低 4%，使作用于中枢神经系统的麻醉抑制效应增强如氟烷恩氟烷及异氟烷MAC 在年轻人分别为 0.84%、1.68% 及 1.15%，而老年人分别降至 0.6%、1.2% 及 0.8%。

（二）静脉麻醉药及阿片类药

老年人对静脉麻醉药苯二氮䓬类、麻醉性镇痛药的敏感性均增加。硫喷妥钠使意识消失的半数有效剂量为 2.8mg/kg，而老年人降至 1.8mgkg，使催眠剂量减少近30%，抑制 EEG 的剂量也随年龄增长而下降。高龄对依托咪酯及地西泮的药效也显著增强同时消除半衰期延长，如硫喷妥钠、依托咪酯及咪达唑仑的消除半衰期分别延长至 13 ～ 15h、7 ～ 8h 及 4.1h。在 80 岁时地西泮的半衰期可延长至 90h 之久，较年轻人增加近 4 倍。增龄对丙泊酚用量的影响与硫喷妥钠相似，一般成人诱导用量为2.25 ～ 2.50mg/kg，而 60 岁以上老年人则仅需 1.50 ～ 1.75mg/kg。老年人对丙泊酚的清除率也降低，故维持用量宜减少。

在阿片类药物中，舒芬太尼、阿芬太尼、芬太尼在老年人中的效力接近成人的 2倍，这是由于随着年龄增长，大脑对其敏感性增加而非药动学改变所致，而瑞芬太尼的药效学和药代学均随年龄的增长而改变，表现为只需成人的半量就达到其临床效果，只需 1/3 输注速率即可维持血浆有效浓度。吗啡不但存在药效学和药代学的年龄性相关改变，同时其代谢产物吗啡 -6- 葡萄糖醛酸依靠肾脏清除，因此同样剂量的吗啡在老年患者的镇痛作用更强持续时间更长。老年人较慢的循环使静脉麻醉药和肌松药到达靶器官的速度减慢，麻醉者常误认为初量不足而重复给药，导致药物过量引起呼吸循环的严重抑制。血管功能的减退使较小剂量的静脉麻醉药即可引起血压明显下降。由于交感神经张力下降，氯胺酮的交感兴奋活性减弱，其心肌抑制作用可能表现出来。呼吸中枢的改变使老年人对静脉麻醉药引起的呼吸抑制更加敏感。

（三）局部麻醉药

一般都认为老年人局部麻醉药用量宜适当减少，可能是由于细胞膜通透性的改变、脱水、局部血流减少和结缔组织疏松使药物易于扩散所致。老年人硬膜外阻滞时因药液不易向椎间孔外泄而易于在椎管内扩散，故硬膜外局部麻醉药液需要量减少。

（四）肌肉松弛药

高龄对肌松药的影响主要决定于各自的药动学和药效学，如果药物依靠肝、肾代谢，则其作用时间延长。如维库溴铵、泮库溴铵、罗库溴铵在老年人群中显示出药动学和药效学的改变，血浆清除率降低，维持时间延长，然而主要依赖肾脏清除的长效肌松药杜时库铵和哌库溴铵，用于老年人其药动学和药效学并无明显不同，对于不经肝、肾代谢的药物，其药动学和药效学应当不受年龄影响。如阿曲库铵、顺式阿曲库铵为霍夫曼（Hofmann）消除肌松作用时间不受增龄的影响。高龄患者需用肌松药拮抗药时不应减少剂量，但要同时防治肌松药拮抗药相应的副作用。原有心血管疾病的老年患者，预先注射阿托品拮抗新斯的明的胆碱能效应时易产生心律失常，应改用长效抗胆碱能药如格隆溴铵。

总之，老年人的药理学改变表现为老年人对麻醉药物的反应性增强、作用时间延长。对老年人用药应该减小剂量，减慢给药速度，加强监测密切观察患者用药后反应，尽量避免药物过量引起的意外。

第二节　老年患者的麻醉特点

麻醉前必须对病情及并存病给予足够的评估及治疗，麻醉中给予充分的监测及妥善的处理，术后积极防治可能发生的并发症，是老年患者麻醉及手术安全的重要保证。

一、麻醉前准备及评估

麻醉前详尽而正确地评估病情并做好充分的准备，是老年人麻醉成败的关键。

（一）老年人麻醉手术的风险因素

老年人围术期并发症发生率和病死率高于青壮年，麻醉手术风险的因素需要考虑生理年龄，而非单纯时间年龄。老年人风险增大的原因，要在于年龄相关性疾病，其次才是增龄引起的功能减退。与围术期风险关系最大的是缺血性心脏病、心绞痛、心力衰竭、肾功能不全糖尿病和痴呆。ASA分级及患者年龄可以初步预测围术期死亡率。年龄大于80岁的老年患者接受大中型非心脏手术时，年龄每增长1岁，围术期死亡率增加5%。老年人颅内、胸内和腹腔内手术比四肢和体表手术风险大；急症手术的风险比择期手术大。

（二）老年人麻醉前病情评估和准备

麻醉前病情评估的目的在于全面了解患者的身体情况，包括将行手术治疗的疾病和其他并存疾病，各系统的功能状态，精神状态和营养状态及目前应用或还在起作用的药物等对围术期可能产生的影响，以制订并尽快执行麻醉前的各项准备措施，以期充分治疗并存疾病，改善各系统功能，力求使患者的身体状况能在预定麻醉和手术时达到其所能达到的最佳水平，从而预防麻醉和手术的并发症，缩小风险，提高成功率和安全性。

老年患者术前评估的关键是判断器官系统功能储备情况和鉴别器官系统并存的疾病情况。除一般检查外，还应重点评估老年人重要脏器的功能状态及其代偿情况，必要时应借助特殊检查作出评估。老年人最常见和对患者术中安全威胁最大的情况是心血管系统、呼吸系统及内分泌系统疾病。术前评估和准备应着重于几个方面。

1.心血管系统的评估和准备　老年患者具有较高的围术期心肌梗死及心源性死亡的发生率。外科、麻醉科及心内科医师均有责任对患者能否耐受手术做出术前的评估及判断。美国心脏病学会/美国心脏协会（ACC/AHA）出版了非心脏外科手术围术期心血管评估指南，目的在于识别围术期是否存在心脏病，确定疾病的严重性和稳定性。除进行患者左心室功能测定、心电监护、药物或运动负荷试验等检查外，必要时可行心血管造影等检查。

心血管系统疾病是老年人中最常见的合并症。行非心脏手术的老年患者充血性心力衰竭失代偿、严重心律失常严重瓣膜疾病及急性心肌梗死对围术期威胁最大，除非是对生命构成威胁的急症手术，否则通常应取消或延期手术，使病情得到良好的控制或缓解。冠心病是老年人麻醉中最常见的并存疾病。术中心肌缺血与心率过快、血压波动及冠状血管痉挛有关。冠心病的麻醉前诊疗，宜在循环科医师主持下进行。药物治疗主要应用β受体阻滞药、硝酸盐和钙通道阻滞药冠心病患者麻醉前用药应消除疼痛和焦虑，以免心率增快和血压升高。必要时给予吸氧、硝酸甘油含服。原来应用的降压药抗心律失常药和抗心绞痛药均不宜突然停用。高血压是老年患者最常见的并存疾病，对高血压患者最重要的是评估平时血压及其控制的程度，了解靶器官功能受损的程度，近期血压控制是否平稳。必要时型24h动态血压监测，确保围术期血压平稳是提高手术安全、降低并发症的发生率和死亡率最重要的措施。高血压患者围术期易出现血压波动，抗高血压药物应持续应用到麻醉前，术前停用降压药物是有害无益的。

老年人多有心动过缓，如术前心率经常低于60次/分，应做阿托品试验了解窦房结功能，对阿托品无反应者，注意病窦综合征的可能性，术前应考虑安置心脏临时起搏器。对心律失常的患者可进行动态心电图检查，明确心律失常发生的频率及与心率的关系、发作的规律、心律失常发作时对血流动力学的影响，尤其要警惕频发室性期前收缩、多源性室性期前收缩及伴有血流动力学明显影响的其他心律失常。

2.呼吸系统的评估和准备　麻醉前评估应查找危险因素，如吸烟肥胖、原有呼吸疾病等，75岁以上老年人麻醉前应常规进行胸部X线检查。有下列情况者宜行肺功能和动脉血气测定：①大量吸烟史；②咳嗽或呼吸困难；③70岁以上；④有肺部疾病；⑤有术后并发症史；⑥肥胖；⑦胸或腹腔内手术；⑧严重神经肌肉或胸壁疾病。

老年人肺顺应性下降，用力肺活量减少，咳嗽无力，术后易并发排痰困难和肺感染。对存在呼吸系统疾病的老年人，术前准备的目的在于改善呼吸功能，提高心、肺代偿功能，提高患者对麻醉和手术的耐受力。准备的重点是控制呼吸道感染，术前戒烟并进行适当的呼吸功能锻炼。

3.中枢神经系统的评估和准备　老年人神经系统呈退行性病变，并常合并不同程度的脑血管疾病，尤其多见于高血压、糖尿病患者，对这类患者术前应对其心血管系统、神经系统和肾功能进行全面评估和适当的治疗。

阿尔茨海默病是老年人群的常见疾病，术前评估正确认识到患者存在认知功能障碍非常重要，这与术后苏醒和术后并发症的发生直接相关。阿尔茨海默病是术后谵妄的一个重要预测因素，就术前评估的目的来说，使用简易心理状态检查量表可快速筛查患者的认知水平。另外，与家属交谈也能够获取老年患者基本功能和日常生活活动的相关信息，有助于充分了解病情并采取相关预防和治疗措施，从而提高患者术后生存率。

帕金森病患者症状严重者可发生咽部功能失调、限制性通气障碍和阵发性膈肌痉挛。合并自主神经功能障碍者可导致呼吸道分泌物增多、直立性低血压等。通常抗震颤麻痹的药物应持续到术前，常用药物左旋多巴的半衰期短，其治疗效果可能被计划的手术减弱；单胺氧化酶抑制剂与阿片类麻醉药物有显著的药效冲突，应用阿片类药物后可加重肌肉强直；吩噻嗪、丁酰苯类和甲氧氯普胺均会加重帕金森患者的症状，应注意避免使用。

4.糖尿病患者的评估和准备　所有老年人糖耐量均降低，应引起重视。糖尿病是老年人常见的内分泌系统疾病，部分老年人合并隐匿性糖尿病。糖尿病患者往往伴有脑动脉，冠状动脉和周围动脉的硬化，中枢或周围神经及视网膜病变等并发症，白细胞功能受损而易受感染，还可并发慢性肾功能损害。术前应积极控制血糖，但不宜使血糖过低，可使血糖保持在稍高于正常水平，以免术中发生低血糖休克。这类患者应尽可能安排在上午手术，空腹不要超过8h。单纯饮食控制的糖尿病患者施行小手术可不必采取特别措施来控制血糖。口服降糖药者，宜在前1d晚上服后停药，围术期改用胰岛素。术中应连续监测血糖水平，过低时应及时补充葡萄糖，并按比例同时给予胰岛素［1U：2～4g葡萄糖（每2～4g葡萄糖需要给予1U胰岛素静脉注射来中和）］，当血糖超过14mmol/L时，可静脉注射胰岛素5～10U。

5.抗凝治疗与围术期应对策略　老年人常因合并静脉血栓栓塞症、机械性瓣膜置换术后、心房颤动、血管疾病、急性冠状动脉综合征或冠脉支架置入术后，需要长期服用抗凝药物或抗血小板药物。抗凝治疗可能增加围术期出血的发生率，但中断治疗可能会增加血栓形成的概率，而术后过早恢复抗凝治疗又会增加术后出血的风险。对服用抗凝药物治疗的患者根据可能增加的手术出血、手术的种类及血栓栓塞的后果决定实施围术期应对保守策略还是积极策略。保守策略是指术期停用华法林3～5d，术后尽快恢复华法林治疗。积极策略是指停用华法林期间，使用肝素替代治疗。当凝血酶原时间所对应的国际标准化比值（INR）≤1.5时，大多数外科手术可安全实施对于INR在2～3的患者，口服维生素K 1～2mg可在24h内纠正凝血状态。

对于择期手术患者，是否停用阿司匹林还存在争议。目前认为：如果在推荐剂量范围，单独使用阿司匹林或氯吡格雷，非心脏手术可以不停药；如果患者将要接受心脏手术尤其可能需要体外循环，且冠心病病情稳定，可以考虑停用阿司匹林7d，但在术后48h内尽快恢复抗血小板治疗；若患者接受的是不停跳冠状动脉旁路移植术后应立即恢复抗血小板治疗。由于缺乏特效的抗血小板药物拮抗剂，在急需恢复血小板功能的情况下，输注血小板可能是唯一的选择。

6.骨关节病变　老年人中退行性骨关节病变极为普遍，类风湿关节炎也不少见。颈椎病妨碍颈部活动，颌关节和环状杓状关节病变妨碍张口和声门暴露，会给气管插管带来困难。关节病常用治疗药物，如消炎镇痛药和肾上腺皮质激素，前者可影响凝血功能，后者可影响抗感染能力和创伤愈合，并有诱发肾上腺皮质危象的可能。

术前还应注意患者的营养状况，贫血者应输血使血红蛋白达100g/L以上；血浆蛋白低者补给血浆或白蛋白。老年人常因进食不足易致脱水和电解质紊乱，应根据脱水程度补充。低血钾在临床上经常遇到，应特别注意并予以纠正。

二、术中麻醉管理

（一）麻醉前准备

1.术前禁食、水　《妇科手术加速康复的中国专家共识》提出对于无胃肠功能紊乱（如胃排空障碍消化道梗阻、胃食管反流或胃肠道手术史等）的非糖尿病患者，推荐麻醉诱导前 6 h 禁食乳制品及淀粉类固体食物（油炸、脂肪及肉类食物需禁食 8 h 以上），术前 2 h 禁食清流质食物。术前 2 h 摄入适量清饮料（推荐 12.5% 糖类饮料，饮用量应 < 5 ml/kg，或总量 ≤ 300 ml，可选择复合糖类，如含麦芽糖糊精的糖类饮料，可促进胃排空），有助于缓解术前口渴、紧张及焦虑情绪，减轻围术期胰岛素抵抗，减少术后恶心与呕吐及其他并发症的发生。

2.麻醉准备与监护

（1）除常规准备麻醉药品外，还应准备好准备抢救药品，如麻黄碱、阿托品、肾上腺素等药物；检查麻醉机及监护仪是否正常；检查氧气、麻醉气体是否完备。

（2）完善监测，包括心电图、无创血压、脉搏氧饱和度、呼气末二氧化碳分压、体温监测等；建立外周静脉通路；准备有创动、静脉监测装置，必要时连续监测动脉压及中心静脉压，有需要者可监测心排血量（CO）、脑血流（CBF）、颅内压（ICP）、颈内静脉氧饱和度（$SjvO_2$）等，定期进行血气分析、血糖、血栓弹力图的监测。

（3）加强老年患者围术期心理护理，增强对麻醉手术的耐受性，亦可减轻患者的紧张和痛苦。具体措施包括：患者入手术室后，适时给予必要的关心与慰问，可分散患者注意力，缓解恐惧、焦虑的心理，让患者感到体贴与关心；局部麻醉下的患者，术中可适量加用镇静催眠药物等。

3.术前用药

（1）镇静药物适用于病理性焦虑，以及高血压控制不佳或有明显缺血性心脏病的患者。对于不同的老年患者，很难估计出适宜的给药剂量和周期，因此使用术前镇静药物后，出现镇静不足或者唤醒困难的情况较为常见。苯二氮䓬类药物口服吸收迅速，但个体差异很大，在老年患者或虚弱患者中可能引起呼吸衰竭。对于老年患者，术前应用阿片类药物可增加恶心呕吐发生率，并可能引发严重呼吸抑制，所以用量要适宜。

（2）有反流、误吸风险的患者，术前可给予 H_2 受体阻滞药或质子泵抑制药，减少胃酸分泌量，提高胃酸 pH。也可复合胃肠动力药以增强胃排空。对于有严重恶心、呕吐病史的患者，止吐药也要加入复合用药中。

（3）减量及谨慎应用抗胆碱药：老年人多伴有青光眼（禁用颠茄类药物），唾液腺萎缩退化，术前禁食水、焦虑，可减少口腔分泌，且目前大量研究认为抗胆碱药（尤其东莨菪碱）与术后急性谵妄相关，故抗胆碱药已不作为常规术前用药。但对于疑有气管插管困难并且需行气道操作的患者，应给予抗胆碱药物，可选用小剂量阿托品及盐酸戊乙奎醚注射液。

（4）对于有支气管痉挛病史的患者，宜在麻醉开始前应用支气管扩张药治疗。对于重症患者，激素和抗组胺药有效。

（5）老年患者代谢率低，各器官储备功能下降，对药物的耐受性减低，术前用药应减少为成人剂量的1/3 ～ 2/3。高龄、低体重、体质差、肾功能异常者更应谨慎应用。

（二）麻醉方式的选择

老年患者一般反应迟钝、应激能力较差，对中枢性抑制药如全身麻醉药、镇静药、催眠药及阿片类镇痛药均很敏感，所以麻醉剂量均较年轻人为少。尽量使用生理干扰少停止麻醉后能迅速恢复生理功能的麻醉方法。具体的麻醉选择不仅决定于患者情况及手术方式，还要根据麻醉科医师的经验及技术进行选择。既要考虑麻醉方案尽量简单以减轻麻醉本身对疾病的侵袭，更要考虑麻醉方案能否有效地抑制手术中强烈刺激引起的过度应激反应。尽管既往研究表明全身麻醉与椎管内麻醉对于患者的转归没有差别，但最近的国际共识认为，出于对于老年患者脆弱的脑功能的保护，推荐在能够满足外科麻醉水平的基础上，优选使用神经阻滞技术，包括椎管内麻醉、外周神经阻滞麻醉等方式。如果选择全身麻醉，有证据表明全静脉麻醉对于老年患者的术后认知功能保护有优势。

局部浸润麻醉对机体的干扰最小，对老年人可以说最安全，但是作用较局限，麻醉效果较差；椎管内麻醉对下腹部、会阴部的手术麻醉效果较好，而且术中可保持患者清醒，有利于术后精神神经功能恢复，但对循环功能有一定程度的影响，当阻滞平面过高时，对呼吸功能也有影响；气管内全身麻醉易于维持术中呼吸循环稳定，但因老年人对药物反应性的改变，掌握不好易致术后呼吸抑制和中枢神经功能紊乱。因此，应根据具体情况选择对机体生理干扰轻、安全性最有保障的麻醉方法。一般而言，下腹及外阴部手术可考虑脊麻或硬膜外麻醉；上腹、胸部手术等应选择气管内插管全身麻醉；全身情况较差者以及估计术中可能发生异常情况如大出血、手术范围和难度大、对麻醉质量要求高者，以选择气管内全身麻醉为佳。

老年患者手术不论采用全身麻醉或硬膜外麻醉，甚至局部麻醉，更应重视术中监测，除了密切观察血压、脉搏及呼吸外，心电图及脉搏血氧饱和度可以及早提示心律失常及严重缺氧危险。较大手术应监测体温。全麻患者宜监测通气功能和呼吸气体成分。由于老年患者对失血时心率增快反应较差，甚至在血压下降时出现心动过缓，使麻醉者判断失误，因此对老年患者估计出血较多的手术应采用中心静脉压监测及尿量测定，对输血补液量的控制很有帮助。

1.局部麻醉　采用局部麻醉包括肢体神经丛阻滞，对行短时间小手术的老年患者有较大优势。全身生理功能干扰极少，术后不致有中枢神经系统功能障碍，可以早期下床活动，有助于防止深静脉血栓及肺部并发症。但是手术稍复杂时，往往镇痛不全，手术操作引起应激反应使老年患者不能维持内环境稳定，甚至诱发冠心病患者的心肌梗死等意外，不能不引起注意。另外，老年人对局麻药吸收较快，需要剂量相应减少。单位时间内注射过快，极易发生中毒反应，故使用时应减少剂量，采用最低有效浓度。麻醉前用药应给予苯二氮䓬类药以防止中毒反应。

2.椎管内麻醉　老年患者行下腹部手术更宜采用椎管内麻醉。可降低术中渗血、术后肺部并发症及深静脉血栓的发生率。由于老年患者多有韧带纤维化或钙化还合并椎体肥大和骨质增生，椎管穿刺可能比年轻人困难，但对有经验的麻醉科医师来说，只要耐心操作，绝大部分都能成功。

老年人硬膜外麻醉时血流动力学改变比全麻明显，尤其是患有高血压的老年患者施行中胸段硬膜外阻滞时更易出现低血压，加用辅助药后易导致呼吸抑制。主要由于老年人硬膜外间隙变窄，药液易向头侧扩散，阻滞每一节段所需的药液容量在中年以后随增龄而减少。此外，老年患者的蛛网膜绒毛显著增大，使硬脊膜通透性增高，硬膜外间隙局麻药有可能弥散到蛛网膜下隙，以致5ml的试验剂量有可能出现硬膜外阻滞所需效应，因此必须强调在严密观察下分次小量给药。中胸段以上阻滞更需谨慎。椎管内麻醉平面过高，会对循环和呼吸系统造成严重影响，导致血流动力学的剧烈波动和（或）呼吸抑制，老年人本身循环和呼吸功能已有损害，如在储备功能较低的情况下应用十分危险，老年人选用椎管内麻醉，应该将麻醉平面严格控制在T_6以下，绝不能超过T_4。对老年人椎管内麻醉效果不全的情况下使用辅助药时应尤其谨慎，必要时宁愿改行气管插管全身麻醉，以策安全。

老年人行脊麻时有如下特点：起效快、扩散广、用时间延长，因此用药剂量应酌情减少。老年人脊麻后头痛较少，对下肢和肛门会阴部术，采用细针（25～26G）穿刺做蛛网膜下隙阻滞，或脊麻硬膜外联合阻滞，有一定优点。蛛网膜下隙阻滞的麻醉效果完善，虽然对血流动力学的影响较硬膜外麻醉大，但通过积极补液和控制平面，适当应用血管活性药物，仍然可以安全应用于会阴部手术。

3.全身麻醉　老年患者采用气管内全身麻醉特别适于心胸、颅脑和上腹部大手术，既能全面抑制手术刺激的强烈反应，又便于呼吸管理，以确保供氧。特别对并存冠心病、高血压及呼吸功能较差的肺疾病患者使用气管内全身麻醉，不但有效地抑制各种不良反射，还可保持良好的通气。现代吸入全身麻醉药如恩氟烷、异氟烷、七氟烷及地氟烷等对呼吸道不仅刺激很小，对手术刺激及疼痛的抑制也较完善，还能解除支气管痉挛。这些吸入麻醉药体内分解很少，大部分以原型经肺排出，苏醒也很快，更适应老年患者的麻醉。芬太尼静脉麻醉较少抑制心脏功能，更适应于老年患者心血管手术或心功能障碍患者的手术。当然在阿片类麻醉术后常需要有一段时间机械通气辅助。另外，静脉麻醉药不同于吸入麻醉可迅速经肺呼出，多数静脉麻醉药入血后必须经肝脏代谢及肾排泄，老年患者清除率降低，麻醉时间延长，苏醒延迟，宜尽量选用短效药物如丙泊酚等，同时麻醉中各种药物的用量应该做适当的调整，更要警惕药物蓄积作用。全身麻醉中使用肌肉松弛药时，术终更应监测通气情况，必须恢复足够通气量及血氧饱和度才能拔管。

（1）全身麻醉诱导和气道处理：老年人心血管功能减退，多并存有高血压和动脉硬化，血流动力学不易保持稳定。老年人循环时间较慢，静脉麻醉诱导时作用出现相对延缓，加上老年人对药物敏感性的个体差异大，诱导用药宜缓慢推注少量递增，严密观察，适可而止。老年人的气道处理常较困难。牙齿松动脱落较多，牙槽骨萎缩，面罩密合度较差，必要时放置口咽通气道可有改善。极度松动的牙齿和体积较小的义齿宜事先取出，以免脱落堵塞呼吸道或造成损伤。体积较大而固定较好的义齿不妨保留在口腔内有利于保持较大的口腔空间。老年人颞颌关节活动障碍和颈椎僵硬者较多，易致喉镜插管困难，事先要有所了解和准备，必要时做好盲探插管或用纤维支气管镜引导插管的准备。颈椎病患者，颈部不可过度伸展，防止基底动脉受压导致脑部血供不足。环状软骨加压时，避免压迫颈动脉，以防止动脉内斑块脱落。此外，应努力减轻气管插管时的心血管应激反应，同时还要防止麻醉药物用量过大引起的严重循环抑制和缺氧。对于插管时心血管反应，除掌握好插管时机外，还应采取相应措施。完善的咽喉、气管内表面麻醉对减轻插管时心血管反应作用肯定。静脉注射少量芬太尼或利多卡因抑制反射，或用少量艾司洛尔等，可酌情选用。老年患者多存在血容量不足、自主神经调控能力降低，诱导后摆体位时体位的迅速改变容易引起剧烈的血压波动，应高度警惕。老年人常有骨质疏松，脊柱后凸，长期卧床或肢体活动受限者往往关节挛缩或强直，做过人工关节置换手术者关节活动度也常受限。安放体位时应事先了解其关节活动度，动作轻柔，肢体外展、外旋等不可过度，以免造成损伤。此外，老年人皮肤弹性减退，皮下结缔组织减少，受压点要注意加垫。枕头高低要适当，以免影响脑部血流。最好在清醒时先试放手术体位，以确保患者能较好耐受。

（2）麻醉维持：麻醉维持要求各生命体征处于生理或接近生理状态，注意维护重要器官功能，满足手术操作需要，抑制由于手术创伤引起的有害反射。一般而言，老年患者麻醉维持不宜太深，但应做好充分的镇痛，同时也应避免过浅的麻醉引起术中知晓。呼吸和循环的管理在全身麻醉维持中很重要，老年患者对缺氧耐受能力差，应密切观察，保持呼吸道通畅，保证足够的通气量和氧供，避免缺氧和二氧化碳蓄积。由于老年人对血容量不足和容量过度负荷的耐受都比较差，心肾功能不全者更甚，应精确计算其需要量，必要时应行中心静脉穿刺置管，监测中心静脉压，既要及时补充失液，又不可过量。有疑虑时采用"滴定法"，即在较短时间内以较快速度输入一定量的液体，同时密切观察血流动力学改变，借以决定一段时间内输液的速率和数量，有时需反复"滴定"。如估计容量已补足而循环仍不稳定，可用静脉滴注小剂量多巴胺或多巴酚丁胺支持。在胶体和晶体液的选用方面，老年人和年轻人并无差异，必要时也可使用高渗液。麻醉期间输血需根据具体情况个体化地做出决定。大多主张对一般老年患者，如能保持血细胞比容在30%～32%或以上，血红蛋白在100g/L上，就可不输血或少输血。但对心室功能不全的老年患者，在血液稀释时难以增加心率和心肌收缩力来增加心排血量作为代偿，故宜尽可能使其血红蛋白维持在正常范围内。对老年贫血而心功能不全患者，偶尔还可考虑在输血的同时用利尿药防止容量负荷过度。老年人对肌松药的敏感性改变不大，首次剂量应不变或稍减。但因肝肾功能减退，肌松药作用时间明显延长，维持剂量应酌减，给药间隔也相应延长。在满足手术需要的前提下，应及早停肌松药，争取在手术结束前有一个较长的肌松恢复期。避免发生术中低体温，尤其在全身麻醉的老年患者低体温不仅使术中失血增多，而且有可能诱发心肌缺血，因此要注意术中的保温的实施。

（3）术毕苏醒期：此期发生意外的可能性较高。最常见的是由于呼吸功能恢复不全引起的通气不足、呼吸道梗阻、缺氧等一系列并发症，其次是疼痛等不适引起的血流动力学改变。老年人由于对麻醉药物的敏感性增高、代谢降低，术毕苏醒延迟或呼吸恢复不满意者较多见，最好进入麻醉恢复室继续观察和行呼吸支持尤其是并存高血压、冠心病等心血管疾病及肺功能不全者。虽然完全清醒并不是拔管的必要条件，但对老年人来说，最好等完全清醒后再拔除气管导管为妥。由于麻醉药物残余作用而未清醒或呼吸恢复不满意者，可考虑给予拮抗药物，如新斯的明可拮抗非除极肌肉松弛药的作用，纳洛酮可拮抗阿片类药物的作用。一般来说不主张常规给予拮抗药待其自然清醒为佳。患者清醒后往往因为手术疼痛等不适及不能耐受气管插管而出现血压升高、心率增快，严重者甚至出现心肌缺血、心律失常，应给予适当镇静镇痛药以减轻或消除其心血管反应，以免出现心血管意外。老年患者苏醒期多模式镇痛有助于提高拔管的成功率。

4. 全身麻醉与硬膜外阻滞联合麻醉　近年来将硬膜外麻醉与全身麻醉联合应用取得了良好效果，优点是可以实现两者的优势互补，减轻心脏负荷，改善冠状动脉血流，减少全身麻醉用药量，减轻全身麻醉药对机体的不良影响，手术结束后保留硬膜外导管可作术后镇痛。但需加强监测，妥善管理。

5. 全身麻醉联合神经阻滞麻醉　近年来，随着超声引导下神经阻滞技术的广泛应用，针对老年人的麻醉和镇痛方法有了更多的选择，老年人实施椎管内麻醉后易引起低血压，穿刺困难等风险。腹横肌平面神经阻滞等神经阻滞技术因其对患者生理干扰轻微，可显著减少应激反应，且各种神经定位辅助仪器的应用，是的技术的精确性明显提高。因此，对于椎管内穿刺困难与禁忌的高龄患者，神经阻滞技术是很好的替代措施。

必须指出，不存在一种特别适合老年人的麻醉方法，各种麻醉方法都有其优缺点，麻醉者的技术能力和对出现异常情况的反应、处理能力显得更为重要。无论选用什么麻醉方法，对老年患者来说，都要做到镇痛完善，重视术中的监测，及早发现和处理各种意外情况。

6. 液体管理　老年患者的液体治疗特点包括：①血管硬化、血管壁弹性减低、压力感受器敏感性减弱、激素分泌不足等因素导致老年患者循环调节功能衰退，代偿能力脆弱，难以承受剧烈应激。②相对于中青年患者，老年患者体液总量和细胞外液量均有缩减，加之化学感应器功能减弱，摄入减少，术前禁食、禁水，老年患者术前有潜在有效循环血量大量降低的风险。③术前消耗、生理消耗、手术损耗可造成严重容量不足，补液不足会引起术中持续低血压及肾衰竭。④老年患者多有心、肺功能及肾脏调节功能的减退，过量、过快补液可诱发急性心力衰竭、肺水肿。适当调节输液量和输液速度，维持血流动力学稳定，保证组织器官灌注和细胞正常代谢的同时要防止补充过多导致循环超负荷。

补液首选平衡盐溶液，对于妇科中、大型手术可以配合适量胶体溶液，但需警惕其潜在的出血及肾功能损伤的风险。对于妇科中、小型手术，可给予 1～2L 平衡盐溶液，并根据患者的血压、呼吸频率、心率和血氧饱和度调整补液量及补液速度。对于妇科大型手术，如肿瘤细胞减灭术，推荐建立连续血流动力学监测以实施"目标导向液体治疗"策略，以 1～2ml/（kg·h）平衡盐溶液为基础，动态监测和调整补液量，维持每搏变异度≤13%。妇科腹腔镜手术中的 Trendelenburg 体位（即头低足高位）增加静脉回流和心脏充盈，中心静脉压、平均动脉增加；而气腹压增高又会压迫下腔静脉，造成回心血量减少，对于此类老年患者，补液更应小心谨慎。

7. 术后镇痛　良好的术后镇痛有利于防止其他并发症，加速术后康复。老年患者术后镇痛方式包括全身用药和局部用药镇痛法。环氧化酶抑制药包括非选择性 COX 酶抑制剂和选择性 COX-2 酶抑制剂，单独应用时，可对轻至中度疼痛产生有效的镇痛作用，与阿片类药物联合应用可减少单独用药的剂量和其相关副作用。环氧化酶抑制药镇痛药由于具有抗炎镇痛、运动镇痛和靶向镇痛的优点，是老年患者术后多模式镇痛的基础用药，但需注意其消化道、心脑血管、肾脏等方面的副作用。局部浸润、外周神经阻滞和硬膜外阻滞可有效地用于老年患者的术后镇痛，但使用时应严格把握适应证，尤其是合并抗凝治疗的老年患者。

根据手术类型不同和预期术后疼痛的强度不同可实施不同的多模式镇痛方案。轻度疼痛：对乙酰氨基酚＋切口局部浸润；NSAID药物与前者的结合；区域阻滞＋弱阿片类药物或必要时用小剂量强阿片类药物。中度疼痛：对乙酰氨基酚＋切口局部浸润；NSAID药物与前者的结合；单次或连续外周神经阻滞＋曲马朵或阿片类药物患者自控静脉镇痛；患者自控硬膜外镇痛。需要注意的是，无论何种镇痛途径用药，老年人的用药量都要比年轻人减少，最好能同时监测呼吸功能。

8.恶心呕吐的预防　术后恶心呕吐（PONV）在妇科手术患者中较为常见，老年患者接受妇科恶性肿瘤手术，尤其是腹腔镜手术的PONV发生风险很高，因为年龄＞50岁、女性患者、妇科手术、腹腔镜手术都是PONV的高危因素。PONV的预防与治疗包括：尽量减少高危因素、预防性用药及PONV发生后的药物治疗。一线止吐药包括5-羟色胺受体抑制剂（如昂丹司琼）、糖皮质激素；二线止吐药包括丁酰苯类、抗组胺类药物、抗胆碱能药物及吩噻嗪类药物。对于所有接受腹部手术及致吐性麻醉药或镇痛药的患者，应在术中预防性使用止吐药，两种止吐药联合应用为宜。PONV发生后，可使用5-羟色胺受体抑制药，如用药效果欠佳，可联合应用其他止吐药。

9.麻醉处理原则

（1）做好术前评估，正确了解其重要器官的功能状态。

（2）极术前准备，最大限度改善疾病造成的生理改变。

（3）在保证患者安全和满足手术需要的基础上，选择对其生理功能扰乱最小的麻醉方法。

（4）选择对呼吸循环影响小的麻醉药物，用药剂量应酌减，给药间隔应延长。

（5）诱导期注意维持血流动力学稳定，避免缺氧时间过长。

（6）维持期注意维持呼吸循环功能稳定，保持呼吸道通畅，控制输液量。

（7）苏醒期注意防止呼吸功能恢复不全引起的一系列并发症。

第三节　术后常见并发症

老年患者对术后并发症的防御反应显著降低，往往对年轻人微不足道的术后并发症发生在老年人身上就有可能发生连锁反应导致致命后果，其中呼吸道感染发展成脓毒症及冠心病患者发生心肌梗死常为老年人术后死亡最多见的并发症，所以麻醉后护理对术后并发症的防治不容忽视。

一、呼吸系统功能障碍

老年人术后呼吸系统常见并发症包括反流误吸、呼吸道梗阻、呼吸抑制、肺感染和呼吸衰竭等。老年人因咽喉感觉随年龄而呈进行性减退，呼吸道反射活动降低，对异物误吸的保护能力较差，容易发生因内容物的反流误吸导致呼吸道梗阻、肺水肿和肺感染。舌后坠、分泌物增多容易造成老年患者的缺氧和二氧化碳蓄积，由于老年人呼吸中枢对二氧化碳敏感性减弱，削弱了通气反应，易出现呼吸衰竭。另外，老年人对镇静药和呼吸抑制药较为敏感，对应用芬太尼作为术中镇痛者，可能出现延迟性呼吸抑制。除麻醉药物因素外，其他生理功能紊乱也可能对术后呼吸功能产生严重影响，如老年患者因伤口疼痛不敢用力呼吸，可造成通气不足，二氧化碳蓄积；术中大量输血造成低钙血症时，可影响呼吸肌力量而导致通气不足。术后应争取在通气不足时尽早给予气管插管和辅助通气，尽可能维持血氧饱和度在92%以上。

老年人免疫力低下，分泌物增多，加上术后因疼痛等原因活动减少，容易发生肺感染，应积极预防。充分排痰是解决缺氧和预防肺内感染的重要手段，术后护理应注意经常翻身和叩背，如分泌物较多应采用吸痰管吸痰，且注意无菌操作。肺部感染一旦发生，应积极应用敏感性抗生素治疗，以免病情进一步发展。

二、循环系统功能障碍

最常见的是血流动力学紊乱和心律失常。多由于术前并存的心血管疾病和手术失血、疼痛和不适引起。

1.高血压 在老年人麻醉手术期间经常可见。术中麻醉深度不足和术后镇痛不全是血压升高的常见原因，原有高血压的患者停了降压药也可使高血压失控。高龄患者多并存高血压或冠心病，术后更应维持心血管系统稳定，使心肌供氧需氧取得平衡。但老年人基础血压常较高，评估时要和年轻人有所区别。加深麻醉或给予血管扩张药一般均可控制。术毕麻醉清醒期，由于伤口疼痛和气管内吸引刺激，尤其对原有高血压患者，此时高血压更常见。气管内吸痰和拔管前，静脉滴注硝酸甘油可有效防止高血压的发生，也可使用拉贝洛尔分次静脉注射，每次5mg，直至血压控制满意为止。由于潜在的冠心病诱发心肌梗死多在术后24h或72h内，很少在全身麻醉中发生，所以术后数天内的心血管监测非常重要，原有高血压者应争取尽早恢复麻醉前的降压药治疗。

2.低血压 最常见的原因是血容量不足，其次是心排血量降低或广泛的周围血管扩张，关键在于及早发现。积极补液即可纠正血容量不足诱发的低血压。对心排血量降低引起的血压下降，应及时找到原发病因并加以处理，如心力衰竭、心肌梗死等。在尽力解除诱因的同时，如收缩压低于10.0kPa（75mmHg），为防止心肌缺血，应立给予升压药支持。如果心排血量低，宜使用加强心肌收缩力的药物，如多巴胺2～5g/（kg·min），对老年人具有强心和缩血管作用

3.心律失常 术中心律失常多由于血压上下波动过剧造成心肌供血不足，或因为通气不良造成缺氧和二氧化碳蓄积所致。麻醉过浅或平面不够时遇伤害性刺激，特别在牵拉内脏时，易发生心动过速或心动过缓及其他心律失常。对原发病因做相应处理，心律失常一般可逐渐消失。对于消除诱因后仍不恢复正常心律者，可给予抗心律失常药物。出现窦性心动过速时，为防治心肌缺血，首先要控制心率在100次/分以下。治疗窦性心动过速最有效而常用的是β受体阻滞药，如艾司洛尔5～10mg静脉慢注或每分钟50～300μg/kg静脉滴注。如有支气管哮喘则宜改用钙通道阻滞药。治疗目标是心率减慢的同时ST-T改善。心动过缓常见于病态窦房结综合征、低温、心肌缺血、结性节律和长期服用β受体阻滞药的患者。如属窦性而且血压正常，心率在40次/分以上，并不需要立即处理。若伴有室性节律或低血压，则必须及时治疗。一般用阿托品静脉注射0.5～2.0mg，大多能奏效，必要时采用体外或经静脉起搏。如室上性心动过速可给予胺碘酮、心律平等；对频发室性期前收缩给予利多卡因或心律平等；如有充血性心力衰竭或心房纤颤伴心室率过速者可给予洋地黄类药物治疗。

4.心功能不全 由于老年人心功能储备降低，在过度应激和输血输液不当等扰乱下，易发生充血性心力衰竭，表现为颈静脉怒张、心动过速、呼吸急促和急性肺水肿。麻醉中应努力避免过度的血压波动、咳嗽、屏气缺氧和液体输入过多，这是防止心力衰竭的重要环节。发生心力衰竭时应严格控制输液量，除应用洋地黄增强心脏收缩力和给利尿药减低心脏的前负荷外，血压过高患者可静脉滴注硝酸甘油，以控制血压、降低外周血管阻力和减轻左心的前后负荷。对明显肺水肿和呼吸困难者，可行气管插管和呼气末正压通气。

三、中枢神经系统功能障碍

中枢神经系统功能障碍在老年患者很常见。然而传统的中枢神经系统并发症，如脑卒中，在术后阶段发生率相对较小，更为常见的是术后谵妄（postoperative delirium，POD）和术后认知功能障碍（postoperative cognitive disfunction，POCD）。POD和POCD是老年患者手术后最常见的两个术后并发症，其发生率远高于诸如心肌梗死和呼吸衰竭等严重术后并发症。POD与各种术后不良结果相关，包括死亡、严重并发症住院时间延长及治疗费用的增加。早期的POCD与呼吸和感染并发症的风险增加相关，但其远期的影响尚未明确。近年来，POD和POCD越来越受到人们的重视。

1.定义 谵妄是一个已经正式确认的精神病学诊断，是由意识状态不稳定所造成的紊乱，注意力不集中是其表现之一，认知和感知功能发生改变但与痴呆无关。有一定证据表明这一病态是由全身疾病状态所导致。全身麻醉后意识恢复不久即发生的谵妄称为急症谵妄。POD不是在术后阶段立即发生，可在术后数小时至数日内发生，可能持续超过1周。POD存在两种类型：一类是活动增高型，不常见但易于识别；另一类是更为常见的活动减少型，很容易被忽视。当老年患者手术后出现中枢神经系统并发症，表现为精神错乱焦虑、人格的改变及记忆受损。这种手术后人格、社交能力及认知能力和技巧的变化称为POCD。另有学者认为POCD表现为手术后记忆力和集中力下降，智力功能的退化，其特征是由一般的医疗处理引起，又不属于谵妄、痴呆、遗忘障碍等临床类型。与POD不同，POCD的患者通常神志清楚，定向力正常。

2.病因和危险因素 POD和POCD的病因尚不明确，两者似乎是由于年龄相关的中枢神经系统改变和疾病导致患者认知功能下降，再受到急性外科手术创伤所产生的结果。术中处理（如局部麻醉和全身麻醉）对POD和POCD的形成作用甚微。

POD可能与中枢神经多种不同的神经通路和神经递质紊乱、炎症反应及脑栓塞性损伤有关。POD的危险因素包括以下几种。①术前因素：高龄、明显的功能损害和认知障碍、失眠、制动、视觉和听觉损害、脱水、酗酒、电解质紊乱、抗胆碱能药物、复合用药苯二氮䓬类及手术种类；②术中因素：失血、需要输血、严重的电解质及葡萄糖异常低氧和低血压，麻醉方式对POD的影响还无定论，尚无研究证实局部麻醉可以降低POD的发生率；③术后因素：术后疼痛及应用苯二氮䓬类药物。

有研究认为，麻醉药是POCD的主要原因，而手术和麻醉并发症有促进作用。但更多人倾向于多因素的综合作用。可能参与的因素包括过度通气低血压、缺氧代谢异常等，具体机制尚有争论。

3.预防和治疗 POD的预防包括：术前确认患者的风险；术中维持足够的氧供和

灌注，慎用或避免使用中枢抗胆碱能药物及苯二氮䓬类药物；术后胃肠足够的氧供、液体和电解质平衡、简化药物治疗方案、保持肠道和膀胱功能、早期诊断和治疗严重并发症及适当的镇痛。目前尚无简单有效的治疗方法，应着重早期诊断、及时处理和综合治疗。①注意营养、水电解质平衡、加强心理支持；②若患者出现幻觉，可给予镇静药，口服氟哌啶醇可能是最佳选择，首次剂量一般为0.5～2mg，3～4次/天，若患者持续焦虑，可给予氟哌啶醇5mg肌内注射；③补充血容量，纠正低蛋白血症，吸氧、监测及维持氧饱和度，保持病室安静和舒适；④胆碱酯酶抑制药、兴奋性氨基酸受体拮抗药、钙离子拮抗药等可用于改善认知功能。

四、疼痛

疼痛也是术后并发症之一。良好的术后镇痛有利于防止其他并发症，加速康复。老年患者术后镇痛方式包括全身给药镇痛法和局部给药镇痛法。环氧化酶抑制药包括非选择性CX酶抑制药和选择性COX-2酶抑制药，单独用药时，对轻中度疼痛可产生有效的镇痛作用，与阿片类药物联合可减少单独用药的剂量及其相关副作用。环氧化酶抑制药镇痛药由于具有抗炎镇痛、运动镇痛及靶向镇痛的优点，是老年患者术后多模式镇痛的基础用药，但需密切关注其消化道、心脑血管、肾脏等副作用。局部浸润、外周神经阻滞和硬脊膜外隙阻滞技术可有效低用于老年患者的术后镇痛，使用时应注意适应证，尤其是合并使用抗凝血药的老年患者。

根据不同类型手术术后预期疼痛的强度可实施不同的多模式镇痛方案。轻度疼痛：对乙酰氨基酚和切口局部浸润；NSAID药物与前者的结合；区域阻滞加弱阿片类药物或必要时小剂量强效阿片类药物。中重度疼痛：对乙酰氨基酚和切口局部浸润；NSAID药物与前者的结合；单次或连续外周神经阻滞配合曲马朵或阿片类药物患者自控静脉镇痛（PCIA）；患者自控硬膜外隙镇痛（PCEA）；但是，不论何种途径用药，老年人的用药量都要比年轻人减少，最好能同时监测呼吸功能。

（隋海静　张　鑫　刘婷婷　孙立春　王立萍）

中医在女性恶性肿瘤围术期管理中的作用

近几年，中医药越来越多地应用于女性妇科肿瘤术前准备、术中和术后镇痛、术后肠功能恢复及免疫等围术期外科领域中。中医参与女性妇科肿瘤围术期的标准化、多种方法和多学科干预，在中医整体观念、辨证论治的指导下，对于缓解患者不良情绪、改善全身状况、辅助肠道准备、减少术中应激反应、辅助麻醉及镇痛、术后镇痛、调节及促进胃肠功能恢复、缓解术后疲劳、改善睡眠障碍，以及针对术后发热、肠粘连、尿潴留等并发症的预防和诊治方面具有独特的作用。中医在很多方面能起到比西医更好的效果，正处在不断完善与发展的过程中。

一、中医学对女性恶性肿瘤的认识

女性恶性肿瘤包括乳腺癌、子宫内膜癌、宫颈癌、卵巢癌、绒癌、恶性葡萄胎、外阴癌等。在中医典籍中，属于"乳岩""崩漏""五色带下""癥瘕""积聚"等病范畴。中医学理论认为：女性妇科恶性肿瘤形成瘤体的根本原因是因七情内伤，气血不和，脏腑功能紊乱，饮食劳伤，阴阳失衡等导致痰湿凝滞，阻滞经脉；或素体不足，六淫之邪及湿毒之气趁虚而入，致气滞血瘀而成。其发病与脾湿，肝郁，肾虚，脏腑功能亏损，冲任失调，督带失约有关。女性妇科肿瘤辨证分为血瘀积聚型、肝气郁结型、痰湿内阻型、正虚血瘀型等症型。

1. 情志因素　中医情志学说提出："七情皆可致病"。中医理论的七情五志，七情是指喜、怒、忧、思、悲、恐、惊七种精神活动；五志是将七情分属于五脏，即心在志为喜，肝在志为怒，肺在志为忧，脾在志为思，肾在志为恐。早在《素问·阴阳应象大论》就有"人有五脏化五气，以生喜怒悲忧恐"的记载。《妇人大全良方》认为"肝脾郁怒，气血亏损"是肿瘤发病之源。《外科正宗》提到"忧郁伤肝，思虑伤脾，积想在心，所愿不得者，致经络痞涩，聚积成核"。凡此种种，皆强调了情志因素的肿瘤发病观。七情失调，郁怒伤肝，则肝失疏泄，气机郁滞，痰气郁结，阻于经络，日久成核成岩。

2. 饮食失调　饮食是人类生存和保持健康的必要条件。《素问·生气通天论》说："高粱之变，足生大丁。"《严氏济生方·宿食门》认为："过食五味，鱼腥乳酪，强食生冷果菜，停蓄胃脘……久则积结为癥瘕。"《医碥·反胃噎膈》认为："酒客多噎膈，饮热酒者尤多，以热伤津液，咽管干涩，食不得入也。"《景岳全书》认为积之生成是"饮食之滞，留蓄于中，或结聚成块，或胀满硬痛，不化不行，有所阻隔者，乃为之积"。这些均说明过食膏粱厚味、生冷瓜果、热饮嗜酒，易影响脾胃功能，最终导致津伤气结痰滞，变生肿块。

3. 瘀血痰浊致病　《景岳全书》中提到："瘀血留滞作癥，惟妇人有之。""其证则或由经期，或由产后，凡内伤生冷，或外受风寒，或愤怒伤肝，气逆而血留，或忧思伤脾，气虚而血滞，或积劳积弱，气弱而不行，总由血动之时，余血未净，而一有所逆，则留滞日积而渐以成癥矣。"

二、中医在女性恶性肿瘤围术期管理中的应用

1. 围术期中医情志疗法　中医学认为形神合一，心理是生命活动的关键、统领。《黄帝内经》言："主明则下安……主不明则十二官危。"心理情志的变异可导致疾病，故而心理情志的调节也可以治疗疾病。妇科恶性肿瘤患者从诊断到治疗的各个阶段，均会承受不同程度的心理应激反应或心理障碍。尤其是围术期整个过程患者都遭受着巨大的心理压力，内心情绪的变化也极为复杂，出现心烦、心悸、失眠、乏力、恐惧等一系列情志问题，西医诊断焦虑、抑郁，中医学中归属于"郁证""惊悸""怔忡"等范畴。

按照中医理论根据患者病情辨证安排病房，寒证者病房内需阳光充足；热证、实证者需通风良好，运用望、闻、问、切等方法评估患者的性格特点、饮食习惯等，了解其内心的想法。按照五行理论，围术期对以怒为主的肝火较旺者给予安抚指导；对以忧、思为主要者给予疾病相关知识普及、手术过程说明等宽慰指导；对以恐、惊为主者给予手术相关知识普及、成功案例分享等舒缓指导；对以悲为主者给予认知、放松等信心指导。通过五音疗法遵循五行生克制化的规律，因季、因时、因人辨证选乐，五音疗法认为五音具备五行的属性，角、徵、宫、商、羽分别对应肝、心、脾、肺、肾五脏，五音通过调整情志来作用于五脏。临床上可成立专门音乐治疗室，运用5种不同音调和音律调节其情志，调整脏腑功能，辨证施乐，从而达到"阴平阳秘，精神乃治"。手术室播放五音疗法联合穴位按摩对妇科肿瘤拟行腹腔镜下次全子宫全切术患者术前焦虑情绪缓解显著，呼吸、心率和血压等生理体征更为平稳。中医的针刺疗法包括传统针刺、电针及穴位注射等在治疗术前焦虑方面均有非常重要的地位。针刺缓解焦虑的作用确切，目前用穴率最高的是百会、内关、神门。针灸或按压印堂穴可减轻术前焦虑。王不留行籽耳穴埋豆具有镇静安神的作用，对于焦虑失眠患者还可以通过贴耳穴：神门、交感、内分泌、肝；针或艾灸百会、腹针、体针。

除此之外中药沐足、按摩、拔罐、理疗及运动都可缓解围术期患者的紧张。

2. 中医食疗康复　《素问·脏气法时论》提到："五谷为养，五果为助，五畜为益，五菜为充，气味合而服之以补益精气。"中医食疗旨在保证患者围术期日常营养之余，基于中医辨证理论，指导患者服用具有特殊功效的药膳，以食物偏性之不同，调节患者机体之偏，为治疗及康复提供条件。中国自古有"药食同源"之说。在围术期，若脾胃运化尚健，可根据病情适当增加营养，为治疗及康复提供条件。若脾胃虚弱，或大病初愈，脾胃之气未复，可加健脾食物，如山药、薏苡仁、山楂等；热毒炽盛，食用马齿苋等可清热解毒。贫血、营养不良和低蛋白血症等影响患者手术的耐受力，不利于术后的康复，本着虚则补之的治疗原则，运用中医中药改善患者营养状态，常用治法包括补气健脾、气血双补、益肾温阳法等。常用方剂有四君子汤、香砂六君子汤、黄芪建中汤、补中益气汤、八珍汤等。对于食欲差、不能进食或有腹胀腹痛患者用中药包热熨腹部；贴耳穴：腹、胃肠、肝胆、交感；针灸：足三里、天枢及拔罐、刺血疗法等理疗方法。

3. 中药在术前肠道准备中的应用　妇科肿瘤手术患者肠道准备包括清洁肠道和预防

感染，根据"六腑以通为用""通里攻下、清热解毒"的治疗原则，术前中药具有明显增加胃肠蠕动和达到推陈致新、荡涤大肠的目的作用，且方法简单易行。通过辨证施治在手术前晚及手术晨给患者口服大承气汤、小承气汤、调胃承气汤剂或者番泻叶、大黄或莱菔子代茶饮口服用于妇科肿瘤术前肠道准备，除具有泻下攻实、洗涤肠胃积滞作用外，还能促进术后肠功能早期恢复。这些促进肠道蠕动的中药制剂还可以减少抗生素带来的不良反应，也更容易被患者接受。在妇科腹部手术后应用胃肠复元汤，具有良好的促进胃肠推进作用和肠道机械性清除作用，同时有抑菌作用，避免了抗生素的应用。

4.中医在围术期镇痛作用　"不通则痛"和"不荣则痛"为疼痛的两大病机。"不通则痛"，指术中脉管破损，离经之血积聚，成为瘀血，瘀血阻滞气机，导致脏腑功能失调，影响血液运行。而瘀滞日久，脏腑失于濡养，新血难生。"不荣则痛"，指术后元气大伤，气血虚损，形体百骸失养，发为疼痛。在止痛方面，可运用针刺、艾灸、中药汤剂等手段，缓解或消除痛感。针刺镇痛作用于中枢神经系统各个部分，包括脊髓、脑干、大脑皮质等，影响生理性调节机制，减轻炎症性反应、减少炎症介质释放，从而降低患者疼痛敏感性，产生镇痛效应，减轻副作用提高患者术前、术后生活质量。

耳穴按压有调虚实、通经络，协调脏腑、阴阳及气血功能从而达到镇痛的作用（常用的穴位有肺、交感、内分泌、颈等），用于术后镇痛效果良好，其机制可能与刺激耳穴后激活体内抗痛系统有关，提高了致痛物质分解酶的活性，促使5-羟色胺、缓激肽等致痛物质分解转化，降低末梢神经兴奋性及阻滞感觉神经传导，促进血液循环，缓解末梢压迫和促进脑垂体及丘脑下部内啡肽含量升高等而起镇痛镇静作用。

5.中医促进术后肠道功能恢复　妇科恶性肿瘤手术常出现胃肠功能紊乱，目前对术后胃肠功能紊乱的发生机制尚未明了。一般认为术后肠交感神经系统过度激活是主要原因；其次是术中对胃肠道的损伤或刺激及麻醉药物的作用；术后腹腔内炎症和电解质紊乱等多种因素对胃肠功能有抑制作用。中医学认为，手术损伤了人体元气，并导致血失津亏和脉断血瘀，导致术后脾胃升降功能失常，运化失司，腑气不通而致胃肠功能紊乱。在胃肠功能允许进食时，及早中药内服可加快恢复肠道功能。可根据情况选择大承气汤等攻下通腑法，四磨汤等理气通调法，六君子汤等健脾和胃法；术前以疏肝健脾法预防性的中药干预妇科手术患者，可明显改善患者术后胃肠功能紊乱的临床症状及体征；对于术后胃瘫患者可选择大柴胡汤治疗。

此外，针灸也可取得较好的疗效，可取足三里、上巨虚、大肠下合穴等，针刺这些穴位可以理脾合胃，通脏导滞。而在某些情况下，可选择多种给药方式，如手法点按足三里和气海，腹部外敷、敷贴、直肠给药等，疏通经络，调节脏腑，治疗术后腹胀。采用耳穴（神门、胃、交感及枕）或针刺贴缓解妇科术后患者恶心呕吐，取得了良好的临床疗效。

6.免疫调节作用加速患者术后康复　妇科恶性肿瘤患者术后通常处于免疫抑制状态。中医辨证研究发现患者存在不同程度的气虚和血虚，使用扶正方可以进行免疫调节，如补中益气汤、四君子汤、六味地黄汤等。多种单药也有增强免疫力作用，如黄芪、人参、白术等。中药药理研究发现，具有免疫调节作用的成分主要是多糖类、生物碱、黄酮等，这种调节具有增强和抑制人体免疫功能的双重作用。

针灸也具有调节术后免疫状态的作用，其对免疫功能的调节具有整体性和双向性特点，既可扶正提高免疫功能，又可祛邪抑制免疫功能亢进。针刺可以提高中枢神经系统和血浆β内啡肽及5-羟色胺等物质，这些神经传导物质可以通过免疫系统影响机体免疫功能的调节，对于吞噬细胞和T淋巴细胞的各种免疫指标，几乎都可以明显提高。

7.围术期的中医辨证论治　临床治疗肿瘤一般都根据中医辨证论治的观点，依据患者不同的"病""证"，施以相应的方剂。中医的辨证论治，即是治疗方式个体化的一种体现。因此，对于肿瘤这种多因素疾病的治疗，中医药有着良好的前景。中药方剂具有多部位、多靶点、多层次、多组分的特点，也是单纯西药单靶点作用所不能够比拟的，此与肿瘤的多因素致病的特点相一致。中医中药在增效减毒、提高患者生存质量、抑制肿瘤生长及防止肿瘤转移等许多方面均取得了较大的进展。某些清热解毒方剂和药物被证实具有抗菌消炎和提高机体免疫力作用，治疗外科感染性疾病和预防手术后感染均有显著效果；某些活血化瘀方剂和药物，能改善血液循环，降低血液黏度，防止血栓形成，软化结缔组织增生，减少炎症反应，促进炎性肿块消散，防止癌细胞转移着床，均有满意的治疗效果；补益药可提高机体免疫能力，增加抵抗力，如补益药冬虫夏草、灵芝、枸杞子、白术；清热药半边莲、白花蛇舌草；利湿药薏苡仁；化瘀药三棱、莪术等。

肿瘤患者术前机体多为正虚邪实，辨证属标，实而本虚，治疗应当标本兼顾，扶正祛邪，从而改善患者机体状况，进而提高手术耐受性，为手术治疗创造良好的条件。术前应以补益肝肾、调补气血为主，佐以行气化瘀软坚之品，忌滥施攻伐。临床上中药治疗一般在手术前2周进行，选用补气养血、健脾益气、滋补肝肾的药物。中医学认为：手术耗气伤血，正气大失。手术后出现气血双亏、气阴两伤、脾胃失调等症状，临床多表现为低热、汗出、纳呆、腹胀、排气排便不畅。术后应用中医药调理脾胃，益气固表，养阴生津，可改善术后不良反应，增强患者机体抵抗力及放、化疗效果，从而使身体尽早康复。

8.其他　中医在改善术后盗汗、腹泻、睡眠和消肿止痛、促进伤口愈合等方面均有独特的作用。

现代医学理念使中医药在抗肿瘤治疗中体现了其优势，中医药防治肿瘤的研究从20世纪70年代的扶正培本、80年代的清热解毒、90年代的抗转移，到目前的以抗多药耐药、减毒增敏和多靶点治疗的研究为主，已经相当广泛并逐渐深入临床。对于手术患者，由于中医参与的局限性，临床应用仍以单方和单药为主。无论是方剂还是单药，作用均是多方面的，而有些药物的疗效比较确定，如三七具有止血和活血作用，白及在止血的同时还可以促进组织愈合，应该辨证论治，施行个体化治疗。总体来说，中医药在围术期快速康复中具有独特优势，应该加快步伐提倡和推广中国特色的措施，让中医学在外科领域发扬光大。

（张　鑫　赵金奉　肖　敏　孙立春）

参 考 文 献

车国卫，支修益，2014. 肺癌合并慢性阻塞性肺疾病患者围手术期气道管理现状［J］. 中国肺癌杂志，
　　17（12）：884-888

陈冰凝，章放香，2016. 针刺在围手术期的应用及器官保护作用［J］. 上海针灸杂志，35（4）：493-
　　496

陈强谱，冀海斌，2018. 加速康复外科理念下围手术期营养管理［J］. 中华普通外科学文献，12（5）：
　　289-291

陈玮媛，杨春晨，戎瑞明，2019. 术中回收式自体输血在肿瘤患者中的应用进展［J］. 中国输血杂志，
　　32（05）：506-509

陈孝平，2002. 外科学［M］. 北京：人民卫生出版社

丁艺，粟胜勇，李永录，等，2015. 针刺麻醉手术临床应用及原理研究进展［J］. 光明中医，30（6）：
　　1371-1373

冯爱敏，何双双，王建伟，等，2020. 复合不同剂量丙泊酚时羟考酮抑制新辅助化疗乳腺癌患者喉罩
　　置入反应的有效剂量［J］. 临床麻醉学杂志，36（02）：132-134

高磊，邢珍，2018. 老年冠心病患者非心脏手术麻醉管理方法对术中、术后并发症的影响［J］. 河北
　　医药，40（23）：3554-3557，3561

郭娟益，周兴根，2019. 全身麻醉联合胸肌神经阻滞或胸椎旁神经阻滞对乳腺癌患者术中应激反应的
　　影响［J］. 临床麻醉学杂志，35（01）：75-78

郭曲练，姚尚龙，2016. 临床麻醉学［M］. 第4版，北京：人民卫生出版社

胡作为，2018. 乳腺肿瘤的诊断与治疗［M］. 郑州：河南科学技术出版社

江志伟，石汉平，杨桦，2019. 加速康复外科围术期营养支持中国专家共识（2019版）［J］. 中华消
　　化外科杂志，18（10）：897-902

蒋奕红，江伟，蒋雷鸣，等，2010. 针刺对吗啡麻醉及镇痛后并发症防治效果观察［J］. 中国针灸，
　　30（5）：403-406

蒋政宇，薄禄龙，邓小明，2018. 规范术前评估 提升患者围术期安全—2018版欧洲《成人择期非心
　　脏手术术前评估指南》解读［J］. 中华麻醉学杂志，38（12）：1412-1416

解雅英，于建设，吴莉，2012. 目标导向液体治疗临床新进展［J］. 中华临床医师杂志，6（7）：
　　105-106

金碧霞，孔为民，2019.《国际妇产科联盟（FIGO）2018癌症报告：子宫内膜癌诊治指南》解读［J］.
　　中国临床医生杂志，47（10）：1155-1158

金文杰，董世阳，2019. 卵巢癌患者的围术期管理［J］. 南京：全科口腔医学电子杂志，6（34）：6-7

李静，索红燕，孔为民，2019.《国际妇产科联盟（FIGO）2018癌症报告：宫颈癌新分期及诊治指南》
　　解读［J］. 中国临床医生杂志，47（6）：646-649

李莉，金海浩，黄清杰，2014. 从9例药品不良事件探讨氨溴索联合地塞米松雾化吸入给药的合理性
　　［J］. 中国新药与临床杂志，33（2）：919-921

李玲，宫丽娜，朱昭琼，等，2011. 肿瘤患者围术期血液保护-困惑、机遇与挑战［J］. 中国输血杂

志，24（8）：655-657

李少林，任国盛，陈晓品，等，2008. 乳腺癌的基础理论和临床实践［M］. 北京：科学出版社

廖刃，刘进，2014. 华西围术期输血指征评分－以临床需求为目标的输血评分［J］. 中国胸心血管外科临床杂志，21（2）：145-146

林仲秋，卢淮武，陈勍，等，2019. 妇科肿瘤诊治流程［M］. 北京：人民卫生出版社

刘进，于布为，2014. 麻醉学［M］. 北京：人民卫生出版社

刘杨，熊利泽，2016. 围术期医学是麻醉学的发展方向［J］. 中华麻醉学杂志，36（1）：3-4

刘子嘉，黄宇光，2015. 临床麻醉在快速康复外科方面新进展［J］. 中国医学科学院学报，37（6）：750-754

罗洁，曹洪，刘国文，2019. 超声引导TPVB与全麻在乳腺癌保乳术快速康复中的应用比较［J］. 中国现代手术学杂志，23（04）：317-320

欧阳葆怡，吴新民，2013. 肌肉松弛药合理应用的专家共识（2013）［J］. 临床麻醉学杂志，29（7）：712-715

欧阳振波，王存孝，2017. 加速康复外科在妇科的应用进展［J］. 现代妇产科进展，26（5）：390-392

欧阳振波，尹倩，吴嘉雯，等，2020. 国际ERAS协会妇科/妇科肿瘤围手术期指南2019年更新解读［J］. 现代妇产科进展，29（03）：226-229

庞英，唐丽丽，2012. 肿瘤患者谵妄的诊治原则，中国疼痛医学杂志，18（10）：586-589

彭博，侯小娟，田丽，等，2019. 急性疼痛服务小组在妇科肿瘤患者术后镇痛泵管理中的实践研究［J］. 中国肿瘤临床与康复，26（10）：1227-1230

齐祺，张琦，夏荣，2018. 输血与肿瘤疾病转归相关性的研究进展［J］. 中国输血杂志，31（04）：437-440

邵志敏，沈镇宙，徐兵河，2013. 乳腺肿瘤学［M］. 上海：复旦大学出版社

双婷，马佳佳，2018. 加速康复外科在妇科及妇科恶性肿瘤手术中的应用及研究进展［J］. 实用妇产科杂志，34（1）：22-26

宋辉，何平，梁杰雄，等，2018. 老年非心脏手术患者围手术期心脏不良事件的影响因素［J］. 心肺血管病杂志，37（3）：206-209

滕卫平，曾正陪，等，2008. 中国甲状腺疾病诊治指南［M］. 中华医学会内分泌学会，2008，4：53

向阳，李雷，2019. 减少手术创伤始终是妇科肿瘤手术快速康复的决定性因素［J］. 北京：协和医学杂志，10（6）：557-561

谢幸，孔北华，段涛，2018. 妇产科学［M］. 第9版. 北京：人民卫生出版社

徐兵河，2005. 乳腺癌［M］. 北京：北京大学医学出版社

许广艳，许力，刘子嘉，等，2019. 术前评估量表对非心脏手术患者围手术期主要心脏不良事件的预测价值［J］. 协和医学杂志，10（5）：518-523

杨毅，赵晓亮，陈刚，等，2013. 地佐辛超前镇痛对卵巢癌根治术患者术后应激反应的影响［J］. 中华临床医师杂志，7（23）：11019-11020

于布为，2019. 关于麻醉前评估及其相关问题的思考［J］. 临床麻醉学杂志，35（11）：1045-1046

张隆盛，林旭林，林耿彬，等，2019. 超声引导下前锯肌平面阻滞对乳腺癌患者术后镇痛的影响［J］. 临床麻醉学杂志，35（12）：1174-1177

张志毅，2017. 妇科肿瘤手术学［M］. 上海：上海科学技术出版社

赵定亮，王然，马超，等，2019. 超声引导下前锯肌平面阻滞联合氟比洛芬酯预防乳腺癌术后疼痛综合征［J］. 临床麻醉学杂志，35（11）：1075-1079

赵梦林，祖凌云，高炜，2019. 非心脏手术围术期心血管事件风险预测模型研究进展［J］. 中国医学

前沿杂志（电子版），11（3）：14-19

赵雪娇，阮洪，胡嘉乐，2019．成人手术患者全麻前评估内容的构建［J］．临床麻醉学杂志，35（11）：1097-1102

赵赢，邵安民，冯树全，等，2020．超声引导下胸壁神经阻滞与胸椎旁神经阻滞用于乳腺癌改良根治术的镇痛效果［J］．临床麻醉学杂志，36（01）：58-62

郑丹宁，青峰，2017．乳腺癌术后畸形和乳房重建整形术［J］．外科理论与实践，22（5）：393-396

支修益，2013．胸外科围手术期气道管理专家共识（2012年版）．中国胸心血管外科临床杂志［J］，20（3）：251-255

中国加速康复外科专家组，2016．中国加速康复外科围手术期管理专家共识（2016）［J］．中华外科杂志，54（06）：413-418

中国抗癌协会妇科肿瘤专业委员会，2018．子宫内膜癌诊断与治疗指南［J］．第4版，中国实用妇科与产科杂志，34（8）：880-886

中国抗癌协会乳腺癌专业委员会，2019．中国抗癌协会乳腺癌诊治指南与规范（2019版）［J］．中国癌症杂志，9（8）：609-680

中国医师协会麻醉学医师分会，2015．促进术后康复的麻醉管理专家共识［J］．中华麻醉学杂志，35（2）：141-148

中华医学会肠外肠内营养分会，2016．成人围手术期营养支持指南［J］．中华外科杂志．54（9）：641-657

中华医学会妇产科学分会加速康复外科协作组，2019．妇科手术加速康复的中国专家共识［J］．中华妇产科杂志．54（2）：73-79

中华医学会妇科肿瘤学分会，2019．宫颈癌微创手术的中国专家共识［J］．中国临床医生杂志．28（11）：801-803

中华医学会精神科分会中国抑郁障碍协作组，2016．《中国抑郁障碍防治指南》第2版，北京：中华医学电子版

中华医学会麻醉学分会，2014．中国麻醉学指南与专家共识［J］．北京：人民卫生出版社：257-264

中华医学会麻醉学分会，2016．围术期血糖管理专家共识（快捷版）［J］．临床麻醉学杂志，32（1）：93-95

中华医学会糖尿病分会，2018．中国2型糖尿病防治指南2017版［J］．中华糖尿病杂志，10（1），4-53

中华医学会外科学分会，2015．外科病人围手术期液体治疗专家共识（2015）［J］．中国实用外科杂志，35（9）：960-966

中华医学会外科学分会乳腺外科学组，2018．乳腺癌改良根治术专家共识及手术操作指南（2018版）［J］．中国实用外科杂志，38（8）：851-854

中华医学会外科学分会乳腺外科学组，2019．早期乳腺癌保留乳房手术中国专家共识（2019版）［J］．中华外科杂志，57（2）：81-84

赵玉沛，熊利泽，2018．加速康复外科中国专家共识及路径管理指南（2018）［J］．中国实用外科杂志，38（1）：1-20

AI-Khatib SM，Stevenson WG，Ackerman MJ，et al．2018．2017 AHA/ACC/HRS Guideline for Management of Patients With Ventricular Arrhythmias and the Prevention of Sudden Cardiac Death A Report of the American College of Cardiology/American Heart Association Task Force on Clinical Practice Guidelines and the Heart Rhythm Society［J］．Circulation：An Official Journal of the American Heart Association，138（13）：E272-E391

Alexandre J，Shalini RL，Alexandra C，et al．2019．Personalized Versus Protocolized Fluid Management Using Noninvasive Hemodynamic Monitoring（Clearsight System）in Patients Undergoing Moderate-Risk Abdominal Surgery［J］. Anesth Analg，129（1）：e8-e12

American Diabetes association，2017. Standards of Medical Care in Diabetes-2017［J］. Diabetes Care，40（Suppl. 1）：1-142

Andres Z，Diana M，Alexander S，2019. Perioperative Dextrose Infusion and Postoperative Nausea and Vomiting：A Meta-analysis of Randomized Trials［J］. Anesth Analg，129（4）：943-950

Aubrun F，Gazon M，SchoefflerM，et al. 2012. Evaluation of perioperative risk in elderly patients. Minerva Anestesiol. 78（5）：605-618

Barlow EL，Kang YJ，Hacker NF，et al. 2015. Changing trends in vulvar cancer incidence and mortality rates in Australia Since 1982［J］. Int J Gynecol Cancer，25（9）：1683-1689

Basu P，Mukhopadhyay A，Konishi I，2018. Targeted therapy for gynecologic cancers：Toward the era of precision medicine［J］. Int J Gynaecol Obstet，Oct；143（Suppl 2）：131-136

Bergstrom J，Alimi Y，Scott M，et al. 2017. Quality and safety in gynecologic oncology surgery as assessed through an enhanced recovery after surgery（ERAS）program［J］. American Journal of Obstetrics and Gynecology，216（3）（Suppl）：S562-S563

Buchholz TA，Somerfield MR，Griggs JJ，et al. 2014. Margins for breast-conserving surgery with whole-breast irradiation in stage Ⅰ and Ⅱ invasive breast cancer：American Society of Clinical Oncology endorsement of the Society of Surgical Oncology/American Society for Radiation Oncology consensus guideline［J］. J Clin Oncol，32（14）：1502-1506

Ce′sar Aldecoa，Gabriella Bettelli，Federico Bilotta，et al. 2017. European Society of Anaesthesiology evidence-based and consensus-based guidelines on postoperative delirium. Eur J Anaesthesiol，34：1-23

Cervical cancer（2018）. Abstract S022. 2. Presented at the FIGO XXII World

Cervical cancer，version 3. 2019，NCCN guideline clinical practice guidelines in oncology

Chen X，Zhao N，Ye P，et al. 2020. Comparison of laparoscopic and open radical hysterectomy in cervical cancer patients with tumor size ≤2 cm.［J］. Int J Gynecol Cancer. Apr

Cholkeri-SA，Narepalem N，Miller CE. 2007. Laparoscopic ureteral injury and repair：case reviews and clinical update［J］. Minim Invasive Gynecol，14（3）：356-361

Choy Y，Fyer AJ，Lipsitz JD，2007. Treatment of specific phobia in adults. Clin Psychol Rev. Apr；27（3）：266-286

Coeckelenbergh S，Zaouter C，Alexander B，et al. 2020. Automated systems for perioperative goal-directed hemodynamic therapy［J］. J Anesth，34（4）：104-114

Congress of Gynecology and Obstetrics. Rio de Janeiro，Brazil，October 14-19，2018. Int J Gynecol Obstet，2018，b143（Suppl. 3）：263

Cun H，Barroilhet LM，Sampene E，et al. 2017. Epidural anesthesia decreases systemic narcotic use without increasing postoperative complications for gynecologic oncology patients undergoing laparotomy ［J］. Gynecol Oncol，145

David G，Max J，Eric M，2019. Implementation of closed-loop-assisted intra-operative goal-directed fluid therapy during surgery［J］. Eur J Anaesthesiol，36（4）：303-304

Dellinger TH，Hakim AA，Lee SJ，et al. 2017. Surgical management of vulvar cancer［J］. J Natl Compr Canc Netw，15：121-128

Dickson EL，Stockwell E，Geller MA，et al. 2017. Enhanced recovery program and length of stay after laparotomy on a gynecologic oncology service：a randomized controlled trial［J］. Obstet Gynecol，129：355-362

Eriksen JK，Nielsen LH，Moeslund N，et al. 2019. Goal-Directed Fluid Therapy Does Not Improve

Early Glomerular Filtration Rate in a Porcine Renal Transplantation Model［J］. Anesthesia & Analgesia, 130（3）: 599-609

Ester Miralpeix, Alpa M, Nick, et al. 2016. A call for New Standard of Care In Perioperative Gynecologic Oncology Practice: Impact of enhanced recovery after surgery（ERAS）programs［J］. Gynecologic Oncology, 141（2）: 371-378

Faber MT, Sand FL, Albieri V, et al. 2017. Prevalence and type distribution of human papillomavirus in squamous cell carcinoma and intraepithelial neoplasia of the vulva［J］. Int J Cancer, 141: 1161-1169

Fabian G, Martin H, Mathis Kellie L, et al. 2020. Challenges to accomplish stringent fluid management standards 7 years after enhanced recovery after surgery implementation-The surgeon's perspective［J］. Surgery, 2020, doi: 10.1016/j.surg.01.019

FIGO CANCER REPORT 2018, Cancer of the cervix uteri

FIGO CANCER REPORT 2018, cancer of the ovary, fallopian tube, and peritoneum

FIGO CANCER REPORT 2018, Cancer of the vulva

FIGO CANCER REPORT 2018, Pathology of cancers of the female genital tract including molecular pathology

FIGO CANCER REPORT 2018, Principles of chemotherapy

FIGO CANCER REPORT 2018, Principles of radiation therapy in low-resource and well-developed settings, with particular reference to cervical cancer

FIGO CANCER REPORT 2018, Targeted therapy for gynecologic cancers: Toward the era of precision medicine

FIGO CANCER REPORT 2018, Update on the diagnosis and management of gestational trophoblastic disease

FIGO CANCER REPORT 2018, Uterine sarcomas

FIGO CANCER REPORT. 2018, Cancer of the cervix: Early detection and cost-effective solutions

FIGO CANCER REPORT. 2018, Cancer of the corpus uteri

Fleisher LA, Fleischmann KE, Auerbach AD, et al. 2015. 2014 ACC/AHA guideline on perioperative cardiovascular evaluation and management of patients undergoing non cardiac surgery: A report of the American College of Cardiology/American Heart Association Task Force on Practice Guidelines［J］. Journal of Nuclear Cardiology,（22）: 158-161

Fontes ML, Varon J, 2012. Perioperative hypertensive crisis: newer concepts. IntAnesthesiolClin. 50（2）: 40-58

Fritz Bradley A, King Christopher R, Arbi BA, et al. 2020. Preoperative Cognitive Abnormality, Intraoperative Electroencephalogram Suppression, and Postoperative Delirium: A Mediation Analysis［J］. Anesthesiology, doi: 10.1097/ALN.0000000000003181.

Greenshields N, Mythen M, 2020. Enhanced Recovery After Surgery［J］. Curr Anesthesiol Rep, 121（4）: 662-669

Hao Z, Xin W, Zheng X, et al. 2020. Impact of perioperative red blood cell transfusion on postoperative recovery and long-term outcome in patients undergoing surgery for ovarian cancer: A propensity score-matched analysis［J］. Gynecol Oncol, 156（2）: 439-445

Hu J, Lyu W Q, Guo Y L, et al. 2016. Perioperational management of gynecological cancer patients with severe internal medical complications: a serial of 37 clinical cases［J］. Zhonghua Fu Chan Ke Za Zhi, 51（11）: 805-809

Huang Y, tsai j, Zanot A, et al. 2020. Successful anesthetic management of medialization thyroplasty for vagus nerve damage from breast cancer recurrence [J]. Trends in Anaesthesia and Critical Care, 30

James F, Crowley Peter D, Foley Andrew G, et al. 2019. Effect of Perioperative Lidocaine, Propofol and Steroids on Pulmonary Metastasis in a Murine Model of Breast Cancer Surgery[J]. Cancers(Basel), 11（5）

Janda M, Gebski V, Davies LC, et al. 2017. Effect of total laparoscopic hysterectomy vs total abdominal hysterectomy on disease-free survival among women with Stage I endometrial cancer: A randomized clinical trial [J]. JAMA, 317: 1224-1233

Jewer JK, Wong MJ, Bird SJ, 2020. Supplemental peri-operative intravenous crystalloids for postoperative nausea and vomiting: an abridged Cochrane systematic review [J]. Anaesthesia, 75（2）: 254-265

Ju NY, Gao H, Huang W, et al. 2014. Terapeutic effectect of inhaled budesonide（Pulmicort® Turbuhaler）on the inflammatory response to one-lung ventilation. Anaesthesia, 69（1）: 14-23

Kampmeier TG, Ertmer C, 2020. Individualized Goal-Directed Therapy: The Challenge With the Fluids[J]. © 2020 International Anesthesia Research Society, 130（3）: 596-598

Kehoe S, Hook, Nankivell M, et al. 2015. Primary chemotherapy versus primary surgery for newly diagnosed advanced ovarian cancer（CHORUS）: An open-label, randomised, controlled, non-inferiority trial [J]. Lancet, 386: 249-257

Khan A I, Fischer M, Pedoto A C, et al. 2020. The impact of fluid optimisation before induction of anaesthesia on hypotension after induction [J]. Anaesthesia, doi: 10.1111/anae.14984

Kim CH, Lefkowits C, Holschneider C, et al. 2020. Managing opioid use in the acute surgical setting: A society of gynecologic oncology clinical practice statement [J]. Gynecol Oncol, doi: 10.1016/j.ygyno.2020.01.024

King Man Wan, Jonathan Carter, Shannon Philp, 2016. Predictors of early discharge after open gynecological surgery in the setting of an enhanced recovery after surgery protocol [J]. Journal of Obstetrics and Gynecology Research, 42（10）: 1369-1374

Kunkler IH, Williams LJ, Jack WJ, et al. 2015. Breast conserving surgery with or without irradiation in women aged 65 years or older with early breast cancer（PRIME II）: a randomised controlled trial [J]. Lancet Oncol, 16（3）: 266-273

Kyu RC, Sang-Yong S, Young LS, et al. 2020. Clinical pathway for enhanced recovery after surgery for gastric cancer: A prospective single-center phase II clinical trial for safety and efficacy [J]. J Surg Oncol, 121（4）: 662-669

Lancet T, 2020. Biosimilars: a new era in access to breast cancer treatment [J]. The Lancet, 395（10217）: 2

Leng Jody C, Mariano Edward R, 2020. A little better is still better: using marginal gains to enhance 'enhanced recovery' after surgery [J]. Reg Anesth Pain Med, 45（3）: 173-175

Levins Kirk J, Prendeville S, Conlon S, 2018. The effect of anesthetic technique on μ-opioid receptor expression and immune cell infiltration in breast cancer [J]. J Anesth, 32（6）: 792-796

Liu Y, Sun J, Wu T, et al. 2019. Effects of serum from breast cancer surgery patients receiving perioperative dexmedetomidine on breast cancer cell malignancy: A prospective randomized controlled trial [J]. Cancer Med, 8（18）: 7603-7612

Llau JV, Lopez-Forte C, Sapena L, et al. 2009. Perioperative management of antiplatelet agents in non-cardiac surgery. [J]. European journal of anaesthesiology, 3（3）: 181-187

Marco R, 2020. Challenge of Anesthesia Management in Brugada Syndrome[J]. Anesthesiology, 132（3）: 411-412

Mashour GA，Shanks AM，Kheterpal S，2011. Perioperative stroke and associated mortality after non-cardiac，nonneurologic surgery［J］. Anesthesiology. Jun，114（6）：1289-1296

Mayu S，Asuka I，Teruyuki H，et al. 2014. Anesthetic management of a patient with Trousseau's syndrome and ovarian cancer who underwent gynecological surgery［J］. The Japanese journal of anesthesiology，63（11）：1257-1260

McIsaac DI，2020. Real-world evaluation of enhanced recovery after surgery：big data under the microscope［J］. Br J Anaesth，doi：10.1016/j.bja.2020.01.012

Mehran R，Deslauriers J，主编. 2007. 普通胸外科围手术期治疗手册［M］. 陈克能译. 北京：人民卫生出版社，9

Mei B，Xu G，Han W，et al. 2020. The Benefit of Dexmedetomidine on Postoperative Cognitive Function Is Unrelated to the Modulation on Peripheral Inflammation：A Single-center，Prospective，Randomized Study［J］. Clin J Pain，36（2）：88-95

Membership of the Working Party，Barker P，Creasey PE，et al. 2015. Peri-operative management of the surgical patient with diabetes 2015：Association of Anaesthetists of Great Britain and Ireland［J］. Anaesthesia，70（12）：1427-1440

Memtsoudis SG，Fiasconaro M，Soffin EM，et al. 2020. Enhanced recovery after surgery components and perioperative outcomes：a nationwide observational study［J］. Br J Anaesth，2020，doi：10.1016/j.bja.01.017

Mercadante S，David F，Villari P，et al. 2020. Methadone versus morphine for postoperative pain in patients undergoing surgery for gynecological cancer：A randomized controlled clinical trial［J］. J Clin Anesth，61：109627

National Comprehensive Cancer Network. NCCN Clinical Practice Guidelines in Oncology：Breast Cancer. Version3. 2020［March-6-2020］. https：//www.nccn.org/professionals/physician_gls/pdf/ breast. pdf

Nezhat C，Roman RA，Rambhatla A，et al. 2020. Reproductive and oncologic outcomes after fertility-sparing surgery for early stage cervical cancer：a systematic review［J］. Fertil Steril，Apr；113（4）：685-703

Nicholson A，Lowe MC，Parker J，et al. 2014. Systematic review and meta-analysis of enhanced recovery programmes in surgical patients［J］. Br J Surg，101（3）：172-188

Ovarian cancer，version 2. 2018，NCCN guideline clinical practice guidelines in oncology

Ramirez PT，Frumovitz M，Pareja R，et al. 2018. Minimally Invasive versus Abdominal Radical Hysterectomy for Cervical Cancer［J］. N Engl Med，379：1895-1904

Rawaln，2016. Current tissues in postoperative pain management［J］. Eur J Anaesthesiol，33（3）：160

Ryan NAJ，Bolton，McVey RJ，et al. 2017. BRCA and lynch syndrome-associated ovarian cancers behave differently［J］. Gynecol Oncol Rep，22：108-109

Sandini M，Nespoli L，Oldani M，et al. 2015. Effectofglutamine dipeptide supplementation on primary outcomes for elective major surgery：systematic review and meta-analysis［J］. Nutrients，7（1）：481-499

Sbaraglia F，Saviani M，Timpano JM，et al. 2019. Postoperative nausea and vomiting as a cause of tracheal injury：an underestimated life-threatening adverse event［J］. Br J Anaesth，123（3）：e457-e458

Schmeler KM，Frumovitz，Ramirez PT，2011. Conservative management of early stage cervical cancer：Is there a role for less radical surgery［J］. Gynecol Oncol，120：321-325

Sessler DI，Pei L，Huang Y，et al. 2019. Recurrence of breast cancer after regional or general anaesthesia: a randomised controlled trial ［ J ］. The Lancet, 394（10211）

Steenhagen E, 2016. Enhanced recovery after surgery: It's time to change practice! ［ J ］. Nutr Clin Pract, 31（1）: 18-29

Subramaniyan S, Terrando N, 2019. Anesth Analg. Neuroinflammation and Perioperative Neurocognitive Disorders, Apr; 128（4）: 781-788

Swagata T, Indraprava M, Bhaskar RP, 2019. Opioid-free anesthesia for breast cancer surgery: A comparison of ultrasound guided paravertebral and pectoral nerve blocks. A randomized controlled trial ［ J ］. J Anaesthesiol Clin Pharmacol, 35（4）: 475-480

Thomas W, Lilli H, Lara P, et al. 2018. Programmed intermittent epidural bolus versus continuous epidural infusion for postoperative analgesia after major abdominal and gynecological cancer surgery: a randomized, triple-blinded clinical trial ［ J ］. BMC Anesthesiol, 18（1）: 154

Uterine neoplasms, version 2. 2018, NCCN guideline clinical practice guidelines in oncology

Vulvar cancer, version 2. 2019, NCCN guideline clinical practice guidelines in oncology

Winer I, Ahmed QF, Mert I, et al. 2015. Significance of lymphovascular space invasion in uterine serous carcinoma: What matters more, extent or presence? ［ J ］. Int Gynecol Pathol, 34: 47-56

Xu Z, Becerra AZ, Justiniano CF, et al. 2020. Complications and Survivorship Trends After Primary Debulking Surgery for Ovarian Cancer ［ J ］. Surg Res, Feb; 246: 34-41

Yao Y, Li J, Hu H, et al. 2019. Ultrasound-guided serratus plane block enhances pain relief and quality of recovery after breast cancer surgery: A randomised controlled trial ［ J ］. © 2019 European Society of Anaesthesiology, 36（6）: 436-441

Yu Y, Fan H, Cheng Y, et al. 2019. Effect of intravenous granisetron combined and acupuncture point injection at PC6（Neiguan）with 0.9% sodium chlorideon postoperative nausea and vomiting after gynecological laparoscopy ［ J ］. Zhonghua Yi Xue Za Zhi, 99（33）: 2606-2610